Das Geheimnis von Gesundheit, Vitalität und Glück

Wie Sie Ihre Selbstheilungskräfte aktivieren

BRIGITTE HAMANN

DAS GEHEIMNIS VON GESUNDHEIT, VITALITÄT UND GLÜCK

KOPP VERLAG

1. Auflage Juli 2012
2. Auflage Dezember 2012
3. Auflage November 2014
4. Auflage September 2017
5. Auflage Mai 2020
6. Auflage Januar 2022 als Sonderausgabe
7. Auflage August 2025 als Sonderausgabe

Umschlaggestaltung: Anke Brunn
Satz und Layout: opus verum, München
ISBN: 978-3-86445-872-9

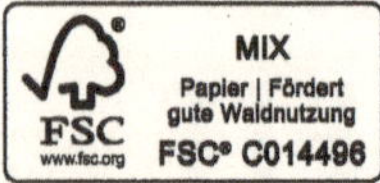

Bildnachweis:
125: Illustration Marcus Stark/pixelio.de; 173: opus verum, München.

Die Angaben, Überlegungen und vorgestellten Methoden und Mittel zur Selbsthilfe wurden von der Autorin nach bestem Wissen zusammengestellt. Die Inhalte wurden sorgfältig geprüft, trotzdem können Fehler nicht vollständig ausgeschlossen werden. Inhaltliche Fehler eröffnen keinen Haftungsanspruch gegen die Autorin oder den Verlag. Beide übernehmen daher keine Garantie.

Die Inhalte dieses Buches sind keine Heilversprechen. Sie ersetzen in keinem Fall eine Untersuchung, Diagnose und Behandlung von Erkrankungen und anderen körperlichen Störungen oder eine Psychotherapie durch einen Arzt, Heilpraktiker oder Therapeuten. Die Ernährungsvorschläge sind kein Therapieersatz. Die Autorin und der Verlag distanzieren sich ausdrücklich von Heilaussagen und Heilversprechen. Alle Informationen sollen Ratsuchenden eine unverbindliche Orientierungshilfe sein. Jede Leserin und jeder Leser ist aufgefordert, eventuelle Risiken einer Methode selbst zu prüfen oder einen Arzt, Heilpraktiker oder Therapeuten dazu zu konsultieren.

Gerne senden wir Ihnen unser Verlagsverzeichnis
Kopp Verlag
Bertha-Benz-Straße 10
D-72108 Rottenburg
E-Mail: info@kopp-verlag.de
Tel.: +49 7472 9806-10
Fax: +49 7472 9806-11

Unser Buchprogramm finden Sie auch im Internet unter:
www.kopp-verlag.de

Inhalt

Ein paar Worte zuvor

Es gibt mehr Leute, die kapitulieren, als solche, die scheitern.
Henry Ford

Mit diesem Buch möchte ich Sie dabei unterstützen, Ihre Selbstheilungskräfte zu entdecken und sie bewusst zu nutzen, nicht nur um gesund zu werden, sondern auch, um Ihre Gesundheit, Vitalität und Regenerationskraft zu erhalten. Viele Menschen befassen sich erst dann mit ihrer Gesundheit, wenn sie krank geworden sind. Gesundheit sollten Sie jedoch jeden Tag leben, als einen natürlichen Teil des Tagesablaufs. Es gibt eine Vielzahl von Möglichkeiten, wie Sie Ihren »inneren Arzt« aktivieren und stärken können. In der Zusammenschau zeigt sich, dass Heilung mehr umfasst als den Körper, denn Körper, Seele und Geist bilden ein Ganzes, das durch ein Geflecht unaufhörlich ablaufender Wechselwirkungen bestimmt wird. Wer gesund bleiben oder werden will, muss seiner seelischen und geistigen Verfassung ebenso viel Aufmerksamkeit schenken wie dem Körper. Gesundheit ist nicht nur das Genesen von einer Krankheit, die Sie haben mögen. Sie ist eine Lebenshaltung, ein Lebensweg, ein Pfad, auf dem Sie immer liebevoll lernend und übend unterwegs sein sollten. Das gilt sowohl für Ihre körperliche wie auch für Ihre seelische Gesundheit, die untrennbar verbunden sind.

Wegweisend sind die Erkenntnisse der Neurowissenschaften, die auf ganz konkrete, gezielt nutzbare Weise altes Wissen untermauern: das Wissen von der heilenden und umstimmenden Kraft der Meditation, von der Wirkung der Worte und der Berührung, vom Wert einer optimistischen Lebenseinstellung und der Macht guter Gefühle, von den Auswirkungen unserer Gedanken auf unseren Körper und davon, wie Veränderungen im Körper unsere Gefühle und unser Denken beeinflussen. Je genauer Sie verstehen, wie Ihre Gefühle, Gedanken und Ihr Gesundheitszustand zusammenwirken, desto leichter wird es Ihnen fallen, herauszufinden, was Sie brauchen, um gesund zu sein und die richtigen Methoden und Mittel dafür auszuwählen. Der aussichtsreichste Weg zur Heilung ist, für jeden Bereich etwas zu tun: für Körper, Geist und Seele. Die hier vorgestellten Erkenntnisse und Methoden umfassen alle drei Ebenen. Ein wenig Ausprobieren mag notwendig sein, um das Programm zusammenzustellen, das Ihren Bedürfnissen am besten entspricht. Geben Sie den Methoden und Mitteln Ihrer Wahl Zeit, ihre Wirkung zu entfalten. »Nichts ist hinderlicher für die Heilung als ein häufiger Wechsel der Arznei«, wusste schon der Philosoph, Dichter und Staatsmann Seneca in der Antike. In diesem Sinn ist auch jede Therapie eine Arznei, die Ihre Aufmerksamkeit, Ihr Vertrauen und Ihre Geduld und Ausdauer braucht, um wirksam werden zu können.

Der Schriftsteller Franz Kafka sagte einmal: »Wege entstehen dadurch, dass man sie geht.« In Abwandlung seiner Worte lässt sich sagen: Heilung tritt ein, wenn Sie die Wege finden, die Sie wirklich gehen können, weil sie in Übereinstimmung mit Ihrem Inneren sind. Denn Heilung beginnt in Ihrer Seele, mit Ihrer Bereitschaft, sich ebenso mit erfreulichen wie unerfreulichen Erkenntnissen auseinanderzusetzen, mit Ihrer Selbstannahme und Ihrer Offenheit für sich selbst, andere Menschen und neue Möglichkeiten. Dies alles ist mehr als der oft fixierte Blick darauf, »gesund« zu werden. Vor allem bei lebensbegleitenden Erkrankungen oder wenn Krankheiten sich häufen ist es wichtig, nicht nur mit einer medizinischen Behandlung und Medikamenten vorzugehen, sondern die tieferen Ursachen zu erforschen. Auf diese Weise werden Sie wichtige Einsichten über sich, Ihren Lebensablauf und Ihre Symptome bekommen und entdecken, was Sie brauchen, um Ihre Heilung von innen heraus zu unterstützen.

Geben Sie die Verantwortung für Ihre Heilung nicht einfach an Ärzte oder Heilpraktiker ab, auch wenn Sie sich bei ihnen in guten

Händen wissen, denn niemand kann Sie heilen, wenn Sie nicht selbst mitwirken. Übernehmen Sie die Verantwortung für Ihre Heilung. Denken Sie von Anfang an mit, gleich wo Sie Rat und Unterstützung suchen, stellen Sie Fragen, versuchen Sie zu verstehen, was bei Ihrer Erkrankung vorgeht. Das gilt für die Heilung sowohl seelischer als auch körperlicher Verletzungen und Erkrankungen.

Wer auch immer Ihnen einen Rat erteilt, einen Tipp gibt, ein Medikament verschreibt oder eine Meinung äußert - Sie entscheiden, wem Sie vertrauen wollen, und Sie tragen schließlich die Konsequenzen dieser Entscheidung, im Guten wie im Schlechten. Sich auf den Rat eines anderen zu berufen nützt Ihnen wenig, wenn Sie ihn ungeprüft übernommen und sich damit eher geschadet als geholfen haben. Das gilt ebenso für Ihre Gesundheit wie für Ihre gesamte Lebensführung. Die gute Nachricht ist: Es tut sich viel in der Medizin. Immer mehr Ärzte erkennen die Grenzen der Schulmedizin und suchen nach unkonventionellen Wegen und Komplementärmethoden. Wissenschaftliche Studien stoßen in Grenzbereiche vor und fördern Erkenntnisse zu Tage, die das Menschenbild der konventionellen Medizin erschüttern und nach neuen Wegen verlangen. Sie als Patientin oder Patient können davon profitieren, indem Sie zum Beispiel bei der Wahl Ihres Arztes oder Heilpraktikers sorgfältig vorgehen.

In diesem Buch stelle ich Ihnen konkrete Wege vor, wie Sie Ihre Selbstheilungskräfte aktivieren können. Und ich möchte Sie einladen, auf neue Weise über sich selbst nachzudenken. Betrachten Sie Symptome und Krankheiten aus Ihrem gesamten Leben heraus und nicht nur als ein momentan vorhandenes, isoliertes Phänomen. Um sich selbst leichter auf die Spur zu kommen, können Sie unter anderem die hier vorgestellten Erkenntnisse der Neurobiologie über die menschlichen Grundbedürfnisse nutzen, die keineswegs kompliziert und unverständlich, sondern spontan nachvollziehbar sind. Wenn Sie beginnen, sich selbst und alles, was in Ihrem Leben geschieht, als

Teil eines großen Beziehungsgeflechtes zu sehen, bei dem Menschen, Dinge und Ereignisse in Wechselwirkung stehen, werden Sie auch Ihre Symptome und Erkrankungen in einem neuen Licht sehen, und diese Art des Sehens wird Ihnen eine neue Perspektive auf die Frage der Heilung eröffnen.

Lesen Sie dieses Buch in Ruhe. Es ist keine Bedienungsanleitung mit unfehlbaren Tipps für eine Expressheilung, obwohl eine schnelle Gesundung natürlich möglich ist. Markieren Sie Kapitel und Textteile, die Sie wichtig finden, aber auch die, mit denen Sie gar nicht übereinstimmen, und lesen Sie sie später nochmals, in einer anderen Stimmung und vielleicht, wenn Ihnen neue Gedanken gekommen sind. Machen Sie ein Arbeitsbuch daraus, und spüren Sie nach, welche Erkenntnis, welcher Gedankengang oder welche der beschriebenen Methoden Ihnen jetzt am besten helfen können. Was den Boden für Ihr Symptom, Ihre Erkrankung oder Ihr seelisches Unwohlsein bereitet hat, geht vermutlich weit in Ihre Vergangenheit zurück. Es hat sich über lange Zeit aufgebaut. Vielleicht denken Sie, dass Sie nicht mehr geduldig sein wollen. Aber Geduld ist die Eigenschaft, die Sie am dringendsten dann brauchen, wenn Sie sie verloren haben. Thomas Jefferson, der dritte Präsident der Vereinigten Staaten von Amerika und Verfasser der Unabhängigkeitserklärung, sagte einmal: »Man muss jedem Hindernis Geduld, Beharrlichkeit und eine sanfte Stimme entgegenstellen.« Er wusste, wovon er sprach.

Noch etwas in eigener Sache: Aus Gründen der Lesbarkeit werde ich in diesem Buch die männliche Form verwenden und bitte alle Ärztinnen, Heilpraktikerinnen und Heilerinnen um Verständnis.

Ich wünsche Ihnen viel Erfolg!
Brigitte Hamann
Rottenburg, Juli 2012

Das Geheimnis der Gesundheit

Gesund sein – wie geht das?

Was brauchen wir, um gesund zu sein? Ist Gesundheit eine Frage der genetischen Anlage? Eines robusten Immunsystems? Sprechen gesunde Menschen täglich Gesundheitsaffirmationen? Nehmen sie das ultimative Gesundheitsmittel ein? Bewegen sie sich viel an der frischen Luft oder machen regelmäßig Sport? Machen sie regelmäßig Atemübungen? Folgen sie einer bestimmten Diät?

All das ist zweifellos wichtig und es kann ausgesprochen negative Auswirkungen haben, wenn wir uns falsch verhalten: Schlechte Ernährungsgewohnheiten, Bewegungsmangel, eine dauerhaft flache Atmung und viele andere Verhaltensfehler können unsere Gesundheit schwächen. Doch ist das alles? Gibt es ein Geheimnis, das die Menschen über diese Verhaltensweisen und Maßnahmen hinaus gesund, vital und jugendlich hält? Ein solches Geheimnis muss es geben, da sich gezeigt hat, dass unter denen, die erkranken, nicht nur Menschen sind, die sich schlecht ernähren, nicht nur Bewegungsmuffel, Stressgeplagte oder Menschen, die einen exzessiven Alkohol- oder Medikamentenkonsum betreiben, sondern auch sportliche Menschen, nicht nur ältere Menschen, sondern auch junge, nicht nur Singles, sondern auch Verliebte, nicht nur vom Leben Frustrierte, sondern auch erfolgreiche Menschen. Dass es ein Geheimnis der Gesundheit geben musste, ahnte ich schon zu einer Zeit, als ich mich noch nicht so intensiv mit Gesundheitsfragen auseinandersetzte. Denn mir fiel auf, dass Ärzte, die täglich zahllosen Erregern ausgesetzt sind, meist ausgesprochen gesund sind. Viele tragen kurze Ärmel auch wenn es kalt ist, wie im Operationssaal, wo dem Patienten schon beim Hineinschieben Frostschauer über den Körper laufen, und sie bleiben gesund und können ihre Arbeit tun. Sind sie einfach »abgehärtet«?

Viele Selbstständige und Unternehmer weisen ein hohes Maß an Gesundheit auf oder werden sehr schnell wieder gesund, auch wenn die Belegschaft in der Firma hustet und schnupft oder andere wenig erfreuliche Erreger mit zur Arbeit bringt. Sind diese Menschen einfach resistent gegen Krankheiten? Haben sie ein besonders aktives Immunsystem? Und wenn ja, woher kommt diese Immunstärke?

Natürlich gibt es auch unter erfolgreichen Menschen viele Kranke wie den Apple-Gründer Steve Jobs, der im Oktober 2011 an Krebs starb. Im Laufe meines Lebens machte ich jedoch immer wieder diese Erfahrung von Robustheit bei beruflich engagierten und erfolgreichen Menschen und fragte mich, was die Gesunden von den Kranken unterscheidet. Ich erinnere mich an einen Gynäkologen, der seine Arbeit gern tat und sich sein ganzes Leben bester Gesundheit erfreut und alle Grippeepidemien unbehelligt überstanden hatte. Kurz vor seiner Pensionierung starb er an Hautkrebs. Von der Diagnose bis zu seinem Tod verging nur ein Jahr. Was war geschehen? Was geht in Menschen vor, die plötzlich schwer erkranken? Wie kommt es, dass ein vielleicht schon länger bestehender, schleichender Krankheitsprozess plötzlich eskaliert? Wie kommt es von einem Augenblick zum nächsten zu einem Symptom wie Tinnitus? Und was löst einen Bandscheibenvorfall aus? Was geht in diesem entscheidenden Augenblick, in dem sich das Symptom manifestiert, vor?

Es musste etwas geben in diesen Menschen, das sie gesund sein ließ, und es musste sich etwas verändert haben, was bei einigen dazu führte, dass sie schließlich doch an einer gravierenden Krankheit zu leiden begannen und schlimmstenfalls starben. Die Ursache ihrer Gesundheit konnte nicht nur in einem »abgehärteten« Immunsystem liegen, denn nicht alle Gesunden essen gesundheitsbewusst, joggen, spielen Golf oder betreiben andere das Immunsystem stärkende Sportarten.

Diese Beobachtungen brachten mich zu der Frage: »Brauchen wir Erfolg, um gesund zu sein, und wenn ja, welche Art von Erfolg ist das? Ist es beruflicher, gesellschaftlicher, familiärer Erfolg? Eine geglückte Liebesbeziehung? Oder mehrere günstige Umstände zusammen?« Die Erkenntnisse der Neurobiologie zeigen unmissverständlich: Wir brauchen es, dass bestimmte Dinge in unserem Leben »klappen«. Warum das so ist und welche Dinge das sind, hat mit den zwei Grund- oder Urbedürfnissen »Verbundensein« und »Wachsen« zu tun, die jeder Mensch auf seine Weise befriedigen muss, um körperlich gesund und seelisch im Gleichgewicht zu sein. Wir brauchen das Gefühl, mit anderen verbunden zu sein, und wir brauchen die Erfahrung, etwas im Leben gestalten zu können. Jeder Mensch hat seine ganz eigene Art, mit diesen Bedürfnissen umzugehen, und die Formen, in denen jeder versucht, sie zu erfüllen, sind so vielfältig wie es Menschen gibt. Verbundensein können wir in der Familie, in einer Beziehung, in einer beruflichen, sozialen oder ideellen Gemeinschaft, in der Gesellschaft und über Religion und Glaube erfahren.

Den Wunsch nach Selbstentfaltung und unseren Gestaltungsdrang leben wir in den Dingen aus, die wir tun, angefangen von alltäglichen Verrichtungen bis zu persönlichen und beruflichen Zielen. Beide Bedürfnisse zusammen leben wir zum Beispiel aus, wenn wir uns darum bemühen, eine Beziehung zu einem anderen Menschen herzustellen oder eine Beziehung lebendig zu halten. Das seelische Gleichgewicht, das wir erreichen, wenn wir diese Bedürfnisse genügend gut verwirklichen können, wirkt sich entscheidend auf unsere körperliche Gesundheit aus. Die Ärzte und Selbstständigen, die mir aufgefallen waren, hatten einen Weg gefunden, diese Bedürfnisse zu erfüllen. Sie waren aktiv in einem Beruf, der sie erfüllte, ihnen einen Platz in der Gesellschaft sicherte und sie mit anderen Menschen verband.

Körper, Geist und Seele sind eins

Das ist der größte Fehler bei der Behandlung von Krankheiten, dass es Ärzte für den Körper und Ärzte für die Seele gibt, wo beides doch nicht getrennt werden kann.
Platon

Einst glaubte man, die Seele wohne in unserem Körper, so wie ein Mieter in einem Haus wohnt. Unsere gewohnte Sprache spiegelt diese Vorstellung noch heute wider, wenn wir sagen: »Ich habe einen Körper, der …« oder »mein Körper ist …«, als sei der Körper getrennt von unserem Inneren. Doch die Quantenphysik hat schon längst gezeigt, dass diese Trennung auf der Ebene der Quanten, der kleinsten Teilchen des Universums, aus denen auch wir bestehen, nicht existiert. Körper, Geist und Seele – oder Gefühl, falls Sie das Wort »Seele« nicht mögen – lassen sich nicht trennen. Wir sind ein Körper, in dem sich unsere Gefühlszustände, Gedanken und Überzeugungen in jeder Sekunde ausdrücken. Was wir fühlen, denken und wie wir uns verhalten setzt im Gehirn bestimmte Prozesse in Gang, die im Körper Veränderungen bewirken. Wir werden rot, wenn wir uns schämen, blass vor Schreck, bekommen Herzklopfen, wenn wir freudig erregt sind oder Angst haben, einen »Kloß im Hals«, wenn wir uns fürchten oder bedrückt sind, und wenn wir uns geborgen fühlen, wird uns »warm ums Herz«. Umgekehrt verändert sich – ebenfalls über Vorgänge im Gehirn – etwas in unserem Fühlen, Denken und Handeln, wenn sich auf der körperlichen Ebene etwas verändert.

Sie können das leicht selbst nachvollziehen: Richten Sie sich einmal ganz gerade auf, im Sitzen oder Stehen, wie es Ihnen lieber ist, und spüren Sie nach, was Sie empfinden, wenn Ihr Rücken gerade ist und Sie die Schultern etwas zurückgenommen haben. Wie nehmen Sie die Umgebung wahr? Wie geht es Ihnen mit dem, was Sie wahrnehmen? Lassen Sie Ihre Schultern dann etwas nach vorn sinken und noch ein wenig mehr und vielleicht noch etwas mehr. Was ändert sich in Ihrem Empfinden? Wie nehmen Sie die Umgebung nun wahr? Vermutlich stellen Sie fest, dass der gerade Rücken Sie zuversichtlicher und aktiver stimmt, selbst wenn es Ihnen nicht ganz leicht fallen sollte, sich aufzurichten. Eingesunkene Schultern machen dagegen schwerer, besorgter und weniger handlungsaktiv. Ein Lächeln freut nicht nur andere Menschen, es stimmt auch Sie selbst froh. Ein Stirnrunzeln lässt Sie weniger offen und eher kritisch sein. Bereits diese einfachen Beispiele zeigen, dass unmittelbare Wechselwirkungen zwischen Körper, Geist und Gefühlen bestehen. Und sie machen deutlich, dass Sie diese Wechselwirkungen aktiv nutzen können, um positive und gewünschte Veränderungen im Fühlen, Denken und Verhalten sowie im Körper herbeizuführen. Mehr noch, das eine geschieht nicht, ohne das andere zu beeinflussen. Denn wie bei einem Tisch alle vier Beine zusammen »mitkommen«, wenn Sie an einem Tischbein ziehen, so kommen auch die beiden anderen Ebenen mit, wenn sich eine der drei Ebenen von Körper, Geist und Seele »bewegt«, das heißt verändert. Das müssen Sie nicht einfach glauben – Wissenschaftler können diese Wechselwirkungen und die von ihnen ausgehenden Veränderungen inzwischen mithilfe von Messverfahren nachweisen[1]. Da es Ihr Denken, Fühlen oder Verhalten ist, das Symptome und Krankheiten hervorrufen kann, wird es Ihnen helfen, sich diese Verbindung von Körper und Seele/Geist, von Materie und dem Immateriellen in Ihnen immer wieder deutlich zu machen. Nicht nur sich anders zu verhalten, auch anders zu denken und zu fühlen kann ausschlaggebend für Heilung sein.

Körper, Geist und Seele bilden ein Beziehungsgeflecht, das sich nicht einfach reparieren lässt, wie man ein Auto repariert. Wenn Sie Magenprobleme haben, können Sie ein Mittel einnehmen, das die Säure bindet, wodurch Ihre Beschwerden vermutlich verschwinden. In Ihrem Organismus können sich trotzdem Übersäuerung und Verschlackung aufbauen und kurzfristig Schlaflosigkeit, Leistungsabfall und ein Stimmungstief auslösen. Langfristig sind zahlreiche Folgeerscheinungen wie Osteoporose, Arthritis, Herzkrankheiten und Gicht möglich. Mit der Einnahme von Tabletten sind häufig noch nicht einmal die körperlichen Wechselwirkungen und Folgeerscheinungen beseitigt. Seelische Hintergründe, die zu einem empfindlichen Magen und Magenbeschwerden führen, werden dabei nicht berücksichtigt. Eine Tablette gegen Migräne hilft in der Situation, aber auch hier ist das verursachende Problem nicht gelöst, gleich ob es in der Ernährung, in Stress oder einer Erkrankung zu suchen ist. Die Beschwerden kommen wieder oder es kommt zu einer Symptomverschiebung, wenn wir einfach nur Pillen nehmen und ihnen die Arbeit überlassen. Da das neue Symptom oder die nächste Krankheit vielleicht erst eine ganze Weile später auftritt, stellen wir meist keinen Zusammenhang her. So sind »Stress« und »Burn-out« oder noch allgemeiner »psychosomatisch« Modediagnosen geworden, die der Liste der Krankheiten ein weiteres »Etikett« hinzufügen, mit dem sich alles einordnen und benennen lässt, was aus medizinischer Sicht nicht genau definiert werden kann. Erkrankungen als Ergebnis eines ungestillten Bedürfnisses, eines Kummers oder von Wut zu betrachten und entsprechend zu behandeln ist auch heute noch eher ungewöhnlich, nicht zuletzt, weil es zeitaufwendig ist. Doch in unserem Körper-Seele-Geist-System suchen ungelöste seelische Probleme häufig den Weg über den Körper, um auf sich aufmerksam zu machen. Meist geht es dabei entweder um einen anderen, besseren Umgang mit sich selbst oder eine Änderung in der Lebensführung. Oft kann eine Änderung in der Lebensführung nur stattfinden, wenn wir beginnen, wirklich anders mit uns umzugehen.

In Anlehnung an die Worte von Dainis W. Michel[2] möchte ich Ihnen die folgende Frage stellen:

»Stellen Sie sich vor, Ihr Symptom oder Ihre Krankheit wäre ein Feuermelder, der Alarm schlägt. Würden Sie den Feuermelder abstellen oder das Feuer löschen?«

Entdeckungsreisen im Körper

Laufend werden weitere überraschende Zusammenhänge in unserem Körper und ihre Auswirkungen auf unsere Psyche entdeckt und umgekehrt psychische Auswirkungen auf den Körper. Eine der neueren wissenschaftlichen Erkenntnisse ist zum Beispiel, dass bestimmte Hormone, die im Gehirn hergestellt werden und die für die Kommunikation zwischen den Zellen sorgen, auch im Darm und in anderen inneren Organen produziert werden. Über den Blutkreislauf werden diese Botenstoffe in das Gehirn transportiert und beeinflussen dort die Nervenaktivität und in der Folge psychische Zustände. Mit anderen Worten: Ihr Darm und andere innere Organe tragen dazu bei, ob Sie sich glücklich oder unglücklich fühlen und wie Sie dem Leben begegnen. Das zu wissen verändert doch einiges, oder nicht? Ihr Darm ist nun nicht mehr dasselbe. Er schleust nicht nur Dinge aus Ihnen heraus, sondern ist aktiv an Ihrem Lebensablauf beteiligt. In der Traditionellen Chinesischen Medizin (TCM) ist die grundlegende Bedeutung der Nieren für Gesundheit, Wohlbefinden und Lebensfreude schon lange bekannt. Nierenstörungen können Symptome wie Tinnitus und eine ganze Reihe anderer Erkrankungen auslösen. In jedem Fall bringen sie das körperliche und seelische Gleichgewicht aus dem Lot. Wenn wir uns nun an die Wechselwirkungen zwischen dem Körper und der seelisch-geistigen Ebene erinnern, wird deutlich, dass seelische Nöte Nierenprobleme auslösen können, zum Beispiel, indem sie die Anfälligkeit für einen Infekt steigern. Die Nieren sind nicht einfach ein inneres Organ. Sie greifen ebenso wie der Darm in den Hirnstoffwechsel und damit in den gesamten Organismus ein. Aktive Selbstheilung beginnt damit, den eigenen Körper auf neue Weise zu sehen und für jeden Heilungsprozess unsere Innerlichkeit einzubeziehen. Wir müssen verstehen, dass jedes Organ, jede Zelle ein eigenes, lebendiges Bewusstsein hat, dem wir ebenso bewusst und wertschätzend entgegenkommen sollten wie einem Menschen.

Jede Heilung ist Selbstheilung

> *Die wirksamste Medizin ist die natürliche Heilkraft, die im Inneren eines jeden von uns liegt.*
> *Hippokrates von Kos*

Die eigentliche Heilung geschieht niemals von außen, durch eine Behandlung oder Medikamente, sondern durch Ihre Selbstheilungskräfte. Eine zentrale Rolle bei diesen Heilungsprozessen spielt das Gehirn, in dem alle seelischen Vorgänge biochemische Veränderungen hervorrufen, die auf den Körper zurückwirken: Ihr gesamter Organismus, die Zellen und Organe, Knochen, Zähne und alles andere sind ein Spiegel Ihrer Gefühle. Wussten Sie zum Beispiel, dass Ihre Magenschleimhäute sich mit Ihren Stimmungen verändern? Und dass es ein charakteristisches Persönlichkeitsprofil bei Menschen mit Rückenschmerzen und Bandscheibenvorfall gibt? Bestimmte Gefühle und Gefühlslagen sind außerdem nicht nur bei Ihnen, sondern auch bei Ihren Eltern und anderen Verwandten anzutreffen. Angeborene oder ererbte Krankheiten können Ausdruck eines Familienthemas sein, das auch Ihre Psyche beeinflusst.

Jeder Organismus heilt sich selbst – oder er tut es aus bestimmten Gründen nicht. In der Mehrzahl der Fälle, vielleicht in allen, liegen diese Gründe letztlich im seelisch-geistigen Bereich. Einig sind sich die Mediziner in jedem Fall darin, dass zumindest viele Krankheiten eine seelische Ursache haben. Behandlungen und Medikamente können helfen, ein Symptom oder eine Krankheit zu beseitigen, Ärzte können Sie operieren, heilen können sie Sie nicht. Wenn Sie sich ein Bein brechen, kann ein Arzt eine Schiene anlegen, es sind jedoch Ihre Selbstheilungskräfte, die den Knochen wieder zusammenwachsen lassen. Außerdem sorgen sie dafür, dass der Knochen an der Bruchstelle kräftiger wird, um einen weiteren Bruch zu verhindern. Sie selbst vollziehen jedoch den eigentlichen Heilungsprozess und Sie werden gesund, wenn es gelingt, dem Organismus die nötige Unterstützung zu geben und seine Heilungskompetenz zu stärken. Oft genügt es dafür, etwas wegzulassen, zum Beispiel etwas in der Ernährung, das das Immunsystem belastet. Wird es davon befreit, kann es seine volle Arbeit aufnehmen. Wichtig kann auch sein, bestimmte Verhaltensregeln einzuhalten, zum Beispiel bei einem Bruch den Körperteil möglichst nicht zu belasten. Das ist nicht so selbstverständlich wie es klingt. Vielleicht haben Sie selbst schon die Erfahrung gemacht, wie verführerisch es ist, eine angebrochene Hand doch irgendwie zu verwenden, »für das Nötigste« natürlich nur, und der Arzt stellt dann erstaunt fest, dass der Heilungsprozess, der schon bestens angelaufen war, sich verschlechtert hat, während Sie ihm freundlich beteuern, Sie hätten »nichts Besonderes« gemacht. In vielen Fällen braucht das Immunsystem noch einen anderen »Kick«, um vollends anzuspringen: etwas, das aus der Seele kommt, eine veränderte Einstellung und innere Haltung, ein Auflösen starrer, Krankheit erzeugender seelischer Muster.

Die Suche nach der Pille, »die alles richtet«, ohne dass der Mensch sich selbst bemühen muss, bringt jährlich eine Flut an neuen Medikamenten hervor. Wir haben »Ersatzteile« für die meisten Organe. Sie werden durch Transplantation eingesetzt – häufig mit äußerst merkwürdigen Nebenwirkungen, die nahelegen, dass mit dem Organ auch etwas von der Persönlichkeit des Spenders übergeht. Ob der Körper ein Medikament oder ein Organ annimmt, welche Neben- und Wechselwirkungen entstehen, wie der Heilungsprozess nach einer Operation verläuft, bestimmen in wesentlichem Umfang Ihre Selbstheilungskräfte, die als treue Verbündete tätig werden. Und obwohl Ihr Organismus die ganze Zeit auf Heilung aus ist, werden Ihre Selbstheilungskräfte von Ihrer seelischen Verfassung und Einstellung beeinflusst – manchmal in einem fast unglaublichen Ausmaß.

Hier stößt die Medizin trotz der enormen Fortschritte an Grenzen, die sich mit den üblichen Methoden nicht überwinden lassen. Wenn ein Mensch nicht mehr leben will, nützt die beste medizinische Behandlung auf Dauer nichts. Umgekehrt kann ein Mensch den »Kampf gegen die Krankheit«, wie es häufig heißt, auch dann verlieren, wenn er leben möchte. Die medizinischen Möglichkeiten reichen nicht aus, um der Überzahl an Erregern, wuchernden Krebszellen oder anderem Herr zu werden und auch die Selbstheilungskräfte sind nicht immer dazu in der Lage, was auch im Einzelfall der Grund dafür sein mag. Ich möchte hier die Verdienste der Medizin in keiner Weise abwerten, denn die Hilfestellungen und Heilungsanreize, die sie zu geben vermag, waren und sind für viele Menschen hilfreich oder sogar unentbehrlich. Wir müssen uns nur im Klaren sein, dass sich nicht alles mit äußeren Mitteln »machen« lässt. Wenn in solchen aussichtslosen Lagen trotzdem noch Heilung geschieht, spricht die moderne Medizin von »Spontanheilung«. Früher kannte man Wunderheilungen, die allerdings eher einer höheren Macht als dem Verteidigungssystem des Körpers zugeschrieben wurden. Selbstheilung ist in gewissem Umfang ein selbsttätig-körperlicher, aber in hohem Maße auch ein seelisch-geistiger Vorgang, mit dem Sie selbst die Türen für Heilung öffnen oder schließen, sei es durch Ihren Glauben oder etwas anderes, das sich heute noch nicht erklären lässt und das wir vielleicht niemals logisch-analytisch verstehen können. Dass selbst Todkranke wieder gesund werden und Menschen von Symptomen genesen können, die als irreversibel gelten, zeigen die vielen Fälle von Spontan- und Wunderheilungen, denen ein eigener Abschnitt in diesem Buch gewidmet ist.

Was Ihre Selbstheilungskräfte zu leisten imstande sind

Vielleicht geht es Ihnen wie mir: Wenn ich mir die Selbstheilungskräfte des menschlichen Körpers vor Augen führe, ist es, als würde ich in eine Wunderwelt blicken. Rund um die Uhr regenerieren sich Haut, Haare und Nägel, heilen Verletzungen, werden Knochen, Gewebe und Organe repariert sowie Viren, Bakterien und Parasiten abgewehrt. Bei Verletzungen der Blutgefäße wird das Leck schnellstmöglich abgedichtet und das Gewebe durch neue Zellen wieder aufgebaut. Selbstregenerierende Zellen sichern das Sehvermögen, und die Haut schützt sich mit dem Bräunungsmechanismus vor zu viel Sonneneinstrahlung.

Das Herz schlägt und transportiert das Blut durch den Körper, das Sauerstoff, Nährstoffe, Hormone und vieles Lebenswichtige mehr zu den Zellen bringt. Ein ausgeklügeltes Hormonsystem steuert die Körperfunktionen, vom Wachstum über die Fortpflanzung bis zur Verdauung. Die verdaute Nahrung wird aufbereitet, Energie zur Verfügung gestellt, Stoffwechselgifte und Toxine ausgeschleust. Auch die DNS, die Erbsubstanz in jeder Zelle, wird permanent überprüft und repariert, falls sich die Zelle durch Schäden nicht mehr richtig teilen kann. Ein komplexes Kommunikationssystem regelt Anschalt- und Abschaltmechanismen und passt den Körper bestmöglich an die aktuellen Gegebenheiten an. Eine Vielzahl von Umwandlungsprozessen findet statt, die ihren Beitrag dazu leisten, dass Körper, Geist und Seele funktionieren können. Auch die Struktur des Gehirns verändert sich und passt sich den Umständen und Erfordernissen an.

All das und noch mehr geht vor sich, ohne dass Sie viel davon mitbekommen. Es geschieht einfach. Ihr Körper tut, was notwendig ist, um Sie am Leben zu erhalten, und das im bestmöglichen Zustand. Er ist eine lebendige Baustelle, auf der unentwegt gebaut, Unbrauchbares entsorgt, vieles repariert und auf Vordermann gebracht wird. Das Beste, was Sie tun können, ist, seine Arbeit nicht durch ungeeignetes Verhalten zu stören. Dazu zählen vor allem Überbeanspruchung und negativer Stress, falsche Ernährung oder dass Sie sich Giften, Schwermetallbelastungen und einer Strahlung aussetzen, die Sie vermeiden können, aber auch negative Denkgewohnheiten und emotionale Muster. Denn die Psyche entscheidet im Wesentlichen darüber, wie effektiv die körperlichen Vorgänge sind.

Die Fähigkeit zur Selbstheilung ist Ihnen angeboren, sie dient Ihrem Überleben und Sie brauchen diese nicht erst zu erlernen. Müssten Sie sich bewusst und aktiv um die ständig ablaufenden Prozesse kümmern, hätten Sie nicht nur keine Möglichkeit, irgendetwas anderes im Leben zu tun, es würde Sie und jeden Menschen einfach überfordern.

Eine der grundsätzlich gesunden Maßnahmen des Immunsystems, Krankheitserreger besser bekämpfen zu können, ist **Fieber.** Es ist ein wichtiges Krankheitssignal. Die erhöhte Körpertemperatur beschleunigt die Stoffwechselvorgänge und die Produktion von weißen Blutkörperchen (Leukozyten), sodass das Immunsystem schneller und effektiver arbeiten kann. Aus diesem Grund ist es nicht ratsam,

Fieber durch entsprechende Maßnahmen zu senken. Eine Ausnahme besteht bei sehr hohem Fieber, weil es den Körper extrem belastet und sogar tödlich sein kann. Bei kleinen Kindern steigt die Körpertemperatur häufiger schnell bedenklich an, bleibt jedoch nur kurzfristig so hoch, wenn keine schwerwiegende Erkrankung vorliegt. Die Arbeit des Immunsystems verbraucht viel Energie, vor allem bei den Prozessen, die bei Fieber vor sich gehen. Entlasten Sie Ihren Körper, indem Sie weniger essen. Nicht umsonst haben viele Menschen keinen Hunger, wenn sie krank sind. Weniger essen kann insgesamt eine gesundheitsförderliche Wirkung haben. Dazu müssen Sie nicht fasten. Es genügt, die tägliche Nahrungsmenge etwas zu reduzieren oder so umzustellen, dass sie leichter verdaulich und weniger kalorienintensiv ist.

Schmerzen sind eines der wichtigsten Warnsysteme des Körpers. Wenn Sie sich schneiden oder am Backofen verbrennen, tut das nicht umsonst so weh. Jeder Schnitt führt zu einem Blutverlust, ein kleiner zu wenig, ein großer zu mehr. Während eine komplizierte Kette an Abläufen dafür sorgt, dass das Blut an der verletzten Stelle gerinnen und die Wunde verschließen kann, warnen Schmerzen davor, eine solche Verletzung zu wiederholen. Das Gleiche gilt für eine Brandwunde. Der damit verbundene Schmerz gräbt sich ein und sorgt so im Normalfall dafür, dass Sie demnächst vorsichtiger sind und eine noch größere Verbrennung vermeiden. Für den Fall drohender Gefahren hält Ihr Körper ein ganzes Arsenal an ausgeklügelten Mechanismen bereit, die Sie dafür fit machen sollen, bedrohliche Situationen heil zu überstehen und unversehrt daraus hervorzugehen. Dieser Kampf-oder-Flucht-Mechanismus ist inzwischen vielen Menschen bekannt. Mehr darüber lesen Sie im Kapitel über Stress. Das Immunsystem ist auf den Erhalt des Lebens aus, doch manchmal versagt es oder tut zu viel des Guten.

Allergien können sowohl die Folge einer zu schwachen wie einer überschießenden Immunabwehr sein, während **Autoimmunkrankheiten** immer durch eine Überreaktion des Immunsystems, das sich gegen den eigenen Körper richtet, entstehen. Etwas läuft schief in diesem ausgeklügelten Selbsterhaltungssystem, sodass es das Gegenteil von dem tut, was seine Aufgabe ist. Da Sie sich im Grunde auf Ihre Selbstheilungskräfte verlassen können, ist es im entsprechenden Fall immer sinnvoll, zu hinterfragen, welche seelisch-geistigen Prozesse sie beeinträchtigen könnten. Man weiß heute, dass das Funktionieren unserer Selbstheilungsmechanismen wesentlich von Gefühlen und Gedanken bestimmt wird. Jeder Mensch verfügt nicht nur über körperliche, sondern auch über seelische Selbstheilungskräfte. Sie helfen, schwierige oder tragische Situationen zu bewältigen, seelische Verletzungen zu heilen und sich dem Leben wieder zuzuwenden. Der Grund für die Wirkung von Placebos und Spontanheilungen ist sicher dort zu suchen.

Spontanheilung

> *Wunder geschehen nicht im Widerspruch zur Natur, sondern im Widerspruch zu dem, was wir von der Natur wissen.*
> *Augustinus*

Heilung geht wundersame Wege. Dieser Tatsache musste sich auch die konventionelle Medizin stellen, nachdem erstaunliche Heilungsfälle in der Krebstherapie beobachtet wurden. Der Satz »Wir erleben mehr als wir begreifen« rückte erneut in das Zentrum der Aufmerksamkeit. Das rätselhafte Gesicht der Heilung erlebte der Nürnberger Krebsspezialist Dr. Herbert Kappauf gleich zu Beginn seiner Laufbahn am Nürnberger Klinikum, als er einem ungewöhnlichen Heilungsfall begegnete. Bei einem Patienten mit Nierenkrebs waren die vorher sichtbaren Lungenmetastasen auf einem späteren Röntgenbild nicht mehr festzustellen. Als er die Aufnahmen seinem Kollegenkreis vorführte, wurde er belächelt. Er habe die Bilder wohl vertauscht, hieß es. Kappauf wurde neugierig und wollte herausfinden, ob bereits über solche Phänomene in der Medizin berichtet worden war und wie oft. Er fand weit über 1000 Fälle von Spontanremissionen bei Krebserkrankungen, die in der medizinischen Literatur gut dokumentiert sind, und sprach mit den wenigen Kollegen, die sich mit der spontanen Rückbildung von Krebs beschäftigen. Selbst bei Krebs im Endstadium hatten sich bösartige Tumore zurückgebildet oder waren völlig verschwunden, ohne dass sich eine medizinische Erklärung dafür finden ließ. Sein bisheriges medizinisches Weltbild geriet durch diese Erkenntnisse ins Wanken. Das war die Initialzündung für Herbert Kappauf. Zusammen mit Kollegen gründete er die »Arbeitsgruppe Biologische Krebstherapie am Klinikum Nürnberg Nord«[3]. *Wunder sind möglich. Spontanheilung bei Krebs* nannte er das Buch, in dem er die Ergebnisse des von der Deutschen Krebshilfe geförderten Projekts und einen Überblick über die in der medizinischen Literatur dokumentierten Spontanremissionen veröffentlichte. Die Pionierarbeit der Gruppe führte dazu, dass Spontanremissionen von der Schulmedizin nicht länger tabuisiert oder als Fehldiagnose behandelt werden konnten und der Begriff »Spontanheilung« einem breiteren Publikum bekannt wurde. Spontanremission und Spontanheilung sind nicht dasselbe. »Diese Begriffe werden gern durcheinandergeworfen«, erklärt Kappauf, »es ist aber wichtig, dass man zwischen ihnen unterscheidet. So ist eine Spontanheilung eine anhaltende Spontanremission. Etwa 80 Prozent der Spontanremissionen sind aber nicht vollständig und nur vorübergehend. Der Tumor beginnt also irgendwann wieder zu wachsen.« In diesem Zusammenhang hat »spontan« nicht die Bedeutung »sofort«. Das Wort steht dafür, dass eine Genesung ohne medizinische Behandlung oder unter Maßnahmen eintritt, die erfahrungsgemäß eine derartige Rückbildung nicht bewirken.

»Spontanremissionen sind selten, aber insgesamt nicht so selten, wie viele Mediziner annehmen. Vor allem bei bestimmten Krebsarten wie dem Melanom (schwarzer Hautkrebs), dem Neuroblastom, dem Nierenzell- und Basalzellkarzinom (Altershautkrebs) ist die Chance dafür weitaus größer als die, sechs Richtige beim Lotto zu erzielen, deren Wahrscheinlichkeit bei 1 zu 14 Millionen liegt«, erklärt Kappauf. Bei einigen Krebsarten liegt die Wahrscheinlichkeit einer Spontanremission sogar im Prozentbereich. Systematische Erhebungen der vergangenen Jahre haben gezeigt, dass die Chance einer Spontanbesserung bei dem besonders gefürchteten schwarzen Hautkrebs selbst nach der Bildung von Metastasen sogar bei 1 zu 400 liegt.[4] Mit seiner Arbeit will der Krebsarzt vor allem Mut machen: Nicht nur die Therapiemöglichkeiten bei Krebs haben sich verbessert. Das Phänomen Spontanremission zeigt, »dass auch in der Konfrontation mit einer fortgeschrittenen Krebserkrankung, bei der die Ärzte keine Heilungschancen mehr sehen, die Zukunft genauso wenig vorausgesagt werden kann wie bei anderen Menschen auch«.

In Fachkreisen wird diskutiert, welche Rolle die Psyche bei Spontanremissionen spielt. Die Wissenschaftler gehen dabei vor allem von psychoneuroimmunologischen Zusammenhängen aus, also von der Wechselwirkung zwischen psychologischen Faktoren und Veränderungen bei der Immunabwehr. Einfluss auf den Heilungsprozess nehmen soziale Unterstützung, die Art, wie ein Mensch mit seiner Krankheit umgeht und sie seelisch verarbeitet, und eine Veränderung in der religiösen und spirituellen Weltsicht.

Renate Friedrich ist einer der Menschen, die eine Spontanheilung erfahren haben. In ihrem Erfahrungsbericht *Ein anderer Weg* schildert sie, wie ein veränderter Umgang mit der Erkrankung zur Heilung führte. Dreimal war der Tumor in der Brust bereits operiert worden, doch der Krebs kam an derselben Stelle zurück. »Damals fühlte ich mich dem Tod sehr nahe und setzte mich intensiv mit diesem Thema auseinander – auch, um die Angst davor zu verlieren. Zu diesem Zeitpunkt hatte ich wirklich schon alles probiert: Ich ließ mich operieren, bestrahlen, probierte verschiedene alternative Heilmethoden aus, war bei Heilern«, schreibt sie in ihrem Bericht. Der vierte Tumor war bereits drei Zentimeter groß, als sie nach Spanien flog. »Die schöne Natur und die Wanderungen in der sauerstoffreichen Luft taten mir sehr gut. In dieser Zeit dachte ich aber auch sehr viel über mein Leben nach. Was ist stimmig, was nicht? Und ich fing an, das Nicht-stimmige in meinem Leben zu verändern.

Ich begriff auch, dass es nicht darum geht, meinen Tumor zu bekämpfen, sondern sich mit ihm zu versöhnen. Ich sah meinen Tumor als Signal, mein Leben grundlegend zu überdenken und zu verändern. Auch eine längst vergessene Seite entdeckte ich an mir selbst wieder: meine Kreativität. Ich gründete eine kleine Band, fing wieder an, Gitarre zu spielen und zu singen, schrieb Geschichten, spielte Theater. Irgendwann in dieser Zeit stellte ich fest: Mein Tumor, der deutlich in meiner Brust spürbar gewesen war, wurde plötzlich kleiner. Immer mehr, bis ich ihn schließlich gar nicht mehr spüren konnte. Auch die Ultraschallbilder bestätigten: Der Tumor war nicht mehr da. Er hat sich von alleine zurückgebildet, ohne klassische Krebstherapie. Was es auch war, irgendetwas scheine ich richtig gemacht zu haben. Ich denke, alle und alles hat geholfen, und ich bin allen sehr dankbar dafür.«[5]

Inzwischen wird das Wort »Spontanheilung« auch für andere Heilungsfälle gebraucht, die sich aus wissenschaftlicher Sicht nicht erklären lassen. Immer wieder genesen Menschen von lebensbedrohlichen Erkrankungen, ohne dass konventionelle Medikamente oder Behandlungen angewendet worden waren. Die Einstellung, das Leben grundlegend zu überdenken, brachte für Renate Friedrich die entscheidende Wende. Sie kann auch bei anderen Erkrankungen wegweisend sein. Die erlösende Heilkraft einer Wendung nach innen, durch die zu Tage gefördert wird, was den Menschen an der Wurzel des Seins belastet, zeigt sich in der magischen Frage des Gralsritters Parzival. Nach einer langen Irrfahrt, auf der er seinen persönlichen Entwicklungsweg gehen muss, gelingt es Parzival, den kranken König Amfortas zu heilen, indem er ihm die erlösende Frage stellt: »Was fehlt dir?« Niemand zuvor hatte vermocht, die Wunde des Amfortas zu schließen. Erst die Frage nach dem tieferen Grund seines Leidens machte Heilung möglich.

Eine einheitliche Empfehlung, was Krebspatienten – oder Menschen mit anderen schweren Erkrankungen – tun können, um eine Spontanremission herbeizuführen, gibt es bisher nicht. Die Untersuchungen zu Krebserkrankungen zeigen, wie verschieden die Menschen sind, bei denen eine Spontanbesserung vorkommt, und wie unterschiedlich sie mit der Krankheit umgehen. In seinem Buch hat Herbert Kappauf zusammengestellt, was ihm auf der Basis verschiedener Forschungsergebnisse und bei Gesprächen mit Menschen, bei denen eine Spontanremission stattgefunden hat, an Gemeinsamkeiten aufgefallen ist. Im Wesentlichen geht es dabei um die Lebensführung und den Umgang mit sich selbst.

Der relativ neue medizinische Begriff »Spontanheilung« geht davon aus, dass die Selbstheilungskräfte eines Menschen durch Zusammenhänge aktiviert wurden, die sich dem wissenschaftlichen Verständnis entziehen. Schon immer kannte man jedoch **Wunderheilungen.** In der Geschichte der christlichen Religion spielen sie eine wichtige Rolle, denn sie werden als Nachweise des göttlichen Wirkens gesehen. In seinem Buch *Wunderheilungen. Aufzeichnungen beglaubigter Geschehnisse* hat der Germanist, Theologe und Bildhauer Fritz Fenzl wundersame Heilungen zusammengestellt, die von der katholischen Kirche beglaubigt wurden. Es sind Geschichten von Heiligen und dem Madonnenbildnis, die Heilung bewirkten, von Reliquien und Wallfahrten zu heilenden Orten wie Lourdes, von Fürbitten, Lichterscheinungen und anderen Wundern. »Eine Wunderheilung ist immer verbunden mit dem lebensrettenden Eingriff einer liebenden höheren Macht, jenes ersehnte Wirken, das der Bedürftige, der an Leib und Seele Kranke gesucht und schließlich gefunden hat. Wunder sind ein Akt der Gnade, ein Geschenk und nichts anderes als Wegweiser in eine verborgene Wirklichkeit des Heils und der Heilung«, schreibt Fritz Fenzl. Viele verzweifelte Menschen, Menschen, die schon lange leiden oder aus medizinischer Sicht als austherapiert gelten, hoffen auf ein Wunder. So ist es nicht verwunderlich, dass der Markt der Wunderheiler blüht. Doch Spontanheilungen ebenso wie Wunderheilungen sind tiefe Prozesse. Menschen, denen es gelingt, andere auf diese besondere Weise zu heilen, haben selbst ein besonderes Bewusstsein entwickelt, durch das sie die heilende Verbindung zu dem Erkrankten herstellen.

Das Gehirn – die faszinierendste Schaltzentrale der Welt

Die Erkenntnisse der Neurobiologie

Ihr Gehirn ist die Schaltzentrale, in der alle Informationen zusammenlaufen, auch diejenigen, die unsere Selbstheilungskräfte aktivieren und stärken. Dort werden Verbindungen und Bahnungen hergestellt, die man sich vereinfacht wie die Weichenstellungen bei Bahngleisen vorstellen kann, nur dass dieser Vorgang im Gehirn milliardenfach geschieht. Weichen können bekanntlich unterschiedlich gestellt werden und das ist auch in unserem Gehirn der Fall. Ihre Lebenserfahrungen – das, was Sie lernen und wie Sie es lernen – prägen die Struktur Ihres Gehirns, doch nicht etwa ein für alle Mal und für Ihre gesamte Lebenszeit, wie man lange glaubte. Eine der revolutionärsten Erkenntnisse der letzten Jahrzehnte war die Plastizität des Gehirns: Das Gehirn ist lebenslang formbar.

»Das Gehirn entwickelt sich so, wie wir es benutzen«, erklärt der Neurobiologe Gerald Hüther, dem Sie noch öfter in diesem Buch begegnen werden. Das zeigt sich am Beispiel der Musik. Geräusche und insbesondere Musik beeinflussen unsere Gefühle. Musik kann uns zu Tränen rühren, weckt Erinnerungen, löst Sehnsucht und Melancholie aus oder bringt uns innerlich so richtig auf Trab. Und sie kann noch mehr: Musik hören und vor allem selbst musizieren verändert das Gehirn. Um die musikalischen Höreindrücke zu verarbeiten, benötigt das Gehirn rund 100 Millionen Nervenzellen, die nach und nach ein neues Netzwerk im Gehirn bilden. Schon 20 Minuten reichen für eine Veränderung. Die dabei entstehenden neuen Vernetzungen sind eng mit dem verknüpft, wodurch sie entstanden sind, in diesem Beispiel also mit der Art der Musik. Wie Computerbilder zeigen, reagieren bestimmte Nervenzellen bei Geigern stärker auf Streichermusik als auf Klavier, bei Pianisten auf Klaviermusik und bei Trompetern stärker auf Bläserklänge. Dadurch üben sie nicht nur, wenn sie selbst musizieren, sondern auch beim Zuhören und Beobachten anderer Musiker.[6] Erklären lässt sich das unter anderem daraus, dass sich bei jedem Menschen und jedem Tier eine individuelle »Landkarte« auf der Hörrinde im Gehirn herausbildet, die sich an das Gelernte anpasst und einem wichtigen Ton mehr Raum gibt.[7]

Musik kann heilen, indem sie hilft, bestimmte Bahnungen in Ihrem Gehirn zu verändern, sodass sich neue »Landkarten« bilden. Ebenso wie Licht ist Musik Schwingung und Schwingung kann heilen. In seinem Buch *Vibrational Medicine: The Number 1 Handbook of Subtle Energy Therapies*, das bis heute leider nicht ins Deutsche übersetzt wurde, hat der Arzt Richard Gerber zusammengefasst, welche Verfahren bisher als »Schwingungs-Medizin« genutzt wurden, und Studien dazu aufgeführt. Von den Schwingungen des Lichts, der Farben über den Schall bis hin zu elektromagnetischen Schwingungen breitet Richard Gerber ein Spektrum aus, das den Unterschied zwischen Schwingungen in Harmonie und in Disharmonie bewusst macht und zeigt, wie sich der ursprüngliche Rhythmus wiederherstellen lässt.

Alles, was Sie erleben, was Sie denken, fühlen und tun, lässt Landkarten in Ihrem Gehirn entstehen. Wenn es in Ihrer inneren Landschaft bedrohliche Aspekte gibt, die Sie ängstigen und über die Sie immer wieder nachdenken, verstärken Sie die dazugehörenden Bahnungen im Gehirn mit entsprechenden körperlichen Auswirkungen bis hin zu einer Erkrankung. Das Gleiche gilt für glückliche und lebensfrohe Gedanken, für Freude, Hoffnungen und Gefühle wie Dankbarkeit. Je stärker Gedanken mit Gefühlen verbunden sind, desto mehr prägen sie sich im Gehirn ein. Das gilt auch für das Bewusstsein von Gesundheit und Krankheit. Wenn sich alles in Ihnen um ein Symptom oder Ihre Krankheit dreht, vertiefen Sie die entsprechenden »Furchen« im Gehirn und verstärken die Wirkungen, die von ihnen auf körperliche Prozesse ausgehen. Um bestehende Bahnungen zu verändern oder gewünschte neue zu schaffen genügt es nicht, formelhaft positive Gedanken zu formulieren. Entscheidend ist die innere Überzeugung und Intensität, mit der Sie sich damit beschäftigen.

Verstärkung und Belohnung: Wie das Gehirn Veränderungen erzeugt

In der Huna-Philosophie heißt es: »Energie folgt der Aufmerksamkeit«. Damit ist gemeint, dass die Situationen, Menschen, Dinge, Umstände, Gedanken und Gefühle, auf die wir uns konzentrieren, einen großen Teil unserer Energie absorbieren. Da das Gehirn so wird, wie man es benutzt (Gerald Hüther), prägt sich in unserem Gehirn das am intensivsten ein, was wir am häufigsten und intensivsten tun. Nicht nur die Häufigkeit spielt eine Rolle, sondern besonders die Gefühlsintensität, die wir dabei empfinden. Das Auswendiglernen eines Telefonbuchs wird deshalb vermutlich weitaus weniger Spuren hinterlassen als Gedanken und Gefühle der Freude, des Glücks oder der Angst und Hoffnungslosigkeit. Das gilt ebenso für freudige wie angstbesetzte Erwartungen. Es ist deshalb gerade auch aus der Sicht der Hirnforschung wichtig, sich auf das zu konzentrieren, was wir erstreben. Wie Gerald Hüther sagt: »Ohne Gefühl geht gar nichts!«. Formeln wiederholen ohne echte innere Beteiligung, Wunschbestellungen ohne ein Gefühl von Sinn und Zweck – alles, was wir tun, damit es getan ist, ohne innerlich damit verbunden zu sein, wird nicht das gewünschte Ergebnis bringen. Im Gegenteil kann die Frustration, die ein Mensch empfindet, wenn er letztlich spürt, dass er das Formulierte und Gewünschte nicht fühlen kann, genau das verstärken, was er abbauen möchte. Menschen, die schon viel versucht haben, um gesund zu werden, spüren diese Frustration und Hoffnungslosigkeit, jedes Mal, wenn es nicht geklappt hat, verstärken sich diese Gefühle.

Dies geschieht nicht nur durch den Wiederholungseffekt, den man mit einem Traktor vergleichen kann, der immer in derselben Spur fährt. Wer sich irgendwann nach vielen Bemühungen darum, seine Ohrgeräusche loszuwerden oder Krebs zu heilen, sagt: »Ganz klar, es geht nicht!«, wird nicht nur Resignation, sondern auch Erleichterung verspüren, denn dann, wie es scheint, ist der aussichtslose Kampf zu Ende. Das Gehirn »honoriert« diese Erkenntnis wie jede andere, die als positiv erlebt wird – positiv ist die Klarheit und Erleichterung, die gefühlt werden, wenn der Kampf zu Ende zu sein scheint. Das Belohnungssystem im Gehirn springt an und verstärkt die Überzeugung, dass die Heilung nun einmal nicht möglich ist. Falls Sie für sich zu dieser Schlussfolgerung gelangt sind, machen Sie sich klar: In Ihrem Gehirn hat eine Verengung stattgefunden, eine Vertiefung der bereits bestehenden Bahnungen, die weitere Chancen verringern oder sogar ausschließen. Es ist eine hohe Kunst, sich einer Situation sowohl realistisch zu stellen als auch die Offenheit für noch unbekannte, nicht erforschte Lösungen zu bewahren. Dies gilt ebenso für die Gesundheit wie für seelische Probleme. Um beides zu können, brauchen Sie ein hohes Maß an Aufmerksamkeit. Aufmerksam sind wir mit unserem ganzen Wesen oder gar nicht. Um diese die Gesamtheit unserer Wahrnehmungen, Gefühle und Gedanken umfassende Aufmerksamkeit zu trainieren, die nicht gleichbedeutend ist mit einer Identifikation mit dem Problem, ist ein Achtsamkeitstraining hilfreich, wie es zum Beispiel Prof. Jon Kabat-Zinn entwickelt hat. Seine Form der Achtsamkeitsmeditation geht auf die buddhistische Vipassana-Meditation zurück und soll helfen, mit Stress, Angst und Krankheit besser umzugehen. »Vipassana« ist ein Wort aus dem Pali und bedeutet »Einsicht«.[8]

Was heute die Neurowissenschaften bestätigen, wurde in den großen Weisheitsschriften schon vor langer Zeit gelehrt. Für viele Menschen gehörte dieses Wissen bis vor einer Reihe von Jahren entweder in den Bereich des Glaubens oder der Esoterik. Alle die, die dem »gesunden Menschenverstand« anhingen oder sich als rein wissenschaftlich ausgerichtet betrachteten, winkten ab. Doch die Quantenphysik und die Neurobiologie weisen nach, was unsere Vorfahren bereits wussten. Das folgende Zitat aus dem größten Schriftwerk des Judentums, dem Talmud, ist Ihnen vermutlich bekannt:

> *Achte auf deine Gedanken, denn sie werden deine Worte.*
> *Achte auf deine Worte, denn sie werden deine Taten.*
> *Achte auf deine Taten, denn sie werden zu Gewohnheiten.*
> *Achte auf deine Gewohnheiten, denn sie werden dein Charakter.*
> *Achte auf deinen Charakter, denn er wird zu deinem Schicksal.*

Der 1891 verstorbene Philosoph und Schriftsteller Prentice Mulford fasste diese Erkenntnis lebenspraktisch so zusammen:

> *Die Gedanken, die am öftesten gedacht werden,*
> *materialisieren sich auch am stärksten im Organismus.*

Es ist von größter Bedeutung, wohin wir unsere Aufmerksamkeit richten. Wenn Sie krank sind, kann Sie die Krankheit oder ein Symptom in eine geistige und emotionale Einbahnstraße führen. Vor allem bei dauerhaften Symptomen und Angst auslösenden Krankheiten wie Krebs und AIDS kann das geschehen.

Was uns gesund, vital und glücklich macht

Gerald Hüther ist ein Pionier auf dem Gebiet der experimentellen Hirnforschung. Der Neurobiologe hat über viele Jahre untersucht, wie sich Erfahrungen und die damit verbundenen emotionalen Zustände auf unser Gehirn auswirken – und welchen Einfluss beides auf Gesundheit und Krankheit hat. Angst, Stress und Ohnmachtsgefühle wirken sich hirnphysiologisch deutlich anders aus als Freude und Begeisterung. Auch Ernährung und die Einnahme bestimmter Medikamente wie Psychopharmaka oder Drogen haben einen gravierenden Einfluss auf unseren Hirnstoffwechsel und damit auf unser Leben.

Besonders intensiv widmete sich Gerald Hüther der vorgeburtlichen und kindlichen Hirnentwicklung. Dort fand er Zusammenhänge, die zeigen, was Menschen zufrieden, glücklich und gesund sein lässt und was Symptome und Krankheiten erzeugen kann und den Alterungsprozess beschleunigt. Es ist die Offenheit für neue Erfahrungen, die Freude daran, Neues zu lernen und auszuprobieren, die Fähigkeit, sich zu begeistern und sich Dinge, gleich in welchem Alter, unter die Haut gehen zu lassen, die unseren Hirnstoffwechsel in Gang bringt und eine Kaskade von aktivierenden, erneuernden und stabilisierenden Prozessen auslöst. Immer wenn wir etwas tun oder erleben, das uns wirklich berührt, werden in unserem Gehirn die emotionalen Zentren aktiviert und neuroplastische Botenstoffe ausgeschüttet. Sie sorgen über verschiedene Vorgänge dafür, dass neue Vernetzungen gebildet und die Verknüpfungen stabilisiert werden, die wir brauchen, um Probleme zu lösen oder eine neue Herausforderung zu bewältigen. Aktiviert wird so auch unser Selbstheilungspotenzial. »Leider ist vielen Erwachsenen genau das weitgehend verloren gegangen, was einem Kind die pure Lebensfreude vermittelt: die Begeisterung. Zwanzig bis fünfzig Mal am Tag erlebt ein Kleinkind einen Zustand größter Begeisterung«, erläutert Gerald Hüther in seinem Text *Begeisterung ist Doping für Geist und Gehirn*[9].

Ein Überangebot an Möglichkeiten

Kinder werden mit einer unglaublichen Offenheit und einem kindlichen Gestaltungsdrang geboren, einer Neugier, einem Entdeckergeist, der bei jedem Fund und jedem gelungenen Kuchen im Sandkasten Begeisterungsstürme auslöst. Wir alle waren einmal ein kleiner Mensch, der die Welt mit großen, staunenden Augen betrachtete, der sie erforschen, sich in ihr orientieren und seinen Platz finden wollte, der die Fortbewegung, die Sprache und den Kontakt zu anderen Menschen für sich entdeckte und etwas ganz Eigenes daraus machte. Der begann, Körperempfindungen und Bedürfnisse wahrzunehmen, und sie erforschen und befriedigen wollte. Für jedes Kind, auch wenn es durch Erfahrungen im Mutterleib oder während der Geburt mit einer großen Verunsicherung auf die Welt kommt, ist die Welt ein Ort voller faszinierender Möglichkeiten.

Dieses Empfinden spiegelt die reale Situation in der frühen Phase der Hirnentwicklung wider, denn wir werden mit einem Überangebot an Vernetzungsmöglichkeiten der Nervenzellen im Gehirn geboren. Diese Fülle stellt uns ein riesiges Potenzial für das, was aus uns werden kann, zur Verfügung.

»Vor allem in der Hirnrinde gibt es noch keine festgelegten Verschaltungsmuster, alles ist noch offen, deshalb können Kinder noch alles lernen. Und das tun sie ja auch«, erklärt Professor Hüther. »In China geht es eben anders zu als in Deutschland oder im tropischen Regenwald oder am Polarkreis. So machen die in eine bestimmte Familie, in eine bestimmte Kultur hineinwachsenden Kinder ihre jeweils unterschiedlichen Erfahrungen. Diejenigen Verschaltungsmuster im Gehirn, die sie dabei immer wieder aktivieren, werden gebahnt und stabilisiert und bleiben als ›innere Repräsentanzen‹ erhalten. Der Rest von diesem großen, anfangs bereitgestellten Überangebot an Vernetzungsoptionen verkümmert wieder.«

Etwa ein Drittel mehr Nervenzellen als gebraucht wird bereitgestellt. Während sich unser Gehirn ausformt und sich auf das einstellt, was tatsächlich verwendet wird, verkümmert etwa ein Drittel davon, die übrigen zwei Drittel verschalten sich auf eine spezifische Weise, die unser Denken, Fühlen, Handeln und unser Welterleben steuert. Erste Ausformungsprozesse finden bereits im Mutterleib statt durch die Art und Weise, wie wir die Verbindung zur Mutter, den Wachstumsprozess und all das erleben, was wir an Eindrücken, Geräuschen und Bewegungen von unserer Mutter selbst und von außen durch sie gefiltert aufnehmen. Wir kommen nicht als unbeschriebenes Blatt auf die Welt.

Zwei prägende Erfahrungen stehen am Anfang unseres Lebens

Freude und Begeisterung empfinden wir vor allem, wenn wir zwei grundlegende Erfahrungen machen: dass wir angenommen werden und dazugehören und dass wir wachsen können, was später vor allem bedeutet, die Möglichkeit zur selbstständigen und freien Selbstentfaltung zu haben. Denn diese beiden Erfahrungen stehen am Anfang unseres Lebens. Bereits im Mutterleib haben wir genau das erlebt: Wir waren auf das Innigste mit einem Menschen verbunden und wir sind gewachsen. Beides löst in dem sich entwickelnden Gehirn des Ungeborenen die Ausschüttung jener Botenstoffe aus, die weiteres Wachstum anregen. Die Signale des Verbundenseins und des Wachsens kommen dabei aus dem eigenen Körper im Gehirn an, und so erlebt das Ungeborene Wachsen als etwas, das es selbst gestalten, und Verbindung als etwas, das es selbst herstellen kann.

Sind »Verbundensein« und »Wachsen« gute Erfahrungen, entsteht die positive Erwartungshaltung, dass es auch nach der Geburt so weitergehen und das Leben die Möglichkeiten dazu bieten werde. Doch auch wenn Verbindung und Wachsen als schwierig erlebt wurden, haben wir doch alle diese beiden prägenden Grunderfahrungen gemacht und erlebt, dass sie möglich sind. Sie wecken das Bedürfnis, sie auch später zu erfahren und zu befriedigen. Sie werden zu fundamentalen Impulsen, denen jeder Mensch auf seine eigene Art folgt, und sie bilden einen wesentlichen Teil der Basis, auf der wir unser Leben aufbauen. Denn Verbindung und Wachsen können wir ebenso im Beruf erleben wie in unseren zwischenmenschlichen Beziehungen und in unserem generellen Lebenskonzept. Dies wird vor allem dann verständlich, wenn wir uns vor Augen führen, dass unter das Prinzip »Verbindung« alle Gefühlsbeziehungen wie Zuneigung, Liebe, Nähe, Geborgenheit und Sicherheit fallen, und unter das Prinzip »Wachsen« jede Form von kreativer Selbstentfaltung, alle Handlungs- und Gestaltungsmöglichkeiten, die Erweiterung von Grenzen, die Erfahrung, fähig zu sein und genügend persönliche Macht zu haben. Die Sehnsucht danach, diese beiden Erfahrungen zu wiederholen, treibt uns an und das Leben kann so zu einer Suche nach einer glücklicheren Form der Verbindung und der Selbstentfaltung werden als wir sie vielleicht im Mutterleib erlebt haben. Gelingt es uns, beides in genügend gutem Maße in unser Leben zu holen, stärken wir unsere seelische und körperliche Gesundheit oder beginnen, gesund zu werden.

Die Gießkanne der Begeisterung

Das Gehirn des Erwachsenen ist immer nur eine reduzierte Version dessen, was es hätte sein können. Wir sind nicht in der Lage, alle Möglichkeiten, die uns in der ersten Zeit unseres Lebens zur Verfügung stehen, zu nutzen. Aber wir sind in der Lage, wesentlich mehr davon zu nutzen als wir es tun. Eine alte Weisheit besagt, dass lebenslanges Lernen jung erhält und genau das ist es, was wir brauchen, um unser Gehirn anzuregen, sich immer wieder neu zu vernetzen und die geistigen, seelischen und körperlichen Wachstumsprozesse in Gang zu setzen, aus denen Gesundheit auf allen Ebenen entsteht. Lernen in diesem Sinn bedeutet nicht nur, sich neues Wissen anzueignen, sondern alle Formen von Erfahrungen zu machen, die uns berühren und Freude, Dankbarkeit, Glück oder Begeisterung auslösen.

Die gute Botschaft ist, dass das Gehirn eines Erwachsenen tatsächlich lebenslang veränderbar ist. Es kann sich umbauen und neue Vernetzungen bilden. Nicht nur Synapsen und Nervenzellen, sondern ganze Hirnareale können sich verändern, je nachdem wie sie verwendet werden. Dies geschieht immer dann, wenn wir das Gehirn auf andere Weise als bisher nutzen. In der Neurobiologie nennt man diese Veränderbarkeit »Plastizität«. Zahlreiche Studien zur Plastizität des Gehirns zeigen, wie groß das Neuvernetzungspotenzial des Gehirns ist – trotz der Reduzierung, die wir in der ersten Zeit unseres Lebens erleben. Eine englische Studie hat zum Beispiel gezeigt, dass eine Hirnregion bei Jugendlichen sprunghaft angewachsen ist: diejenige, die für die Steuerung der Daumenbewegung zuständig ist. Falls Sie das erstaunt, denken Sie nur an die unzähligen Daumenbewegungen, die begeisterte Handynutzer machen, wenn sie eine SMS schreiben. Wie Gerald Hüther erklärt, wäre ein Wachstum in diesem Ausmaß selbst bei täglichem gezieltem Daumentraining über mehrere Stunden allein kaum möglich. »Treibender Faktor ist die Begeisterung, mit der Jugendliche mit anderen über SMS kommunizieren. Das Gehirn ist kein Muskel, den man beliebig zwingen und belehren kann, sondern braucht für die Weiterentwicklung die richtige emotionale Anregung.«

Der Schlüssel zu einer positiven Veränderung ist also nicht nur das Neue, sondern vor allem die Freude und Begeisterung, mit der wir bei der Sache sind. »Das Gehirn wird nicht so wie man es benutzt, sondern das Gehirn wird so wie und wofür man es mit Begeisterung benutzt«, sagt Gerald Hüther. »Im Gehirn wächst nicht alles, sondern im Hirn wächst das, wofür man sich begeistert.« Solange sich Menschen noch für etwas Neues begeistern können, verändert sich ihr Gehirn auch dann noch, wenn sie steinalt geworden sind.

Die Voraussetzung ist, dass das, was ein Mensch lernt, bedeutsam für ihn sein muss. Mit einem Augenzwinkern erklärt der Neurobiologe in seinem Vortrag *Stärkung von Selbstheilungskräften aus neurobiologischer Sicht*[10], dass wir uns nur darüber wundern können, wie leicht es einem 80-Jährigen fällt, Chinesisch zu erlernen, wenn er sich in eine jugendliche 60-jährige Chinesin verliebt. Nachhaltig verankert im Gehirn werden neue Erfahrungen nur dann, wenn sie mit der Aktivierung der emotionalen Zentren im Mittelhirn verbunden sind. Denn nur dann werden vermehrt neuroplastische Botenstoffe wie Dopamin und Endorphine ausgeschüttet, die als Glückshormone bekannt sind. Sie tragen dazu bei, dass die neue Erfahrung und die dabei aktivierten Verschaltungen gebahnt und gefestigt werden. Damit wir uns diesen Vorgang plastisch vorstellen können, verwendet der Neurobiologe ein eingängiges Bild: Jedes Mal, wenn wir uns für etwas begeistern, geht im Gehirn eine emotionale Gießkanne voller Dünger an, die unser Gehirn gießt und düngt. Hier zeigt sich, dass Lernen nicht gleich Lernen ist. Es muss mit einem wünschenswerten Ziel verbunden sein, wie sich in einer Studie mit Londoner Taxifahrern erkennen lässt.

Das Taxifahrer-Gehirn

Schon lange war bekannt, dass der Hippocampus bei der Berufsgruppe der Taxifahrer vergrößert ist, eine Hirnregion, die für das Gedächtnis und die 3D-Bewegung zuständig ist. Während der Londoner Studie wurden Kernspintomografien bei Kandidaten für den Taxifahrerberuf vor und nach einem mehrjährigen Kurs zur Berufsvorbereitung durchgeführt. Die Ergebnisse zeigten, dass die Vergrößerung des Hippocampus erst eintritt, wenn sich die Kandidaten die für den Abschlusstest geforderten 25.000 Straßen eingeprägt und die Prüfung bestanden hatten.[11] Die erfolgreichen Kandidaten hatten also eine genügend hohe Motivation, um sich dieser Lernaufgabe zu unterziehen, und vielleicht auch Begeisterung für diesen Beruf. Der »Kick« des erfolgreichen Abschlusses brachte die schon im Gange befindliche, entscheidende Veränderung. Hinter allem, was wir tun, steht ein Motiv. Die Art der Motivation steigert oder schwächt unsere Handlungsbereitschaft und lässt uns nach Zielen streben oder resignieren. Wirklich konstruktive Motivation ist jedoch immer mit Freude, Begeisterung und Hoffnung auf ein erstrebenswertes, sinnvolles Ergebnis verbunden.

Und wenn ihr nicht werdet wie die Kinder …

> *Da rief Jesus ein Kind herbei, stellte es in ihre Mitte und sagte: »Amen, das sage ich euch: Wenn ihr nicht umkehrt und wie die Kinder werdet, könnt ihr nicht in das Himmelreich kommen.«*
> *Matthäus 18:2,3*

Was genau führt dazu, dass sich die Möglichkeiten in der Schaltzentrale Gehirn reduzieren und vielen Erwachsenen die anfängliche Begeisterung und Entdeckerfreude abhandenkommen? Es ist eine Vielzahl von Einflüssen, die dafür sorgt, dass wir uns im Laufe des Erwachsenwerdens verändern. Alle haben mit Festlegung und Ausgrenzung zu tun. Dazu gehört, dass bestimmte Möglichkeiten, die das Gehirn zuerst noch anbietet, für das Leben und Überleben in einem bestimmten Umfeld nicht gebraucht werden und deshalb verkümmern. Dazu gehört auch, dass wir im Laufe der Zeit eine immer deutlicher umrissene Persönlichkeit ausprägen, zu der bestimmte Eigenschaften gehören und andere nicht. Auf diese Weise entwickeln wir ein Ich-Gefühl, in dem unsere persönliche Geschichte, so wie wir sie erlebt und gedeutet haben mit all ihren Bedürfnissen, Wünschen und Abneigungen, ihren Wertungen und Meinungen und dem, was wir erreichen und vermeiden wollen, enthalten ist.

Auch dass wir fortwährend eine Wahl treffen und treffen müssen, verstärkt bestimmte Bereiche und Bahnungen im Gehirn und vernachlässigt andere: Will ich diesen Beruf erlernen oder jenen? Will ich heiraten oder nicht? Wie viel Zeit und Energie will ich für Beruf und Karriere, für mein privates Leben und meine Hobbys einsetzen? Wie will ich das Leben mit meinem Partner oder meiner Partnerin gestalten, wie mit meinen Kindern? Worauf lege ich die Schwerpunkte meines Lebens? Jedes Mal, wenn wir eine Wahl treffen, festigen wir bestimmte Gedanken, Gefühle und Verhaltensweisen und grenzen andere aus. So entsteht im Idealfall eine klare Persönlichkeit, die weiß, was sie im Leben will und welche Werte für sie gültig sind und welche nicht.

Vielleicht haben wir uns jedoch aus Vernunftgründen oder Not gegen etwas entschieden, das uns in Wahrheit am Herzen liegt. Erwachsen werden bedeutet zwar, sich disziplinieren zu können, über die reine, subjektive Entdeckerfreude hinauszuwachsen und Verantwortung für weiter gefasste Ziele zu übernehmen wie es die Verantwortung für eine Familie oder eine berufliche oder gesellschaftliche Aufgabe ist. Doch es passiert schnell, dass wir in der Aufmerksamkeit und inneren Beweglichkeit nachlassen, die wir brauchen, um das bestmögliche Maß aus Festlegung und Offenheit herzustellen. Stattdessen richten wir uns in unserem Leben ein, mit den Jahren immer mehr, wandern in unseren gewohnten Kreisen umher, hinterfragen immer weniger, vor allem, wenn wir es mehr oder weniger bewusst als riskant für die Lebensumstände betrachten, die wir nicht verändern wollen oder glauben, nicht verändern zu können. Wenn wir bedenken, dass jeder Mensch diesen Weg der Festlegung in irgendeiner Form geht – selbst wenn die Festlegung darin besteht, sich chronisch nicht festzulegen –, wird schnell deutlich, wie fundamental sich diese Weichenstellungen auf unser Wohlbefinden, unsere Zufriedenheit und unsere Gesundheit auswirken. Selbst wenn Beruf, Familie oder anderes uns fordert, bedeutet das nicht, dass wir das Glück und die Begeisterung empfinden, die unser Gehirn auf so heilsame Weise aktivieren und uns verjüngt und gesund sein lassen.

Der Schriftsteller und Regisseur Marcel Pagnol sagte einmal: »Im Leben lernt der Mensch zuerst gehen und sprechen. Später lernt er dann, still zu sitzen und den Mund zu halten.« Kinder brauchen beides: liebevolles Annehmen und Grenzen. Doch der Prozess der Eingliederung in die Familie und in die Gesellschaft bedeutet auch heute noch für viele Kinder, ein Sozialverhalten zu entwickeln und Leistungen zu erbringen, bei denen es nicht um ihre schöpferische Kraft und Freude geht, sondern in erster Linie darum, Regeln, Vorgaben und Erwartungen zu erfüllen. Diese Kinder haben kaum Chancen, sich mit ihrem Inneren vertraut zu machen. Auch wenn es heute schon Schulen gibt, die neue Wege gehen und Kinder zum aktiven Tun und Entdecken anregen, lernen doch die meisten weder von ihren Eltern, die es selbst nicht gelernt haben, noch von anderen Autoritätspersonen wie Lehrern, was es bedeutet, herauszufinden, was sie wirklich wollen und was ihnen fehlt, wenn sich körperliche oder seelische Signale einstellen. Kinder entwickeln schon früh bestimmte Verhaltensweisen, mit denen sie sich als erfolgreich bei der Befriedigung wichtiger Bedürfnisse erleben. Traurige Beispiele sind Kinder, die das natürliche Bedürfnis nach Beachtung nur durch ein Verhalten stillen können, mit dem sie negativ auffallen, denn Schimpfkanonaden und sogar Schläge sind vielen lieber, als völlig übersehen zu werden.

Der Arzt und Psychotherapeut Wolf Büntig erklärt dazu: »Als Kinder lernen wir aus Liebe zu oder aus Angst vor denen, auf die wir angewiesen sind, Rollen zu spielen, die ihnen Freude machen und uns Kummer und Schmerz ersparen. In dem hoffnungslosen Versuch zu sein, was wir nicht sind, werden wir uns so selbst und anderen fremd.«

Die Reduzierung der Möglichkeiten und die Festlegung auf bestimmte, immer wieder benutzte Bereiche in unserem Gehirn sind ein natürlicher Prozess. Sie treten auch durch Festlegungen ein, die durch schmerzhafte oder beängstigende Erfahrungen entstehen. Symptome und Krankheiten sind ein Anlass, über beide Arten nachzudenken, vor allem aber über die zweite Form: krank machende Muster, die sich vielleicht schon vor der Geburt in uns gebildet haben. Um gesund zu werden braucht es, wieder »flüssig« zu werden, eine Flexibilität zu entwickeln, die Problem erzeugende Muster auflöst und neue, sinnvolle Gewohnheiten schafft.

Das Bibelzitat »Und wenn ihr nicht werdet wie die Kinder …« erinnert uns daran, dass die ursprüngliche, kindliche Entdeckerfreude, Lebenslust und Kreativität in uns allen vorhanden ist und dass wir diese Eigenschaften wieder entdecken und neu beleben können, mit der Chance, überraschende und positive Veränderungen in vielen Bereichen unseres Lebens und unseres Gesundheitszustands zu erleben.

Liebe findet im Kopf statt, Gesundheit auch

Weil unser Herz zu klopfen beginnt, wenn wir verliebt sind und an den geliebten Menschen denken, glauben wir, Liebe sei eine Sache des Herzens. Weit gefehlt. »Liebe findet im Kopf statt, nicht im Herzen«, erklärt der Hirnforscher Manfred Spitzer[12]. Im verliebten Zustand schüttet das Gehirn vermehrt Adrenalin aus und bringt das Herz zum Flattern. Wir fühlen uns wacher, aktiver, freier, optimistischer. Nicht selten ist es, als könnten wir Bäume ausreißen. Der glücklich machende Adrenalinstoß ist die andere Seite unseres archaischen Kampf-oder-Flucht-Mechanismus. Motor dafür ist der Bereich im Gehirn, den wir als unser Glückszentrum bezeichnen können. Doch ist dieses Zentrum wirklich einfach nur für gute Gefühle zuständig? Liegt sein Sinn darin, dass es uns gut geht? Geht man der Sache auf den Grund, zeigt sich schnell, dass dieses Glückssystem ein Lernzentrum ist. Die guten Gefühle sorgen dafür, dass wir Lust haben, etwas zu lernen und das Gelernte auch richtig anzuwenden. Das gilt auch für die Liebe. Frisch Verliebte *lernen* sich kennen, entdecken sich, sind neugierig und machen überraschende Erfahrungen. »Und jedem Anfang wohnt ein Zauber inne«, wusste schon Hermann Hesse in seinem Gedicht *Stufen* zu berichten.

Etwas oder jemanden kennen lernen bedeutet Erweiterung, das Empfinden einer Zunahme von Möglichkeiten. Im Mittelhirn wird dabei der Glücksbotenstoff Dopamin freigesetzt und zum Frontalhirn geleitet, das zuständig ist für das, worum es uns im Augenblick gerade geht. Weitere verstärkende, opiumähnliche Stoffe, die Endorphine, werden durch das anregende Dopamin in einem anderen Bereich, dem Nucleus accumbens, produziert. Endorphine lösen ein Wohl- und Glücksempfinden aus und setzen das Schmerzempfinden herab: Wer sich freut, begeistert oder glücklich ist, hat weniger Schmerzen.

Vor allem, wenn sich etwas als besser erweist als erwartet, ist die Ausschüttung an Glückshormonen hoch. Als Beispiel dient Professor Spitzer ein Waldspaziergang, bei dem wir zum ersten Mal eine rote Beere entdecken, die besser schmeckt als die bisherigen blauen, die wir schon kannten. Ein von positiven Emotionen begleitetes Lernen steigert die weitere Lernlust und das Lebensgefühl.

Ob beim Ausprobieren eines neuen Kochrezepts, Erlernen einer Sprache, Entdecken neuen Wissens, bei beruflichen Aufgaben oder sozialen Kontakten – Lernen macht glücklich, wenn es auf die richtige Weise geschieht. Das Glücksgefühl verstärkt wiederum den Lerneffekt. Wie Mihály Csíkszentmihályi herausgefunden hat, erleben wir dieses glücklich machende Gefühl, das der Psychologe »flow« nennt – das Fließen mit dem, was wir tun –, wenn die Aufgabe, die wir bewältigen, etwas mehr von uns fordert, als es unseren aktuellen Fähigkeiten entspricht, uns jedoch nicht überfordert. Routine erzeugt keinen *flow*, denn wir rufen nur bereits Gelerntes ab, und das meist automatisch, ohne besondere Hinwendung zu dem, was wir tun. Wie sich leicht erkennen lässt, ist es die vielleicht größte Herausforderung in langjährigen Beziehungen und im Leben überhaupt, so offen zu bleiben, dass immer wieder *flow* entstehen kann. Sobald wir einen Menschen oder eine Tätigkeit unter »bekannt« abgehakt haben, bleiben wir aus anderen Gründen dort, Glücksempfindungen sind es nicht. Im Zen-Buddhismus heißt es deshalb: »Tue was du tust.« Gemeint ist damit, dem gegenwärtigen Geschehen unsere ganze Aufmerksamkeit und Offenheit zu widmen, sodass wir den lebendigen Fluss der Dinge erleben können und auch das Wesen eines anderen Menschen in seiner Vielfalt statt ihn als Bild abzuspeichern.

Lernerfahrungen, die uns positiv stimmen und weiterbringen, werden im Glücks-, genauer: Lernzentrum gespeichert und setzen im Körper die entsprechenden Prozesse des Wohlbefindens in Gang.

Negative Erfahrungen werden dagegen vor allem im Mandelkern, einem anderen Teil des limbischen Systems, gespeichert. Dazu gehören auch belastende Erfahrungen im Zusammenhang mit Neuem. Die Angst, Neues in Angriff zu nehmen, kann schon im Mutterleib entstanden sein, wenn wir die beiden wichtigsten Erfahrungen des Verbundenseins und des Wachsens als bedrohlich erlebt haben. Erfahrungen von Hilflosigkeit, Zurückweisung, existenzielle Bedrohungen wie Abtreibungsversuche oder spätere traumatische Erlebnisse, das Aufwachsen in einer widersprüchlichen Welt, in der kaum Orientierung möglich ist, all das kann dazu führen, dass das Bedürfnis nach Lernen und Selbstentfaltung eingeschränkt wird. Viele Menschen reduzieren ihren Lebenskreis auf das, was sie für sicher und überschaubar halten, wagen sich nicht hinaus ins Leben der neuen Erfahrungen, bei dem es um ihre wirklichen Sehnsüchte gehen würde, oder drehen sich im Kreis einer endlosen Vergangenheitsbewältigung. Aus der Sicht des Gehirns werden somit negative Gedanken, Gefühle und blockierende Verhaltensmuster verfestigt und die Grundlage für mögliche Symptome und Krankheiten gelegt.

Bei all dem spielt der Vergleich eine wichtige Rolle. Wie wir vergleichen, entscheidet darüber, ob wir glücklich oder unglücklich sind. Ist etwas besser als gedacht, belohnt uns unser Gehirn ganz von selbst mit entsprechenden Botenstoffen. Ist etwas dagegen schlechter als erwartet, brauchen wir Frustrationstoleranz und seelische Widerstandskraft, um uns nicht von weiteren Versuchen abbringen zu lassen. Denn wer sich von vielen fehlgeschlagenen Versuchen entmutigen lässt, gerät in eine abwärtsdrehende Spirale, in der das Gehirn zwar ähnlich funktioniert, nur dass es hier möglicherweise das Aufgeben oder die Bestätigung negativer Erwartungen als Erfolg wertet und belohnt. Gelernt wird dann Aufgeben statt mehr Lust am Lernen und Ausprobieren und die pessimistische Erwartungshaltung verfestigt sich. Viele Menschen, die unter Tinnitus leiden, stecken in einer solchen Spirale. Sie haben vieles ergebnislos versucht und glauben nicht mehr an Besserungs- oder Heilungschancen. Hinzu kommt die Meinung vieler Experten, Heilung sei nicht möglich, wie im Fall des querschnittsgelähmten Schauspielers Christopher Reeve, dessen Ärzte die Fortschritte, die er aus eigener Kraft erzielte, für unmöglich hielten. Reeve ist nur ein Fall von vielen.

Wie Sie unter Umständen schon am eigenen Leib erfahren haben, ist es nicht der Vergleich allein, der zählt, sondern vor allem, wie wir damit umgehen. Scheitern als konstruktive Herausforderung erzeugt im Gehirn keine abwärtsdrehende Spirale. Das geschieht erst, wenn wir den Mut wirklich verlieren. Thomas Alva Edison, der für die Entwicklung der Glühlampe eine Vielzahl von Versuchen brauchte, sagte: »Ich bin nicht entmutigt, weil jeder als falsch verworfene Versuch ein weiterer Schritt vorwärts ist.« Manchmal hilft es, eine Heilmethode, die wir schon einmal ausprobiert haben, noch einmal zu versuchen. Vielleicht lag es an der Art, wie wir damit umgingen, vielleicht waren wir nicht ausdauernd genug, vielleicht mussten wir uns erst innerlich zu einer bestimmten Erkenntnis oder Haltung hin entwickeln.

Die heilende Kraft guter Gefühle

Wenn Liebe und Lernen im gleichen Bereich des Gehirns stattfinden, wäre es dann nicht eine gute Idee, sich in das Leben zu verlieben? Auch dann, wenn Sie nicht alles haben können oder gerade das nicht, worauf Sie sich fixiert haben? Dazu kann eine innere Neuausrichtung nötig sein. Geben Sie Zielen und Möglichkeiten die Chance, attraktiver zu sein, als Sie bisher dachten. Lösen Sie sich von blockierenden inneren Haltungen wie »wenn ich gesund bin, dann …«, »wenn ich genügend Geld habe …«, »wenn die Kinder aus dem Haus sind«, »wenn meine Frau/mein Mann sich ändert …«. Solche Einstellungen bringen Sie nicht in Fahrt und Ihr Gehirn nicht dazu, positiv stimmende und heilende Botenstoffe auszuschütten und sich neu zu vernetzen. Wenn etwas nicht möglich ist, das Sie wollen, üben Sie sich darin, sich für andere Möglichkeiten zu öffnen, das Leben und sich selbst zu lieben. Viktor Frankl, für den die Frage nach dem Sinn des Lebens zentral war, sagte einmal: »Wenn wir nicht länger in der Lage sind, eine Situation zu ändern, sind wir gefordert, uns selbst zu ändern.« Und manchmal gelingen Dinge doch noch, wenn wir sie loslassen und uns anderem zuwenden.

Zahlreiche Studien haben die heilende Wirkung guter Gefühle bestätigt. Liebe, Freude, Dankbarkeit, Vertrauen und Optimismus, Gelassenheit und liebevolles Mitfühlen, aber auch das Gefühl, ein selbstbestimmtes Leben führen zu können, stärken das Immunsystem und aktivieren die Selbstheilungsmechanismen. Eine viel beachtete Untersuchung zu der Frage, ob Optimismus gut oder schlecht für das Immunsystem ist, hat die Psychologin Suzanne Segerstrom und ihr Team von der Universität von Kentucky 2010 durchgeführt. Die Studie belegt, dass Optimismus unsere Abwehrkräfte stärkt. Das Forscherteam untersuchte 124 Jurastudenten über einen Zeitraum von sechs Monaten. Die Studenten wurde in dieser Zeit fünfmal gefragt, wie zuversichtlich sie gerade waren, und zwar sowohl in Bezug auf ihr generelles Leben als auch in Hinblick auf ihr Studium. Unmittelbar nach der Befragung bekamen sie eine Infusion mit Antigenen – Stoffen, die die Bildung von Antikörpern gegen das Antigen auslösen, indem die körperfremden Substanzen erkannt werden. Zwei Tage danach wurde die Immunreaktion der Studienteilnehmer getestet. Dabei zeigte sich, dass die Abwehrkräfte besonders stark aktiviert wurden, wenn die Studenten optimistisch über ihr Studium dachten. Waren sie pessimistisch eingestellt, war die Reaktion des Immunsystems schwach. Interessant war, dass die Art und Weise, wie die Studienteilnehmer über ihr gesamtes Leben dachten, keine Auswirkung auf die Immunabwehr hatte. Dieses Ergebnis legt die Schlussfolgerung nahe, dass es noch wichtiger ist, die aktuelle Aufgabe positiv zu erleben, als eine unspezifisch allgemeine positive innere Ausrichtung zu haben.

Ist Optimismus also gut für das Immunsystem und Pessimismus schlecht? Wie Suzanne Segerstrom sowie auch andere Forscher bei weiteren Studien herausfanden, ist die Realität nicht ganz so einfach. Es gab Situationen, in denen Optimismus einen negativen Effekt auf die Abwehrkräfte hatte. Die Wissenschaftler bezeichneten ihn als »Entäuschungs-Effekt«. Die generelle Erklärung dazu lautete, dass die Abwehrkräfte sanken, weil die Erwartungen der Optimisten enttäuscht wurden. Doch auch hier zeigt sich, dass Vereinfachungen den Kern der Sache nicht treffen. »Rückschläge gehören ganz natürlich zu jeder lohnenswerten menschlichen Tätigkeit«, erklärt Suzanne Segerstrom dazu. »Eine ganze Reihe von Studien zeigt, dass Optimisten im Allgemeinen sowohl seelisch als auch körperlich gesünder sind. Wenn Optimisten einen Rückschlag erleben oder Fortschritte langsamer eintreten als erhofft, neigen sie weniger dazu, aufzugeben als Pessimisten. Sie versuchen es weiter oder verdoppeln sogar ihre Bemühungen. Das Modell des Durchhaltens bringt die Physiologie hinein und sagt, dass es zu Lasten des Körpers gehen kann, wenn ein Mensch durchhält. Zusammengefasst ist es einfacher für den Körper, aufzugeben, wenn man in Schwierigkeiten gerät, als es weiter zu versuchen. Aufgeben ist jedoch keine gute Antwort auf Schwierigkeiten, wenn man seine Ziele jemals erreichen will. Deshalb ist es längerfristig vermutlich gesünder, die kurzfristigen ›Kosten‹ zu zahlen, die mit der weiteren Verfolgung Ihrer Ziele einhergehen.«

Zufriedenheit mit dem Leben, das man geführt hat, und Gesundheit und Alter hängen zusammen, wie eine im April 2012 publizierte Studie des Universitätsklinikums Hamburg-Eppendorf belegte[13]. »Ein gelassener Umgang mit Chancen, die man im Laufe seines Lebens verpasst hat, spielt eine entscheidende Rolle für die Lebenszufriedenheit im Alter«, sagte Studienleiterin Stefanie Brassen. Gesunde Ältere haben gelernt, auf ihr Leben zurückzublicken, ohne zu hadern. Untersuchungen haben gezeigt, dass die Lebenszufriedenheit bei den meisten Menschen zunimmt. Um die 40 ist die schwierigste Zeit. »Mich interessiert, was zufriedene ältere Menschen richtig machen«, sagt Stefanie Brassen. »Auch wenn wir körperlich am liebsten alle Mittvierziger blieben: Geistig und seelisch ist weiteres Reifen typisch für erfolgreiches Altern.« Junge Menschen können vom Hadern mit verpassten Gelegenheiten noch profitieren, später kann nicht mehr so viel verändert werden. Es macht also weniger Sinn, darüber nachzugrübeln. »Altersdepressionen gehen aber wahrscheinlich oft mit einem ›jugendlichen‹ Umgang mit verpassten Chancen einher«, so Brassen weiter. »Zukünftige Studien müssen nun prüfen, wie eine solche Adaptation beispielsweise durch den Einsatz verhaltenstherapeutischer Maßnahmen frühzeitig gefördert werden kann. … Auch wenn wir alt sind, können wir uns noch verändern.«

Nicht nur im Alter, während des gesamten Lebens kommt es darauf an, was Sie aus Erfolg und Misserfolg machen und ob Ihnen die Aussicht auf einen späteren Erfolg bzw. die Möglichkeit, doch noch gesund zu werden, es wert ist, Enttäuschungen wegzustecken und weiterzumachen, auch wenn es Anstrengung kostet und Sie sich vielleicht sogar gegen eine ganze Reihe pessimistischer Prognosen von außen behaupten müssen. »Gegen den Strom zu schwimmen ist deshalb so anstrengend, weil einem so viele entgegenkommen«, sagte schon der innovative Automobilhersteller Henry Ford.

Während einer US-amerikanischen Langzeitstudie über acht Jahre, der *Women's Health Initiative*, wurden rund 100.000 Frauen nach ihrer Lebenseinstellung und Krankheiten wie Krebs, Herzleiden und Osteoporose befragt. Es zeigte sich, dass Frauen, die zynisch und feindselig eingestellt waren, ein deutlich höheres Risiko hatten, eine Herz-Kreislauf-Erkrankung zu entwickeln oder sogar zu sterben. Die Optimistinnen hatten dagegen eine überdurchschnittlich hohe Lebenserwartung.[14] Auch andere Studien weisen darauf hin, dass eine pessimistische Lebenseinstellung, Depressionen, Angst- und Unruhezustände, unterdrückte Wut und Stress, der durch die Beziehung oder familiäre Verpflichtungen ausgelöst wird, negative Auswirkungen auf die Gesundheit haben, insbesondere auf die Herz-Kreislauf-Tätigkeit[15]. Frauen reagieren stärker auf Belastungen in persönlichen Beziehungen und Männer stärker auf generelle Ängste, Feindseligkeit und berufsbedingten Stress.

Gute Gefühle und eine optimistische Weltsicht kann man nicht einfach herbeizitieren. Doch wer ihre Bedeutung für Gesundheit und Lebensfreude kennt, kann lernen, sie zu stärken. Der Facharzt für Psychosomatik und Psychotherapie Peter Henningsen rät unglücklichen und missmutigen Menschen, zuerst einmal anzuerkennen, dass es einen Zusammenhang zwischen Lebenseinstellung und Gesundheit gibt. »Und dann kann jeder für sich herausfinden, an welchen Stellen er seine Haltung womöglich verändern könnte. Stellt man etwa fest, chronisch pessimistisch zu sein, sollte man sich eventuell professionelle Hilfe holen, zum Beispiel von einem Psychotherapeuten. Möglicherweise liegt dem auch eine Depression zu Grunde, die sich behandeln lässt. Kaum jemand kann sich jedoch wie Baron Münchhausen selbst aus dem Gefühlssumpf ziehen.«[16]

Einen Weg, doch ein wenig Münchhausen zu spielen, zeigt das Ergebnis der von Suzanne Segerstrom durchgeführten Studie, das in die gleiche Richtung wie Untersuchungen von Neurobiologen wie Gerald Hüther und Manfred Spitzer deutet: Das Immunsystem der Studenten, die ihrem Studium, also der direkt und konkret vor ihnen liegenden Aufgabe gegenüber am positivsten eingestellt waren, reagierte mit den besten Werten. Dies ist ein Hinweis, wie Sie auch dann zu einer positiven Einstellung gelangen können, wenn Sie Ihre Erkrankung oder Lebensprobleme sehr bedrücken: Suchen Sie sich eine Aufgabe, die Ihnen Freude macht (oder Freude machen kann, wenn Sie ihr eine Chance geben) und bei der Sie die Möglichkeit sehen, Erfolge zu verbuchen. Ihre Tätigkeit muss keinen Bezug zu Ihrem Symptom oder Ihrer Erkrankung haben, und sie braucht nicht von weltumspannender Bedeutung sein. Es genügt, wenn diese Aufgabe für Sie persönlich bedeutungsvoll ist, zum Beispiel weil sie einen Bezug zu bestimmten Lebenserfahrungen hat oder weil Sie etwas Bestimmtes schon immer einmal tun wollten. Über den Umweg guter Gefühle dort, wo Sie Ihnen möglich sind, stimulieren Sie den Bereich Ihres Gehirns, den die Neurobiologie das Glückszentrum oder, genauer gesagt, das Lernzentrum nennt, mit entsprechenden Auswirkungen auf Psyche und Körper. Suzanne Segerstrom hat ein Buch über die Verbindung von optimistischen Gefühlen und Gesundheit geschrieben. Der Titel: *Optimisten denken anders. Wie unsere Gedanken die Wirklichkeit erschaffen.* Der englische Titel erscheint mir jedoch weitaus inspirierender: *Breaking Murphy's Law: How Optimists Get What They Want from Life – And Pessimists Can Too* (Murphys Gesetz durchbrechen: Wie Optimisten bekommen, was sie vom Leben wollen – und wie das auch Pessimisten schaffen).

Gute Gefühle werden auch im Kreis von Freunden oder Gleichgesinnten und bei Menschen, die Sie lieben, wach. Dass Freunde wichtiger sind als die Ernährung, macht Professor Henningsen deutlich: »Wie gut ich in soziale Netzwerke eingebunden bin, ist zum Beispiel viel wichtiger als die Frage, wie ich mich ernähre.« Der Wissenschaftsjournalist Werner Bartens schreibt: »Wer sich jeden Tag missmutig ein paar Löffel kalt gepresstes Olivenöl einflößt, der wird davon keinen gesundheitlichen Nutzen haben.« Viel besser sei Schweinebraten in geselliger Runde. Das trifft es sehr gut. Zahlreiche Studien aus den letzten Jahren belegen: Ein intaktes Sozialleben hält gesund. Oder umgekehrt: Einsamkeit macht krank.[17]

Wenn Sie allein sind und dort, wo Sie leben, keine Freunde oder Verwandten haben, können Sie andere Möglichkeiten suchen, soziale Kontakte zu entwickeln und zu pflegen. Besser als sich über den Mangel zu grämen ist, einen Kurs zu belegen, sich einer Interessensgruppe anzuschließen, ein Ehrenamt zu übernehmen, sich im Umweltschutz, sozial oder kulturell zu engagieren. Wenn Sie an einem Ehrenamt interessiert sind, können Sie an einer der Ehrenamtsbörsen nachfragen, die es in vielen Städten und Gemeinden gibt.

Zärtlichkeiten, Zuwendung und Wärme in der Partnerschaft, das Gefühl, geachtet und geliebt zu werden, frohe Stunden – diese und ähnliche Erfahrungen greifen positiv in den Hirnstoffwechsel ein, senken hohen Blutdruck, bauen Stress ab, mindern das Risiko eines Schlaganfalls oder Herzinfarkts und aktivieren die Selbstheilungskräfte. Die positive Wirkung eines erfüllten Soziallebens belegte auch eine im Dezember 2011 veröffentlichte Studie der Universität von Texas. Von den 1.667 Studienteilnehmern mit einem Durchschnittsalter von 70 Jahren blieben diejenigen sowohl geistig als auch körperlich länger fit, die häufig familiäre oder freundschaftliche Kontakte pflegten, Mitglied in einem Verein waren oder ein Ehrenamt ausübten.[18]

Worte können heilen und zerstören

Die größten Menschen sind jene, die anderen Hoffnung geben können.
Jean Jaurès

Worte können kränken, traumatisieren und psychosomatische Beschwerden hervorrufen, und sie können heilen, denn sie regen gute Gefühle in uns an und spenden Trost und Hoffnung. Menschen, die zuhören können, sind auch in der Lage, die richtigen Worte zur richtigen Zeit zu finden – und sie können Wunder bewirken. Erfolgreiche Ärzte haben oft nicht nur Einfühlungsvermögen und strahlen Zuversicht aus. Sie sprechen ihre positiven Überzeugungen dem Patienten gegenüber aus und erreichen so oft mehr als jede Medizin. Von dem amerikanischen Internisten Samuel A. Levine war bekannt, dass er seine Patienten glaubhaft aufmuntern konnte, auch wenn sie ernsthaft erkrankt waren. Sinngemäß soll er gesagt haben: »Sie sind zwar schwer krank, aber Sie brauchen sich keine Sorgen zu machen. Ich weiß, was mit Ihnen nicht in Ordnung ist und wie ich Sie behandeln muss. Ich weiß, wie ich Sie wiederherstellen kann. Sie werden wieder ganz gesund.«[19] Levine sprach nur ehrlich gemeinte Ermutigungen aus und seine Patienten vertrauten ihm. Einige erzählten, dass es die Heilkraft seiner aufbauenden Worte war, der sie verdankten, noch am Leben zu sein.

Vermutlich haben Sie selbst erlebt, dass Ihnen der beruhigende Zuspruch einer Person, der Sie vertrauten, in Augenblicken großer Nöte und Ängste half, die Panik zu überwinden. Die neurobiologische Forschung hat inzwischen nachgewiesen, dass eine intensive Psychotherapie, die als »sprechende Medizin« zu verstehen ist, schon nach ungefähr vier Wochen eine heilsame Umstrukturierung im Gehirn bewirkt. Belastende Lebenserfahrungen, Kindheitstraumata, Ängste, Depressionen, aber auch chronische Schmerzen, Verletzungen und Degenerationen des Gehirns können durch den positiven Einfluss von Worten dank der lebenslangen Formbarkeit des Gehirns verändert und geheilt werden. Auf diese Weise ist es auch möglich, die körpereigene Abwehr und das Herz-Kreislauf-System zu stärken. Schon Sokrates soll der Ansicht gewesen sein, ein Heilmittel wirke nur dann, wenn es mit den richtigen Worten verabreicht werde. Die im Neuen Testament genannten Wunder Jesu gehen ebenfalls auf dessen Worte zurück. Der neue Heilungsansatz der »Sprechenden Medizin« zählt zu denen, anhand derer der Heidelberger Physiologe Johann Caspar Rüegg in seinem Buch *Gehirn, Psyche und Körper* zeigt, dass die Hirnforschung und die Psychosomatische Medizin sich immer mehr verschränken.

Heilende Worte können Sie auch zu sich selbst sprechen. Als bei einer Biologiestudentin kurz vor den Abschlussprüfungen Pankreaskrebs entdeckt wurde, galt eine Operation als die einzige Lösung. Ein Termin wurde festgelegt und sie fragte ihren Arzt, ob sie selbst noch etwas tun könne. Er empfahl ihr, autosuggestive Methoden anzuwenden. Ein Ort, an dem sie an Kursen hätte teilnehmen können, war schwer zu erreichen und der Gedanke lag ihr auch nicht besonders. Sie besorgte sich Bücher und Aufnahmen zu Autogenem Training und anderen autosuggestiven Methoden, suchte sich das heraus, was ihr am meisten lag, und begann zu üben. Um es vorweg zu sagen: Sie wurde gesund, die Operation, die einige Wochen später stattfinden sollte, war nicht mehr nötig. Der Unterschied zwischen dem, was sie tat, und was vielleicht viele andere mit weniger durchschlagendem Erfolg tun: Sie übte jeden Tag fünf Stunden und legte all ihre Kraft, Hoffnung und Überzeugung hinein.

Ein dramatisches Beispiel, das Lebensrealität beschreibt, ist der Roman *Das Versprechen*, den der Schweizer Schriftsteller Friedrich Dürrenmatt 1958 schrieb. Darin geht es um einen Triebtäter, der kleine Mädchen missbraucht und grausam ermordet, und um einen Kommissar, der kurz vor seiner Pensionierung diesen Fall noch unbedingt lösen will. Ein Gelübde ist der Grund für seine unnachgiebige Suche, die schließlich in ein tragisches Ende mündet. Als Kommissar Matthäi den Eltern von Gritli Moser, die mit einem Rasiermesser ermordet wurde, die schreckliche Nachricht überbringt, drängt ihn die Mutter *bei seiner Seligkeit,* den Mörder zu fassen – und Matthäi sagt zu. Als die Polizei einen Verdächtigen laufen lassen muss, sagt der Staatsanwalt zu Matthäi, ohne zu wissen, dass dies schon geschehen ist: »Hoffentlich geben Sie nie ein Versprechen, das Sie einhalten müssen.« Matthäis Jagd nach dem Täter beginnt. Er übernimmt eine Tankstelle an der Straße von Chur nach Zürich und wartet auf den Täter. Dabei geht er an den Punkt, Annemarie, die Tochter seiner Haushälterin, als Köder zu benutzen. »So wartete er denn. Unerbittlich, hartnäckig, leidenschaftlich.« Viele Monate vergehen, in denen Matthäi das Mädchen mit Geschichten und Märchen an sich bindet, während beide vor der Tankstelle sitzen und er sie so sichtbar in der Nähe der Straße hält. Tatsächlich taucht der »Zauberer« aus den Bildern auf, die die Kinder gemalt haben. Annemarie kommt mit Schokoladetrüffelchen nach Hause, die denen auf der Zeichnung der toten Gritli ähneln. Matthäi erlaubt ihr, den Zauberer wiederzusehen. Die Jagd auf den Mörder erhält ein anderes Gesicht; alle spüren, dass sich ein Unglück anbahnt: »Es ging uns jetzt eigentlich nicht mehr um das Kind und nicht mehr um den Mörder, es ging uns um Matthäi, der Mann musste recht behalten, an sein Ziel kommen, sonst geschah ein Unglück; wir fühlten es alle.« Davon sind Dr. H. und sein Polizeiteam überzeugt. Annemarie wird observiert, doch da nichts geschieht, werden die Polizisten abgezogen. Jahre vergehen, in denen Matthäi in

Absprache mit seiner Haushälterin das Kind weiter als Lockvogel einsetzt, ohne Erfolg. Die Wahrheit kommt an den Tag, als eine alte, sterbende Frau von ihrem ehemaligen Chauffeur Albert berichtet, der eines Tages sehr spät nach Hause gekommen sei und blutige Kleider und sein Rasiermesser gewaschen habe. Am nächsten Morgen gesteht er ihr den Mord an einem Mädchen in St. Gallen, später an dem Mädchen in Schwyz. Eine Stimme vom Himmel habe ihm die Taten befohlen. Frau Schrott sagt ihm, er dürfe das nicht mehr machen, doch Albert begeht den dritten Mord an Gritli Moser. Frau Schrott insistiert noch einmal, dass er keinen weiteren Mord begehen dürfe, diesmal ging es um Annemarie Heller an Matthäis Tankstelle. Während Matthäi Jahr um Jahr auf den Mörder wartet, um sein Gelübde einzulösen, ist Albert bereits bei einem Autounfall ums Leben gekommen. Das aber will Matthäi, der davon besessen ist, den Täter selbst zu stellen, nicht wissen. Er ignoriert die Information vom Tod Alberts, die ihm Dr. H. bringt.

Eine Steigerung dieses Endes zeigt die US-amerikanische Romanverfilmung *Das Versprechen* (*The Pledge*) von 2001. Kommissar Matthäi, der hier Black heißt, redet vor der völlig heruntergewirtschafteten Tankstelle pausenlos mit sich selbst, während er aus einer Flasche Schnaps trinkt. Da er nicht weiß, dass der Mörder längst bei einem Autounfall ums Leben gekommen ist, wartet er weiter auf den Täter und wird darüber wahnsinnig.

Worte, die in einer bedeutungsvollen Situation gesprochen werden, haben eine besondere Macht. Beide Varianten des Endes der Geschichte führen die Macht eines Gelübdes, das hier sogar noch im Angesicht des Todes gegeben wurde, plastisch vor Augen. In uns allen leben archaische Muster, die uns in Form von eindringlichen Bildern vorgeben, das Brechen einer Zusage und noch mehr eines Gelübdes ziehe unweigerlich eine schlimme Strafe nach sich. Oft sind es

Verpflichtungen aus der Familientradition heraus – der Vater vermacht dem Sohn das Hotel und verbindet das Erbe auf dem Sterbebett mit dem Versprechen, das Geschäft weiterzuführen und die anderen Angehörigen so zu versorgen. Zusagen dieser Art, die in einer besonderen Situation gegeben wurden, sollen nicht leichtfertig aufgegeben werden. Doch das Versprechen oder die gesprochenen Worte können nicht besser sein als das, was die Beteiligten zum gegebenen Zeitpunkt wissen und glauben, und das kann falsch sein, abgesehen davon, dass sich Bedingungen nicht nur ändern können, sondern es im Allgemeinen auch tun. Worte, die ein Mensch tief in sich aufnimmt, können das persönliche Lebensglück beeinträchtigen und zu krankmachenden Mustern führen. Solche positiven wie negativen Wirkungen von Versprechen, Gelübden, Empfehlungen und Ratschlägen können eine ebenso starke Macht entfalten wie Beten, Segnen oder ein von Herzen gesprochenes Glaubensritual wie das Vaterunser. Worte und Versprechen lösen Glaubenssätze aus, die das Leben entscheidend beeinflussen, im Guten wie im Schlechten. Jeder Mensch hat solche Überzeugungen und weil sie fundamental wichtig sind, ist ihnen in diesem Buch ein eigenes Kapitel gewidmet.

Körperliche und seelische Schmerzen liegen oft dicht beieinander

> *Wenn mir ein Schmerz widerfahren ist, fasst mich immer ein doppeltes Verlangen nach Leben – nie eigentlich Resignation.*
> *Franziska zu Reventlow*

Heilende oder zerstörerische Worte fallen oft schon früh im Leben eines Menschen. Bereits der Fötus nimmt manche davon über die Mutter auf, ebenso die emotionale Atmosphäre, in der seine Mutter lebt, Abtreibungswünsche, Ängste, Verletzungen, Bedrohungen. Was auch immer die innere Wirklichkeit eines Menschen von den frühesten Augenblicken seines Lebens an formt, es ist eine Tatsache, dass sich für eine hohe Anzahl von Erkrankungen keine organische Ursache finden lässt und dass woanders gesucht werden muss. Das ist nicht so erstaunlich, wenn man weiß, dass Wut, Aggression oder Kummer sich häufig hinter Schmerzen und anderen Symptomen verstecken. Gekoppelt sind sie an meist bewusst nicht abrufbare innere Bilder, die mit Krankheit und Schmerz erzeugenden Inhalten aufgeladen sind. Besonders bei Rückenschmerzen ist dies oft der Fall. Auch bei der Schmerzkrankheit Fibromyalgie kann ein solcher Zusammenhang angenommen werden. Viele Menschen, die unter dieser Krankheit leiden, neigen auch zu depressiven Zuständen.

Wenn während seelischer Belastungen gleichzeitig körperliche Schmerzen erlebt wurden, prägt sich diese Erfahrung im Gehirn ein, da die Bereiche, die für die Verarbeitung von Schmerz und von Gefühlen zuständig sind, nahe beieinander liegen. Wenn sich ein Mensch zum Beispiel an einem Tag sehr unglücklich fühlte, an dem er sich eine Knieverletzung zuzog, kann der Schmerz im Knie im Gehirn mit diesem Gefühl verkoppelt sein und stärker erlebt werden, wenn er in eine ähnliche Gefühlslage gerät. Der körperliche Schmerz wird so zum Ausdruck seelischen Schmerzes, was sich auch daran erkennen lässt, dass Menschen mit unspezifischen Schmerzen häufig als Kinder misshandelt wurden.

In der Traditionellen Chinesischen Medizin (TCM) ist die Verbindung von Schmerz und Gefühlen schon lange bekannt. Der Alternativmediziner Dr. Emill Kim schreibt dazu: »Die wirkliche Befreiung von Schmerzen könnte bereits in Ihnen selbst liegen. Die Traditionelle Chinesische Medizin ist der Ansicht, dass unser physischer Körper und unsere Gefühle nicht getrennt sind, sondern ein zusammenhängendes Ganzes bilden. Jedes unserer wichtigsten Organe ist mit einem bestimmten Gefühl verbunden. Wenn unser Körper lange genug überbeansprucht wird, zeigen wir eine emotionale Reaktion. Das ist offensichtlich und intuitiv nachvollziehbar, wenn Sie jemals jemanden erlebt haben, der überarbeitet oder verletzt war. Was in der westlichen Kultur weniger offensichtlich ist, ist das Gegenteil: Wenn wir emotional belastet sind und unsere Gefühle nicht ausdrücken, zeigt sich dies als körperlicher Schmerz. (…) In der TCM fließt die Energie normalerweise von Organ zu Organ entlang vorgezeichneter Kanäle, die unseren Körper entlanglaufen. Bei einem emotionalen Ungleichgewicht (wenn ein Mangel vorherrscht) entsteht eine körperliche Behinderung in den Organen, die Energie wird blockiert und das Ergebnis sind Schmerzen«.[20]

Eine Schmerz erzeugende Energieblockade kann durch eine Behandlung wie Akupunktur, Akupressur, Massage, durch Übungen des Qi Gong oder durch EFT (Klopftechnik) gelöst werden. Die körperliche Befreiung wirkt sich auch auf die Gefühle und Gedanken aus, welche die Blockade erzeugt haben. Schmerzen und Symptome werden jedoch wiederkehren, wenn Sie das tiefere Problem nicht gelöst oder zumindest erkannt haben. Wer in erster Linie auf Behandlungen setzt, kann zum Dauerpatienten werden. Umgekehrt wird sich die Lösung seelischer Probleme oder von problemerzeugenden Gedankenmustern positiv auf den Energiefluss und das Schmerzerleben auswirken, denn positive Gedanken können eine stark schmerzlindernde Wirkung entfalten.

Dauerstress macht krank

Akuten Problemen begegnet der menschliche Organismus zwar angemessen. Ist die Lage jedoch chronisch schwierig, kann man den Körper vergessen. Die Stressreaktion ist dann auf Dauerbetrieb geschaltet und schwächt Organe und Immunabwehr, anstatt sie zu stärken. Ein perfider Mechanismus: Das, was in der Not hilft, um Gefahren auszuweichen und Schmerzen zu verhindern, zermürbt auf Dauer und macht krank. Krisensicher ist die Krise nur für Ärzte und Therapeuten.
Werner Bartens

Dauerstress macht krank, das weiß inzwischen jeder. Was aber bedeutet das genau? Zahlreiche Studien belegen die Wirkung ständiger innerer Anspannung auf das Immunsystem, die Blutgerinnung, die Wundheilung und das Herz-Kreislauf-System. Eine US-amerikanische Untersuchung ergab, dass etwa 90 Prozent aller gesundheitlichen Probleme im direkten Zusammenhang mit Stress stehen. Der Zellbiologe Bruce Lipton, der durch sein Buch *Intelligente Zellen – Wie Erfahrungen unsere Gene steuern* bekannt wurde, ist sogar der Ansicht, dass mehr als 95 Prozent aller Leiden stressbedingt sind.[21]

Warum aber geraten wir unter Stress? Wodurch wird er ausgelöst? Ist es einfach nur zu viel Arbeit, zu wenig Erholung und Schlaf? Werden wir krank und sind dadurch gestresst oder sind wir gestresst und werden krank? Welche Rolle spielt die Psyche bei Stress? Und woran liegt es, dass bei Stress die körperliche, geistige und seelische Abwehrkraft und die Leistungsfähigkeit immer geringer werden? Was passiert im Körper und welchen Sinn hat Stress? Etwas muss sich die Natur ja dabei gedacht haben, als sie unseren Organismus mit einem Stresssystem ausstattete, und die Absicht war sicher nicht, Arztpraxen zu füllen und eine florierende Gesundheitsindustrie auf die Beine zu stellen.

Wie viele andere Systeme im Körper, die aus dem Gleichgewicht geraten können, hat Stress eigentlich eine sinnvolle Funktion. Das Leben ist voller Gefahren, einst und heute. Ob unsere Vorfahren einen Bison jagen wollten oder Eindringlinge bekämpfen mussten, ob es darum ging, den Wettlauf um die knappe Nahrung zu gewinnen oder sie vor anderen lebensbedrohlichen Gefahren standen – in diesen Augenblicken zählte nur eines: zu 100 Prozent fit und hellwach sein und schnell reagieren. Der Wille zum Überleben ist der am tiefsten verwurzelte Trieb im Menschen, der Urtrieb sozusagen, der immer dann über das alltägliche Maß hinaus anspringt, wenn wir in eine lebensbedrohliche Situation geraten sind. Dann haben wir keine Zeit, zu denken, zu fühlen, bewusst zu entscheiden. Unser biologisches System muss handeln und es handelt seinem Auftrag gemäß. Dieser lautet: Tue alles fürs Überleben! Heute jagt kaum noch jemand einen Bison oder ein Wisent. Für die Jäger von heute ist die Jagd eine Passion, und sie jagen Tiere, die ihnen kaum gefährlich werden können. Kriege oder das Risiko, vom Nächstbesten erschlagen oder erstochen zu werden, gehören nicht zu unserem Alltag, könnten allerdings unter entsprechenden politischen und sozialen Bedingungen wieder aufleben. Wir leben in vergleichsweise ruhigen und sicheren Zeiten, trotz aller Missstände, über die geklagt wird. Doch potenzielle Gefahren sind nie vollständig gebannt.

Ihr Überlebenssystem bleibt Ihnen auch in ruhigen Zeiten erhalten. Denn neben der Bewältigung akuter Gefahren hat es ja noch andere Aufgaben, zum Beispiel das Reparieren und Regenerieren von Zellen. Falls Sie dann in eine bedrohliche Situation kommen, kann Ihr Organismus jederzeit eine Reihe von Reaktionen in Gang setzen, die Ihnen helfen, unmittelbar auf die Gefahr zu reagieren, zum Beispiel wenn Sie bei einem Urlaub in den Tropen einer Schlange oder einem Skorpion begegnen. Dann werden die Stresshormone Adrenalin und

Noradrenalin ausgeschüttet und Blutzucker und Blutdruck steigen. Das Herz schlägt schneller und pumpt den größten Teil des Blutes in die Muskeln, um sie besser mit Nährstoffen zu versorgen. Die Atmung beschleunigt sich, damit das Gehirn mehr Sauerstoff erhält, die Pupillen weiten sich. Es werden Stoffe freigesetzt, die das Schmerzempfinden verringern. Nun sind Sie vorbereitet zu kämpfen, zu fliehen oder, wenn beides nicht möglich ist, sich tot zu stellen. Nicht nur wir Menschen verhalten uns so. Der Kampf-oder-Flucht-Mechanismus ist ein Urtrieb von Mensch und Tier.

Diese Überlebensmechanismen werden jedoch nicht nur in Gefahrensituationen aktiviert, für die Sie tatsächlich eine schnelle körperliche Reaktionsfähigkeit brauchen, sondern auch in jeder anderen Lage, in der Sie sich bedroht oder gehetzt fühlen. Vielleicht geschieht das, während Sie am Schreibtisch arbeiten, weil Sie an Ihrer Arbeitsstelle gemobbt werden, oder Sie sorgen sich um Ihren Arbeitsplatz, fühlen sich unter Druck wegen wachsender Leistungsanforderungen und Konkurrenzkampf, haben finanzielle Sorgen, müssen häufig umziehen, ein vertrautes Umfeld aufgeben und sich in einer neuen Umgebung orientieren, kommen über eine Trennung nicht hinweg oder stehen vor einer Entscheidung, die Ihr Sicherheitsbedürfnis bedroht. Die ganz alltäglichen Dinge wie Termine, Geldnot, Zeitdruck, Karriereziele, finanzielle Pläne, all das macht aus den Jägern von einst die Gejagten von heute. Vor allem aber unterscheidet Ihr Überlebens- und Stresssystem nicht zwischen realen Gefahren – den Bisons und dem Mobbing – und solchen, die nur in Ihrer Vorstellung existieren, als eine Möglichkeit, die eintreten kann, aber nicht muss. Vermutlich kennen Sie den Effekt: Je mehr Sie sich in die Vorstellung dessen, was geschehen könnte, hineinsteigern, desto realer fühlt sie sich an und desto schlechter fühlen Sie sich. Denn Ihr Überlebensmechanismus hat eine Bedrohung erkannt – und das Gehirn funkt, dass eine Gefahr wahrgenommen wird. Das ist der Startknopf für die physiologischen Abläufe in Ihrem Körper, die bei Stress vor sich gehen.

In Ihrem Leben ist das Risiko von Mobbing, beruflichen oder familiären Belastungen oder finanziellen Sorgen vermutlich weitaus größer als das, überfallen oder von einem Raubtier angegriffen zu werden. Was Sie dann brauchen, ist innere Stärke, Überblick, Ruhe. Was Sie kaum brauchen werden, ist ein kampfbereiter Körper. Ihr Stresssystem fährt trotzdem hoch, stellt die physiologischen Veränderungen für das Überleben zur Verfügung – und diese werden nicht durch einen körperlichen Einsatz abgerufen. Stellen Sie sich den Kessel einer Dampflokomotive vor, der »auf Volldampf« beheizt wird, ohne dass der Zug losfahren kann, dann haben Sie ein ungefähres Bild davon, was in Ihrem Körper bei anhaltendem starkem Stress ohne körperliche Abarbeitung passiert. Die ausgeschütteten Stoffe entwickeln sich zu einer wachsenden Belastung für den Organismus, je länger die Stress erzeugende Situation dauert.

Das ist noch nicht alles. Neben anderen Stoffen wird das Stresshormon Cortisol ausgeschüttet. Dank Cortisol kann sich Ihr Körper an Belastungen anpassen. Das Hormon ist an vielfältigen Aufgaben im Organismus beteiligt. Es aktiviert den Stoffwechsel, sorgt mit für die Glukosebereitstellung (Blutzucker), hemmt Entzündungen und verändert die psychischen Reaktionen. Vor allem aber unterdrückt es die Immunabwehr, was Ihnen angesichts einer lebensgefährlichen Situation auf den ersten Blick merkwürdig vorkommen mag. Genau hier zeigt sich, wie klug der Organismus reagiert. Eine aktive Immunabwehr ist damit beschäftigt, Eindringlinge wie Bakterien und Viren zu bekämpfen und verbraucht dafür ziemlich viel Energie. In gefährlichen Situationen werden jedoch alle zur Verfügung stehenden Mittel gebraucht, um zu überleben. Was hätten Sie davon, wenn Ihr Immunsystem sich mit einer anrollenden Grippe auseinandersetzt, wenn Sie vielleicht in den nächsten fünf Minuten tot sind?

Um Energieverluste zu vermeiden, unterdrückt Cortisol die Immunabwehr. Bis in die Ebene der Zellen hinein werden alle Vorgänge im Körper heruntergefahren, die kurzfristig nicht unbedingt zum Überleben gebraucht werden. Im Stresszustand können Zellen Nährstoffe, Sauerstoff, Mineralstoffe, essenzielle Fettsäuren und andere wichtige Stoffe nicht mehr aufnehmen, denn sie machen »dicht«. Die Energiekraftwerke im Inneren der Zelle, die Mitochondrien, werden nicht mehr versorgt. Da sie unter anderem für die Zellatmung zuständig sind, lassen sich die Auswirkungen leicht erahnen. Je nach Länge der Zeit können sie katastrophal sein, denn die Mitochondrien machen die gesunde Zellfunktion und damit das Leben erst möglich. Wenn Zellen nicht mehr voll funktionsfähig sind, können sie so lebenswichtige Arbeiten wie Reparieren, Regenerieren und Bildung neuer Zellen nicht mehr ausreichend durchführen. Das Blut wird von den inneren Organen an die Peripherie abgezogen, denn Abläufe wie Verdauen sind im Augenblick der Gefahr unwichtig. Ist die Gefahr vorüber, arbeitet die Immunabwehr zum Ausgleich stärker als zuvor. Ist die Gefahr nicht vorüber – oder wird sie als »nicht vorüber« eingestuft –, bleiben die physiologischen Reaktionen erhalten und Ihr Immunsystem an der Kette. Als nicht vorüber gilt die Gefahr auch, wenn seelische Probleme und Schmerzen wie Ängste, Sorgen, Leistungsdruck, Hass und Selbsthass, Wut, starke Frustration, Depression oder Ohnmachtgefühle Ihre Gedanken, Ihr Fühlen und Ihre Handlungen beherrschen.

Bei chronischem Stress – sei er durch eine konkrete äußere Situation ausgelöst oder durch Emotionen und Vorstellungen – ist eine Normalisierung im Organismus nicht möglich. Stattdessen wird unter anderem vermehrt Cortisol produziert, das wie beschrieben die Immunabwehr unterdrückt und dadurch das Immunsystem schwächt.

Das ist auch bei der langfristigen Einnahme von Cortisonpräparaten der Fall. Fällt die Belastung weg, dauert es mehrere Wochen, bis sich das Immunsystem erholt hat, sodass der Körper anfällig für Virusinfektionen ist. Wer gestresst ist, bekommt schneller einen Schnupfen, Husten oder eine Grippe. Deutlich erkennbar ist diese Anfälligkeit an den Lippenbläschen, die durch Herpesviren ausgelöst werden. Ist das Immunsystem intakt, drängt es die Herpesviren zurück. Sie kapseln sich ein und warten auf ihre nächste Chance. Studien haben gezeigt, dass auch Allergien nach seelischen Belastungen, Streit und Stress häufiger auftreten. Ein dauerhafter Cortisolüberschuss kann außerdem Komplikationen wie Übergewicht, Diabetes, Osteoporose, Hautveränderungen, Immundefekte, Depression und mehr nach sich ziehen. Umgekehrt kann bei zu langer Stressbelastung auch ein Cortisolmangel entstehen. Überschuss und Mangel werden durch Fehlsteuerungen des Hypothalamus, der Hirnanhangsdrüse oder der Nebennieren ausgelöst. Die Folgen eines Cortisolmangels sind Mattigkeit, Antriebsschwäche, Entzündungen und Störungen der Immunabwehr. Bei Menschen, die unter Burn-out leiden, wird meist ein Cortisolmangel beobachtet.

Ob Cortisolüberschuss oder -mangel, nicht nur Ihr Körper wird bei anhaltendem Stress massiv belastet, sondern auch Ihre Psyche. Ein Tropfen genügt, um das berühmte Fass zum Überlaufen zu bringen. Was dann geschieht, ist leicht nachzuvollziehen. Jeder Mensch hat eine oder mehrere körperliche Schwachstellen, die anlagebedingt sind oder oft schon sehr früh erworben wurden. An dieser Stelle wird sich das seelische und körperliche Ungleichgewicht in Form eines Symptoms oder einer Erkrankung zeigen. Die Neigung, starke und vor allem anhaltende Stressreaktionen zu produzieren, wird oft schon in der Kindheit oder bereits im Mutterleib gelegt. Studien belegen den Zusammenhang zwischen frühen Traumata und der späteren Neigung zu Entzündungen und Allergien.

Wie sind Ihre Stressmuster? Jeder Mensch hat eine individuelle Art, auf Belastungen, Herausforderungen und Bedrohungen zu reagieren. Sie ist anlagebedingt, wird aber stark durch Erfahrungen geprägt und kann durch Übung beeinflusst werden. Manche sehr erfahrene Meditierende bleiben zum Beispiel ganz ruhig, wenn ein Schuss neben ihnen fällt, einem Scharfschützen gelingt das nicht. Können Sie sich entspannen? Wie viel Zeit nehmen Sie sich dafür? Unter welchen Bedingungen geraten Sie in Stress? Welche Art von Lebensführung brauchen Sie, um Körper und Psyche ausreichend Entspannung zu geben?

Zellstress – der langsame Tod

Das Leben einer jeden Zelle ist in den Mitochondrien verankert.
Dr. Carl Benda, 1897

Zellen, in denen ein Austausch stattfindet und die sich im Wachstums- und Heilungsmodus befinden, sind gegen Krankheiten immun. Dieses bahnbrechende Ergebnis einer Studie der Universität Stanford zeigt, dass Gesundheit auf der zellulären Ebene beginnt.[22] Was aber geschieht, wenn die Zellen und ihre Kraftwerke über längere Zeit nicht voll funktionsfähig sind, wenn also die Zellatmung gestört ist und sich Stoffwechselgifte ansammeln, da sie nicht abtransportiert werden?

Die Mitochondriale Medizin (auch MitoMedizin)[23] ist ein medizinischer Zweig der relativ jungen Biologischen Medizin. Sie untersucht die Auswirkungen von Zellstress, der nach den aktuellen Erkenntnissen weit mehr als bisher angenommen für Krankheiten und Alterserscheinungen verantwortlich ist. Denn in der Lunge wird Sauerstoff zwar ausgetauscht, und das Blut transportiert Sauerstoff und

Nährstoffe. Die eigentliche Atmung aber findet im Inneren der Zellen, in den Mitochondrien statt. Dort wird Sauerstoff verbrannt und in Energie umgewandelt. Das Krankheitsbild einer defekten Zellatmung und der Akkumulierung von toxischen Stoffen in der Zelle nennt man »Mitochondriopathie«. Vielleicht haben Sie auch schon einmal den Ausdruck »nitrosativer Stress« (auch: oxidativer Stress) gehört, der für die Bildung großer Mengen an toxischen Stoffen in der Zelle verwendet wird. Auf Dauer führt nitrosativer Stress zum Zelltod, denn »wenn die Mitochondrien sterben, sterben auch die Zellen. Und wenn die Zellen sterben, stirbt auch der Körper.«[24]

Mitochondriopathie kann ererbt oder erworben sein. Die ererbte Form tritt meist schon bei Kindern auf. Angesichts der Erkenntnisse der Epigenetik, nach denen Erbinformationen nachträglich an- oder abgeschaltet werden, liegt die Annahme nahe, dass auch bei der ererbten Mitochondriopathie Umwelteinflüsse und seelische Prozesse eine Rolle spielen. Symptome dieser Erkrankung sind vor allem chronische Erschöpfung und Müdigkeit sowie Stoffwechselstörungen, Depressionen, Angstzustände, Konzentrationsstörungen, Migräne, Tinnitus, Störungen des Immunsystems, chronische Organerkrankungen oder Organdegenerationen. Bei mehr als 40 verschiedenen Krankheitsbildern wurde der gemeinsame Hintergrund gefunden, dass die Mitochondrien die lebensnotwendige Gewinnung von Energie aus Nährstoffen und Sauerstoff nicht mehr vollständig ausführen können[25]. Treten diese Symptome auf, ist es ausgesprochen wichtig abzuklären, ob eine Mitochondriopathie vorliegt, »denn Zellen mit jener Art von Luftnot können nicht lautstark ›nach Luft schreien‹« (Dr. Dirk Kuhlmann).

Nach dem aktuellen Stand der Forschung gelten eine Reihe von Auslösern für nitrosativen Stress als gesichert. Dazu gehören virale, bakterielle und parasitäre Infektionen, körperliche Traumata, vor allem wenn sie im Hals- und Kopfbereich stattfinden, schwere seelische Traumatisierungen und die toxische Belastung mit Umweltgiften und Chemikalien wie Insektizide, Pestizide und Lösungsmittel. Zellstress wird verstärkt durch seelischen Stress sowie große geistige und körperliche Belastungen, bakterielle und virale Infekte, eine nitratreiche Ernährung (geräucherte Nahrungsmittel), Kunstdünger, Medikamente und eine kohlenhydratreiche Ernährung. Die Diagnose »nitrosativer Stress« kann durch einen Labortest abgeklärt werden, der allerdings von nur wenigen Medizinern angeordnet wird.

Stress bringt das autonome Nervensystem aus dem Gleichgewicht

Krankheiten überfallen den Menschen nicht wie ein Blitz aus heiterem Himmel, sondern sind die Folgen fortgesetzter Fehler wider die Natur.

Hippokrates von Kos

Gesundheit, erklärt der Krebsarzt Ben Johnson, ist, wenn sich das autonome Nervensystem im Gleichgewichtszustand befindet. Dies ist gleichzusetzen mit Wachstum und einem ungehinderten Wirken der Selbstheilungskräfte (also mit Gesundheit), während Ungleichgewicht oder Stress im System in eine schwache Gesundheit oder Krankheiten mündet.[26] Vielleicht ist Ihnen die Bezeichnung »vegetatives Nervensystem« geläufiger als »autonomes Nervensystem«. Beide meinen das gleiche. Als »autonom« wird dieses Nervensystem bezeichnet, weil Sie es nicht bewusst steuern können, es arbeitet autonom, das heißt unabhängig. Das autonome Nervensystem reguliert den Herzschlag, die Atmung, den Blutdruck, die Verdauung, den Stoffwechsel, die Funktion der Sexualorgane und der Schweißdrüsen sowie die Bewegungen der Augenmuskulatur. Wenn Sie starke Gefühle wie Freude, Angst und Wut empfinden, erleben Sie seine

Wirkung durch die körperlichen Veränderungen, die diese Gefühle bei Ihnen auslösen. Das autonome Nervensystem kann nicht bewusst gesteuert werden – das wäre auch eine völlige Überforderung – und es ist somit nicht direkt beeinflussbar. Bestimmte Techniken wie Autogenes Training, Yoga, Trance und andere Vorgehensweisen können indirekt Einfluss darauf nehmen.

Sympathikus und Parasympathikus sind die beiden Gegenspieler des autonomen Nervensystems. Sie sind die Regler, die für Gleichgewicht oder Disharmonie sorgen. Der Sympathikus ist zuständig für die Aktivierung des Körpers. Er »gibt Gas« und macht uns in Stresssituationen bereit für die entsprechenden Reaktionen. Er wird auch als sympathisches Nervensystem bezeichnet, da er sich nicht an einem bestimmten Punkt im Körper befindet, sondern über einen großen Bereich des Körpers verteilt ist. Bestimmte Zellen des Sympathikus fungieren als Kommandozentrale und geben an das Herz, die Lunge, den Magen-Darm-Trakt, das Auge, die Blutgefäße, Drüsen und Haut weiter, was zu tun ist.

Der Parasympathikus übernimmt stattdessen die Ruhefunktionen. Er tritt sozusagen auf die »Bremse« und sorgt für ein langsameres, weniger kräftiges Schlagen des Herzens; die Atemwege werden wie die Pupillen im Entspannungszustand verengt. Es wird mehr Speichel produziert und mehr Glykogen ausgeschüttet, das eine Energiespeicherfunktion hat, die Verdauung arbeitet kräftiger. Anspannung und Entspannung im Gleichgewicht verlangen ein ausgeglichenes autonomes Nervensystem, das gleichzeitig so flexibel ist, dass es sich ebenso an die sich alltäglich verändernden Bedingungen anpassen kann wie an die großen Herausforderungen. Wenn die Anpassungsleistung den Menschen überfordert, und das geschieht besonders bei Föten, Säuglingen und Kindern, entsteht ein chronisches Ungleichgewicht mit Krankheitsfolgen für Körper und Seele.

Fazit: Viele Symptome und Erkrankungen können über den »Umweg« einer Stressreduzierung gelindert oder geheilt werden. Dr. Alex Loyd, der Entwickler des *Healing Code*, der Krebsspezialist Dr. Ben Johnson und der Zellbiologe Dr. Bruce Lipton sowie andere Wissenschaftler sind der Ansicht, dass Stress im Körper die Hauptursache aller Krankheiten ist. Arbeiten Sie mit Methoden und Heilwegen, die Stress reduzieren und Sympathikus und Parasympathikus wieder ins Gleichgewicht bringen. Dabei hilft Ernährung und alles, was Geist und Psyche ins Lot bringt – und zwar nicht einmal vorübergehend, sondern durch regelmäßige und dauerhafte Anwendungen.

Stress erzeugende Bewertungen einer Situation und wie Sie sie verändern können

Wenn Sie immer »auf Alarm« stehen, gerät Ihr seelisches und körperliches Gleichgewicht aus den Fugen. Einen Daueralarm können auch Erwartungen und Bewertungen auslösen: Erwartungen, die Sie an sich oder andere richten, Erwartungen darüber, was eintreten wird beziehungsweise passieren könnte, und Bewertungen, die Sie als Maßstab und Messlatte an sich selbst und andere anlegen. Viele von diesen Bewertungen gehen auf kulturelle und familiäre Einflüsse zurück, viele sind aber auch »hausgemacht«. Immer wenn es Ihnen nicht gut geht, kann es ausgesprochen hilfreich sein, die eigenen Erwartungen und Bewertungen anzusehen, oder auch die anderer, die Sie vielleicht glauben, erfüllen zu müssen.

Menschen geraten in Stress, wenn sie etwas erleben, das nicht zu dem passt, was sie in einer bestimmten Situation erwarten, vor allem, wenn das häufig vorkommt. Kinder, die in einer solch irritierenden Atmosphäre aufwachsen, in der nicht klar ist, was wann mit einer so großen Wahrscheinlichkeit passiert, dass Halt und Orientierung möglich ist, entwickeln häufig massive Lebensängste. Was geschieht, wenn Erwartung und Wahrnehmung zu stark auseinandergehen, beschreibt der Neurobiologe Gerald Hüther mit den typischen Stressreaktionen: »Wird die betreffende Wahrnehmung beim Vergleich mit bisherigen Erfahrungen als bedrohlich bewertet, so kommt es zur Aktivierung einer ganzen Kaskade von Notfallreaktionen, deren körperliche Auswirkungen allzu offensichtlich sind: Dann schlägt das Herz bis zum Hals, der Atem stockt, die Körperhaltung wird angespannt, und womöglich stellen sich sogar die Haare auf.«[27] Kennen Sie das? Achten Sie einmal darauf, was in Ihnen vorgeht, wenn sich eine Situation anders entwickelt als Sie dachten, vor allem, wenn Sie die Ereignisse als unerfreulich erleben.

Vielleicht sehen Ihre persönlichen Stressreaktionen etwas anders aus: Haben Sie ein beklemmendes Gefühl in der Brust oder im Hals? Haben Sie plötzliche Schweißausbrüche oder schwitzen Sie häufig nachts? Riecht der Schweiß unangenehm? Brennen Ihnen die Wangen oder krampft sich Ihr Magen häufig zusammen? Erleben Sie eine Schwäche in den Beinen oder im gesamten Körper? An der Häufigkeit und Intensität solcher Symptome können Sie Ihre Stressbelastung ablesen. Wenn es Ihnen dann in einer konkreten Situation, in der Sie diese Symptome verstärkt verspüren, gelingt, eine Lösung zu finden, deren Ergebnis besser ist als Sie erwartet haben, geht das Belohnungssystem in Ihrem Gehirn an. Es schüttet vermehrt Dopamin aus, das stabilisierend wirkt und die Bereiche des Gehirns schützt, die für die Lösung dieses Problems gebraucht werden. Gelingt dies nicht und das Gefühl der Bedrohung und Überlastung bleibt bestehen, entwickelt sich eine Destabilisierung, die mit der Zeit auch zu einem Umbau der entsprechenden neuronalen Bereiche führt. Da Ihr Gehirn die Schaltzentrale Ihres Körpers ist, werden über einen längeren Zeitraum die Organe und Organsysteme beeinträchtigt, die durch die umgebaute Gehirnfunktion gesteuert werden. Ein permanent erhöhter Muskeltonus, chronische Verspannungen, Haltungsveränderungen, chronisch entzündliche Erkrankungen, Allergien und mehr sind die Folge. Das Gleichgewicht zwischen den Gegenspielern des vegetativen Nervensystems, dem sympathischen (aktivierenden) und parasympathischen (beruhigenden) Antagonisten, ist dann nicht nur leicht wie bei vielen Menschen, sondern schwerwiegend gestört, und die Fähigkeit zur Entspannung geht immer mehr verloren. Sie werden festgestellt haben, dass die Beschreibungen der Körpervorgänge die gleichen sind wie im vorherigen Kapitel. In diesem Kapitel geht es aber um die psychologischen Faktoren hinter Stress und die damit verbundenen Kettenreaktionen. Sie entstehen durch die *Bewertung* einer Situation. Es ist die negative oder gar bedrohliche Einschätzung, sei sie nun angemessen oder nicht, die die körperlichen Prozesse auslöst. Viele Situationen werden als viel fataler eingeschätzt als sie es sind, weil sie an alte Erfahrungen und Verletzungen andocken. Sind Sie eifersüchtig? Haben Sie Angst, nicht zu genügen und verlassen oder entlassen zu werden? Glauben Sie, Sie wären immer das »letzte Rad am Wagen«? Treten Sie innerlich einen Schritt zurück. Das können Sie sogar ganz konkret in einem Raum tun. Legen Sie als Markierung einen Gegenstand auf den Boden, der für Ihr Problem steht. Treten Sie zurück und blicken Sie darauf. Betrachten Sie Ihre Empfindungen, Gedanken und Vorstellungen, deren Stellvertreter der Gegenstand am Boden ist, aus einer gewissen Distanz. Nehmen Sie die Reaktionen in Ihrem Körper darauf wahr. Vielleicht zeigt sich schon allein aus dieser Entfernung ein etwas anderes Bild oder neue, unterstützende Gedanken kommen auf. Lassen Sie sich etwas Zeit dafür. Ihre Psyche ist kein Computer, den man auf Knopfdruck anschalten kann. Wenn sich das problematische Empfinden nicht oder kaum verändert, fragen Sie sich: »Ist das wirklich wahr, was ich denke?« »Kann ich absolut sicher sein, dass es wahr ist?« und: »Könnte es auch anders sein?« Gehen Sie mit diesen Fragen ins Bett und lassen Sie diese über Nacht wirken.

Stress ist nicht gleich Stress

Es gibt wichtigeres im Leben, als beständig dessen Geschwindigkeit zu erhöhen.
Mahatma Gandhi

Stress, der den Körper in einen Alarmzustand versetzt, ist von der Natur als Ausnahmesituation gedacht. Dass er für viele Menschen zum Normalzustand wird, ist nicht neu. Jede Zeit bot einen Anlass, unter Druck zu stehen. Das Leben, wie wir es heute führen, hat jedoch noch viele weitere »Stressoren« hervorgebracht. Manche wirken sogar für viele verlockend wie die Möglichkeit, ein schnelles Leben voller Informationen und Abwechslungen zu führen. Von Computerspielen, Fernsehen, schnellen Fortbewegungsmitteln und Multitasking bis zum Job- und Karrieredruck kann ein Körper unter Stress einen »Nervenkitzel« auslösen, der nach immer mehr verlangt, bis das Maß überschritten ist und nur noch eines hilft: langsamer werden. Wie unabdingbar wichtig dies ist, zeigt eine Studie der WHO (Weltgesundheitsorganisation), nach der allein in Europa rund 35 Millionen Menschen unter einer stressbedingten Depression leiden.

Ein gewisses Maß an Stress macht aktiv, fordert die »kleinen grauen Zellen« und regt das kreative Denken an. Nicht jeder ist für ein ruhiges und beschauliches Leben gemacht. Anspannung und Entspannung sind natürliche Gegenpole des Lebens wie ein- und ausatmen. Allerdings sollte sich Stress in Grenzen halten, und diese Grenzen sind bei jedem Menschen verschieden. Immer dann, wenn Sie das, was Sie erleben, als positiv bewerten, und zwar auch dann, wenn es anstrengend ist, können Sie positiven, motivierenden Stress erleben. Was zählt ist, ob Sie die Stress auslösende Situation als sinnvoll, nützlich, befriedigend oder angenehm betrachten. Bei gesundem, positivem Stress, dem sogenannten Eustress, wird das Hormonsystem nach kurzer Zeit wieder heruntergefahren. Der Organismus kommt zur Ruhe. Die zur Verfügung gestellte Energie wird sinnvoll genutzt – um anspruchsvolle, herausfordernde Aufgaben zu bewältigen. Eustress entsteht niemals durch Überforderung. Nach Phasen, in denen Sie hochaktiv und durch Eustress motiviert waren, können Sie gut schlafen. Das gilt übrigens auch, wenn Sie einer Gefahr erfolgreich begegnet sind und sich wieder beruhigt haben. Nervöse, empfindsame Menschen, die zu Überforderung neigen, schlafen oft auch nach einer positiven Stresserfahrung schlecht, weil die innere Anspannung bleibt. Sie brauchen insgesamt mehr Ruhe, Ordnung und Überschaubarkeit.

Stress, der krank macht, wird immer durch Umstände ausgelöst, die Sie nicht nur kurzfristig als belastend, bedrohlich oder kummervoll erleben. Dieser »Disstress« kann durch eine echte Gefahr und ebenso durch Frustration, Depression, Ärger, Wut und Hass ausgelöst werden. Ihr Körper stellt Hochleistungsenergie zur Verfügung, es gibt jedoch keine Möglichkeit, sie sinnvoll zu nutzen. Wenn Sie unter Schlafstörungen, Nervosität, Kopfschmerzen, hohem Blutdruck, Depressionen, Ängsten, aber auch unter Asthma, Tinnitus und weiteren stressbedingten Erkrankungen leiden, sollten Sie als Erstes Ihr Stressniveau unter die Lupe nehmen.

Körper und Psyche

Das Körpergedächtnis: Krankheitsneigungen entstehen oft schon in der Kindheit

Jede psychische Reaktion ist begleitet von körperlichen Vorgängen.
Prof. Dr. Marcus Schiltenwolf

Die Grundlagen für Stressempfänglichkeit und einen Körper im Alarmzustand werden häufig bereits in der Kindheit gelegt. Im späteren Leben entwickeln sich daraus chronische Schmerzen, Allergien, Entzündungen, Autoimmunkrankheiten wie Diabetes, Depressionen und andere stressbedingte Erkrankungen. Traumatisierende Erfahrungen wie ein Krankenhausaufenthalt, die Trennung von der Mutter, ein Unfall, vor allem aber körperliche und seelische Gewalt brennen sich in das Körper- und Schmerzgedächtnis ein und verändern die neuronale Struktur im Gehirn. Die damals entstandenen Traumata beeinflussen auch später die Reaktionen, Empfindungen und Handlungen eines Menschen, und zwar meist mehr, als ihm bewusst ist.

Immer dann, wenn eine Situation die Erinnerung an eine alte, schmerzvolle Erfahrung auslöst, antworten Körper und Psyche mit ähnlichen Reaktionen und die gegenwärtige Situation wird so erlebt, als sei sie dieselbe wie damals. Der hohe Stresspegel, den kleine Kinder während traumatischer Erfahrungen entwickeln, kehrt zurück und versetzt den Körper in Alarmzustand. Nicht nur körperlich erlebte Schmerzen wiederholen sich, auch seelische Schmerzen werden zu körperlichen Schmerzen. Die Ärzte und Therapeuten Hildegund und Peter Heinl berichten von einem Patienten mit Rückenschmerzen, der bei Stress genau in dem Bereich mit Verspannungen und Schmerzen reagierte, auf die sein Vater eingeschlagen hatte, als er ein Kind war. Diese Reaktion tauchte auch schon bei leichten Berührungen auf.[28]

Eine belastende Kindheit erhöht auch die Anfälligkeit für Autoimmunerkrankungen wie Diabetes und das Risiko, eine durch Stress ausgelöste Depression zu entwickeln.

Traumatische Erfahrungen hinterlassen lebenslang Narben, die nicht nur in der Seele, sondern auch im Körper und im Genom eingebrannt sind, wo sie eine epigenetische Wirkung entfalten, das heißt bestimmte Gene verändern.[29] Man weiß heute, dass es nicht die Gene allein sind, die für die Entwicklung eines Menschen und den Ausbruch von Krankheiten verantwortlich sind. Ebenso wichtig wie die Erbanlagen sind die Umwelteinflüsse. Sie lösen chemische Reaktionen aus und bewirken lebenslang, dass Gene an- oder abgeschaltet werden. Tierversuche mit Ratten haben gezeigt, dass die chemische Veränderung eines Gens umkehrbar ist – wie das beim Menschen funktioniert, ist noch nicht geklärt. Sicher weiß man, dass nicht die Vererbung, sondern die Qualität der Beziehung zwischen dem Kind und der Mutter oder Ersatzmutter sich entscheidend darauf auswirkt, was mit den Genen geschieht.[30] Ist diese Beziehung gestört, können sich Urvertrauen und Zuversicht nicht ausreichend entwickeln mit Folgen für das Immunsystem und die Krankheitsanfälligkeit.

Vielleicht wissen Sie, dass Menschen, denen eine Hand, ein Arm oder Bein amputiert wurde, das amputierte Glied noch Jahre danach spüren. Dieser sogenannte Phantomschmerz an einem Körperteil, der nicht mehr vorhanden ist, zeigt, dass Schmerz nicht nur direkt durch die an einer bestimmten Stelle vorhandenen Nerven erzeugt wird, sondern eine in der Hirnstruktur eingegrabene Reaktion ist. Ähnlich verhält es sich bei Tinnitus, für den häufig kein körperlicher Auslöser gefunden wird. Auch hier hat ein bestimmter Teil des Gehirns gelernt, auf eine Weise zu »feuern«, die als Ohrgeräusche wahrgenommen wird, und er tut es, unabhängig davon, ob der Auslöser noch vorhanden ist. Nach neueren Untersuchungen ist anzunehmen, dass sich die Mechanismen, die später zu Tinnitus führen, schon sehr früh, bereits im Mutterleib, ausgebildet haben.[31] Schmerz und andere, vom Gehirn erzeugte Symptome können aber auch wieder verlernt werden. Das gilt auch für seelische, im Gehirn repräsentierte Probleme. Die Plastizität des Gehirns ermöglicht lebenslang eine Neuverschaltung der neuronalen Netzwerke. Durch heilsame Erfahrungen, zum Beispiel in einer Psychotherapie, so der Neurologe Johann Caspar Rüegg, sollte ein Umlernen die Schmerzpfade im Schmerzgedächtnis wieder normalisieren können.[32] Da Tinnitus in den meisten Fällen ein Alarmsignal ist, wird verständlich, dass das »Verlernen« dieser Reaktion langwieriger sein kann. Gründe für ein warnendes Schrillen lassen sich im täglichen Leben ganz leicht finden.

Nicht nur der Stress, dem Kinder durch Erlebnisse ausgesetzt sein können, führt zu Körperreaktionen, die auch im späteren Leben die Gesundheit und das Schmerzempfinden beeinflussen. Stress und seelische Belastungen, welche die Mutter während der Schwangerschaft erlebte, wirken sich ebenfalls auf das Kind aus. Forscher des schwedischen Karolinska-Instituts publizierten 2011 die Ergebnisse einer Studie mit fast einer Million Kindern. Das Risiko, an Asthma zu erkranken, war bei Kindern, deren Mütter während der Schwangerschaft seelisch belastet waren, deutlich erhöht. Normalisiert sich die schwierige Situation für Mutter und Kind nach der Geburt, fährt auch die Stressreaktion des Immunsystems zurück. Geht es so weiter, bleibt der Cortisolspiegel im Körper des Kindes hoch, mit allen damit verbundenen negativen Auswirkungen. Außerdem kann es zu einem Zusammenbruch der Immunabwehr kommen. Plötzlich wird zu wenig Cortisol ausgeschüttet und das Immunsystem kann Entzündungen nicht mehr verhindern.[33]

Es lohnt sich also, herauszufinden, ob Sie vielleicht schon im Mutterleib oder später Erfahrungen gemacht haben könnten, die das

Stresssystem Ihres Körpers über längere oder lange Zeit stark hochfahren ließen, mit allen Konsequenzen für Körper und Psyche. Es ist möglich, sich diesen tief wurzelnden, meist vorsprachlichen Reaktionen zu nähern, die damit verbundenen Bilder, Ängste und Erwartungen aufzulösen und neu zu gestalten, sodass Krankheit nicht mehr oder immer weniger gebraucht wird. Achten Sie auch einmal darauf, ob Ihr Symptom oder Ihre Krankheit sich verstärkt, wenn in Ihrer Umgebung Menschen leiden. Mitfühlende Menschen, die Verbindung zu anderen suchen und sich schlecht abgrenzen können, werden oft einfach von den auf sie einströmenden Gefühlen und schwierigen Umständen überschwemmt. Geht es Ihnen so, werden Selbstbeobachtung oder ein Achtsamkeitstraining helfen, ein wenig mehr Distanz zu sich selbst zu bekommen und zu sehen, was Sie dazu veranlasst, so überaus offen zu sein. Ist es wirklich Ihre Natur? Wäre es möglich, dass Ihnen dieses Mitgefühl ohne Abgrenzung als Ideal vorgelebt wurde, während Sie gleichzeitig spürten, dass es Ihrer Mutter dabei nicht gut ging? Wollten Sie grenzenlos offen für ihr Leid sein, um so sicher zu gehen, von ihr geliebt und geschätzt zu werden? Das ist nur eine von mehreren Hypothesen – doch es lohnt sich, die scheinbar verworrenen Pfade entlangzugehen, über die wir ein Identitätsgefühl aufbauen: Das bin ich, das gehört zu mir, das kann ich, das kann ich nicht, das ist mir unmöglich, das wird mir geschehen. Hier kommt die lebensgestaltende Kraft der Glaubenssätze ins Spiel. Sie sind immer dann am Werk, wenn Sie etwas glauben oder nicht, etwas für richtig oder falsch halten, wenn Sie sich und andere bewerten oder eine Situation, die Sie erlebt haben, beurteilen. Glaubenssätze bestimmen darüber, welchen Möglichkeiten Sie eine Chance einräumen und welchen nicht, und was Sie glauben, dafür tun zu müssen, um eine Chance zu bekommen. All das wird nicht etwa in erster Linie vom rationalen Denken und Sachverstand gesteuert, sondern in weitaus höherem Maße von tief verwurzelten Glaubenssätzen.

Glaubenssätze und der »rote Faden«

Viele Glaubenssätze haben Sie schon »mit der Muttermilch eingesogen«. Diese fest verwurzelten Überzeugungen stammen aus Ihrer Kultur, der Gesellschaft, in der Sie aufgewachsen sind, Ihrer Familie und Ihrer Umgebung. Mit den Jahren begannen Sie, eine mehr oder weniger individuelle Haltung zu diesen Prägungen einzunehmen und eigene Glaubenssätze zu formulieren. Auch Ihr Gehirn war dabei, sich zu entwickeln und seine grundlegenden Strukturen auszubilden. An diesem Prozess hatten Ihre Glaubenssätze einen entscheidenden Anteil und sie haben das noch heute. Ihre Überzeugungen hinsichtlich Pflicht und Verantwortung, Recht und Unrecht, Selbstwert oder Mangel desselben, Schuld und Sühne und anderem mehr formten nicht nur Ihre Persönlichkeit, sondern auch Ihr Gehirn. Die Wurzeln dessen, was Sie heute sind, wie lebensfroh oder unglücklich, wie gesund oder krank, sind dort zu finden. Inzwischen haben Sie ein Stück Lebensweg zurückgelegt und sind nicht mehr derselbe Mensch wie damals, doch genau dieser Mensch kann Sie »einholen« und Ihren Gesundheitszustand beeinflussen.

Wenn Ihr Kopf brummt, ist es hilfreich, eine Tablette zu nehmen oder den Kopf zu massieren. Gleich ob Sie das tun oder nicht – wenden Sie sich in jedem Fall mit liebevoller Geduld den tieferen Schichten Ihrer Persönlichkeit zu. Gehen Sie innerlich dort hin, wo Sie lebensprägende Erfahrungen gemacht haben, um sie zu erkennen und ihren Zusammenhang mit heutigen Erlebnissen zu verstehen. Sie müssen kein Trauma im gängigen Sinn erlebt haben, weder Prügel noch Missbrauch oder Einsperren im Keller. Es genügt, in einer ganz normalen Familie mit ganz alltäglichen Problemen aufgewachsen zu sein. Unter der Oberfläche mancher familiären Situationen, die von außen betrachtet harmlos wirken, kann ein Drama stattgefunden haben, das sich Ihnen tief eingeprägt hat. Auch in einer »heilen« Familie kann das Kind viele innere Belastungen erleben, an denen es sich entwickeln und reifen muss: das Drama des Unverstandenseins, Einsamkeit und sich nicht zeigen dürfen, schuld sein, gehätschelt werden bei Krankheit und ansonsten übersehen werden oder dass ein »Wehweh« nicht der Rede wert ist. In solchen Augenblicken fassen Kinder einen Entschluss. Sie ziehen ein geistig-seelisches Fazit aus der Situation, das zu einem Lebensgrundsatz – einem Glaubenssatz – wird.

Vielleicht ist Ihr Organismus einst von Ereignissen aus dem Gleichgewicht gebracht worden – und Sie leiden noch heute mit größeren oder kleineren Beschwerden an den Folgen. Vielleicht wurde in einer Zeit der traumatisierenden Belastungen ein Mensch geboren, der ähnliches Leid fortführt wie ein Elternteil. Ich erinnere mich an einen jungen Mann mit Mukoviszidose, einer Stoffwechselerkrankung, bei der zähflüssiger Schleim die Arbeit der Lunge und das Atmen stark beeinträchtigt. Sie wird vererbt, wird jedoch nicht bei allen Familienmitgliedern akut. Hannes, so möchte ich diesen Mann nennen, litt vor allem an einem: an seinem engen Elternhaus, in dem Sprüche wie »Lieber der Spatz in der Hand als die Taube auf dem Dach«, »Wer sich in Gefahr begibt, kommt darin um« und »Schuster bleib bei deinem Leisten« an der Tagesordnung, sozusagen Lebensphilosophie waren. Es waren die Glaubenssätze seiner Eltern, die sich auf den kleinsten möglichen Lebensrahmen beschränkten, der für sie sicher und überschaubar war. Was nicht ins System passte, wurde negiert. An Hannes hingen beide mit größter Innigkeit. Er war ihr »Augapfel«, ohne den sie sich ihr Leben nur schwer vorstellen konnten. Da Hannes mit dieser Krankheit geboren worden war, lernte er von Anfang an, dass er von seinen Eltern abhängig war. Wollte er ein wenig schneller laufen, zwang ihn die Atemnot, einzuhalten. Er konnte keinen Sport machen und keiner richtigen Arbeit nachgehen. Eines Tages verliebte er sich in eine Frau mit derselben Erkrankung. Es ging nicht gut, da die beiden zwar Verständnis füreinander hatten, aber auch Erwartungen aneinander richteten, die keiner von beiden erfüllen konnte. Als die Beziehung begann, freuten sich seine Eltern zunächst, dann aber bahnte sich ein Konflikt an, weil er weniger Zeit bei ihnen war. Hannes spürte ihre Empfindungen deutlich. Die Eltern kritisierten, dass er öfter wegging, und er bekam auch Kritik an seiner Freundin zu hören. Anfangs wurde sein Zustand besser, doch mit dem wachsenden Druck wieder schlechter. Schließlich fügte er sich in seine Lebenssituation. Die beiden trennten sich und Hannes' Leben ging weiter wie zuvor, ganz auf seine Eltern ausgerichtet. Sein Zustand verschlechterte sich aber zusehends und er bekam kaum noch Luft.

Wenn Sie mit einer Krankheit geboren wurden, führen Sie vielleicht ein Familienthema fort und leben es über die Krankheit aus. Es gibt einen »roten Faden« in Ihrem eigenen Leben, der mit dem roten Faden Ihrer Familie verwoben ist und den es sich aufzudröseln lohnt. Erforschen Sie Ihre eigenen Glaubenssätze und die, die sich durch die Familiengeschichte ziehen. Welche Ihrer Glaubenssätze sind auch bei Ihrer Mutter, Ihrem Vater, den Großeltern oder anderen Verwandten zu finden? Es können Überzeugungen sein, die das Leben an sich, den Tod, Schuld und Sühne, die Liebe und vieles mehr betreffen. Wenn es Ihnen gelingt, krankmachende Überzeugungen zu erkennen und zu verändern, verändert sich auch Ihr Gehirn, und das neue Bewusstsein kann sich allen Zellen Ihres Körpers heilend mitteilen. Aus schulmedizinischer Sicht ist Mukoviszidose nicht heilbar, durch eine Heilung im Raum des Bewusstseins vielleicht schon.

Epigenetik – wie die Umwelt unsere Gene prägt

Ein kollektiver Glaubenssatz, der die Sichtweise von Wissenschaftlern wie Laien lange Zeit prägte, ist der von den Genen, die ein für alle Mal festlegen, wer wir sind und jemals sein können. Unsere Identität, unser Aussehen, unsere Persönlichkeit und unsere Krankheitsrisiken seien genetisch festgelegt. Tatsächlich steckt Ihnen Ihr Erbgut gewisse Grenzen. Auch spätere Einflüsse auf Ihre Gene werden kaum dazu führen, dass Sie sich in eine Maus oder ein Reptil verwandeln, selbst wenn Sie das erstrebenswert finden sollten. Tatsache ist aber auch, dass wir alle über weitaus mehr genetische Anlagen verfügen, als schließlich genutzt werden. Das menschliche Erbgut besteht aus drei Milliarden Bausteinen, rund 25.000 Genen und der DNS (Desoxyribonukleinsäure), die als Trägerin des Erbgutes und Bauplan für den menschlichen Körper gilt. Ihre Anweisungen, wie vorzugehen ist, erhält die DNS vom Gehirn.

Die Epigenetik hat sich daran gemacht, zu entschlüsseln, wie genetische Prägungen tatsächlich funktionieren, und dabei Aufsehen erregende Einsichten gewonnen. Worum es geht, zeigt bereits die Vorsilbe *epi:* Sie kommt aus dem Griechischen und bedeutet »darüber«, »hinterher«, »zusätzlich«. Es gibt also nicht nur genetische Prozesse, die eine Zelle anlagebedingt steuern, sondern auch solche, die die Zelltätigkeit darüber hinaus und im Nachhinein beeinflussen. Epigenetische Veränderungen ermöglichen den Zellen lebenslang, auf Umweltveränderungen und Einflüsse zu reagieren, ohne dass die DNS selbst geändert werden muss. Diese Anpassung an die Umstände kann sowohl positiv als auch negativ ausfallen, denn sie kann zum Beispiel ebenso zur Entstehung von Krebs führen wie zu einer Heilung.

Was aber entscheidet darüber, welche genetischen Anlagen zum Tragen kommen und welche nicht? Die Epigenetik untersucht, wie Schaltermoleküle, Eiweiße und andere Signalstoffe in der Zelle darüber bestimmen, ob ein Gen ein- oder ausgeschaltet wird und wann das geschieht. Das bedeutet, dass Sie vielleicht die Anlage dazu mitbringen, Krebs zu entwickeln, ob der Krebs-Schalter »angeschaltet« wird oder nicht, ist nicht genetisch festgelegt. Ihre Gene sind nicht Ihr Schicksal. Die Erkenntnisse der Epigenetik erinnern an die spirituelle Überzeugung: »Geist herrscht über Materie«, die inzwischen auch durch die Quantenphysik bestätigt wird. Die epigenetischen Veränderungen in den Zellen können zum Beispiel dafür sorgen, dass die Gene für wichtige Reparaturenzyme oder Schutzmechanismen ein- oder ausgeschaltet werden. Die Schnittstelle ist das Bewusstsein, mit seiner lebensförderlichen oder lebensfeindlichen Ausrichtung. Wie sehr wir uns auch drehen und wenden mögen, um eine andere, ganz neue Lösung unserer Probleme zu finden, seien sie gesundheitlich oder seelisch: Wir kommen immer wieder zu uns selbst zurück, zu unserer Reaktion auf das, was wir erleben, oder, anders ausgedrückt, wie wir unser Erleben gestalten.

Symptome und Erkrankungen als Ausdruck seelischer Not

Willst du den Körper heilen, musst du zuerst die Seele heilen.
Platon

Wenn wir die beiden Urerfahrungen, die jeder Mensch im Mutterleib macht, kennen, wird deutlich, dass Störungen in dieser vorgeburtlichen Phase gravierende Auswirkungen haben können, sowohl für unsere seelische als auch körperliche Gesundheit. Wird die enge Verbindung als bedrohlich erlebt, kann ein emotionales Grundmuster entstehen, das Nähe mit Bedrohung verbindet. Wird Wachsen als bedrohlich erlebt, wagen Menschen oft auch später nicht, ihre »Flügel« auszubreiten. Ich erinnere mich an eine Frau, deren Zwillingsschwester im Mutterleib starb. Während sie im Uterus wuchs, hörte ihre Schwester auf zu wachsen und schließlich zu leben. Für diese Frau war »wachsen« mit einer entsetzlichen Erfahrung verbunden und gleichzeitig mit Schuld, denn nach ihrem Verständnis hatte sie ihre Schwester verdrängt und in den Tod getrieben. Sie arbeitete hart und durchaus erfolgreich, aber immer dann, wenn ihr Unternehmen zu expandieren begann oder sie selbst versuchte, an bestimmten Stellen über sich hinauszuwachsen, erlitt sie Rückschläge. Sie erkannte, dass es ein Wiederholungsmuster gab, konnte es aber über lange Zeit nicht mit dieser frühen Erfahrung in Verbindung bringen. Mit der Erkenntnis ihrer inneren Konstruktion bot sich ihr die Möglichkeit, das Muster zu verändern. Diese tiefen Schichten der eigenen Natur lassen sich jedoch nicht nur mit dem Verstand und Selbstdisziplin verändern. Sie sprechen eine andere »Sprache« und können über Körperempfindungen, Assoziationen und Bilder, wie sie durch leichte oder intensivere Trancezustände auftauchen, erreicht werden.

Auch wenn »Verbindung« und »Wachsen« mit problematischen Erlebnissen verbunden sind, bleiben sie als Grundantriebe unserer Natur erhalten. Wir alle brauchen die Möglichkeit, diese Bedürfnisse als Kinder und Erwachsene doch noch in einem Umfang zu verwirklichen, den wir als gut genug empfinden. Gelingt das nicht, entwickeln die meisten Menschen ein Mangelbewusstsein und das Empfinden, zu kurz gekommen zu sein. Ihr Leben wird mehr oder weniger stark von Frustration, depressiven Verstimmungen, unterdrückter Wut und Ängsten begleitet. Diese Empfindungen verstärken die inneren Blockaden und können schließlich auch Symptome und Krankheiten hervorbringen, die durch Medikamente, Behandlungen und Operationen nur an der Oberfläche geheilt werden können. Das, was die körperlichen Probleme eigentlich auslöst, bleibt davon unberührt. Auf einer tiefen Ebene können wir gesund werden, wenn wir nach Möglichkeiten suchen, diesen Urbedürfnissen mehr Raum in unserem Leben zu geben. Meist hilft es, zu verstehen, welche frühen Erfahrungen wir mit Verbindung und Wachsen gemacht haben, um Ideen und Strategien zu entwickeln, wie das konkret möglich ist. Und wie erleben Sie Zuneigung, Nähe und die Verbindung zu anderen Menschen einerseits und Ihre Möglichkeit, sich zugleich entfalten und verwirklichen zu können andererseits?

Die innere Landschaft

Gesundheit und Heilung sind fundamental mit Ihrer seelischen Verfassung verbunden. Für Ihre Gesundheit und den Heilungsprozess ist es entscheidend, wie Sie in der Welt sind und welche innere Haltung Sie zum Leben und sich selbst einnehmen. Jeder Mensch lebt aus einer emotionalen Atmosphäre heraus, die sich als eine innere Landschaft beschreiben lässt. In dieser Landschaft kann es ebenso grüne Wiesen und Wälder wie überschwemmte Gebiete geben, ebenso blauen Himmel wie Sturmböen, ebenso schön gestaltete Häuser wie Baustellen. Jede innere Landschaft hat eine Stimmung, von hell und freundlich bis bedrohlich, und bestimmte Stimmungen herrschen bei einem Menschen vor. Die innere Atmosphäre bestimmt über Ihre Glücksfähigkeit und Zufriedenheit und zeigt, wo es Ihnen an etwas fehlt, vielleicht so sehr, dass Sie krank werden. Sie ist ein Bild dafür, wie Sie Ihre Beziehung zu sich und der Welt sehen, ob Sie sich als fähig und machtvoll genug erleben, um Ihre Ziele zu erreichen und Ihr Leben zu gestalten, ob Sie sich als liebenswert genug betrachten, um angenommen zu werden und dazuzugehören, was Sie glauben, sein und leisten zu müssen, um Wertschätzung und Zuneigung zu erhalten, was Sie glauben, verdient zu haben, wie gut Sie sich in dieser Welt orientieren können und sich sicher und geborgen fühlen, und ob Sie einen Sinn im Leben erkennen können. Geprägt wurde Ihre innere Landschaft schon sehr früh durch die Art und Weise, wie Sie Ihre Erfahrungen *gedeutet* haben. Je früher eine Erfahrung stattfand, desto prägender war sie. Auf die eine oder andere Weise war jede Erfahrung damit verbunden, wie Ihre Grundbedürfnisse erfüllt wurden: nach Nahrung, Wärme, Ruhe, Sicherheit, Zuwendung, die unter dem Grundbedürfnis »Verbindung« zusammengefasst werden können, und nach größer werden und mehr selbst tun können, die unter das Grundbedürfnis »Wachsen« fallen. Wie gut Sie vertrauen und sich öffnen können, in welchem Maße Sie Zuneigung zeigen, geben und nehmen können, hängt mit den frühen Erfahrungen des Verbundenseins zusammen. Ihr Mut und die Kraft, etwas zu wagen, über sich hinauszuwachsen, zu experimentieren und selbstbestimmt zu handeln, sind mit den ersten Erfahrungen des Wachsens im Mutterleib entstanden und haben sich im Laufe Ihres Lebens weiter ausgeprägt.

Ihre innere Atmosphäre wirkt sich gravierend auf Ihre seelische und körperliche Gesundheit, Ihre Regenerationskraft und Heilprozesse aus. Sie haben es sicher selbst schon erlebt oder an anderen beobachtet: Wer sich unglücklich fühlt, wird schneller krank. Auch erfolgreiche Menschen, denen alles zu gelingen scheint, können sich in irgendeinem Bereich ihres Lebens machtlos, zurückgewiesen oder ängstlich und verletzt fühlen. Äußerer Erfolg und inneres Heilsein gehen nicht selbstverständlich Hand in Hand, wie sich an vielen Beispielen Prominenter zeigt. Deshalb geht es in diesem Buch auch um Anregungen, anders über sich selbst nachzudenken und mit tieferen, vielleicht noch unbekannten Schichten der Persönlichkeit in Kontakt zu kommen, die sich auf die seelische und körperliche Gesundheit auswirken.

Das Unterbewusstsein

Zwischen dem, was wir bewusst wahrnehmen, denken und fühlen, und dem, was in unserem Unterbewusstsein vorgeht, scheint es auf den ersten Blick eine klare Trennung zu geben: Man weiß etwas oder man weiß es nicht. Genau betrachtet ist die Grenze jedoch fließend. Der Schweizer Psychoanalytiker C. G. Jung soll unseren Bewusstseinsraum einmal mit einer Kugel verglichen haben, die zu etwa einem Drittel hell beleuchtet ist (die uns bewussten Inhalte), zwei Drittel liegen im Dunkeln (alles, was im Unterbewusstsein abläuft). Hell und Dunkel sind durch einen schwach beleuchteten Raum verbunden, in dem sich all das findet, was uns halb bewusst ist, was immer wieder einmal auftaucht, um dann wieder in das Unterbewusstsein zu sinken. Ein anderes, eingängiges Bild ist ein Eisberg. Rund 85 Prozent seiner Masse befinden sich unterhalb der Wasseroberfläche, nur etwa ein Siebtel ist sichtbar. An diesem Bild ist spannend, dass es uns sagt, wohin der Eisberg schwimmt: Seine Richtung wird nicht durch den kleinen Anteil über Wasser bestimmt, sondern durch die große Masse unter Wasser, die wir aber nicht sehen. Wie die Neurowissenschaften belegen, verhält es sich mit unserem Bewusstsein ähnlich. Der größere Teil unserer Entscheidungen wird im Unterbewusstsein getroffen, auch wenn wir glauben, sie seien rein vom Verstand bestimmt. So sagen wir manchmal, wir hätten »aus dem Bauch heraus gehandelt« und drücken damit das Wissen aus, dass in uns mehr vorgeht, als wir logisch begreifen und erklären können.

Falls Sie der Gedanke erschreckt, dass so vieles in Ihnen vorgehen soll, was Sie nicht bewusst unter Kontrolle haben, denken Sie daran, wie dankbar wir unserem Unterbewusstsein sein können. Es übernimmt all die vielfältigen Aufgaben, die wir bewusst nicht leisten könnten. Unser Unterbewusstsein sorgt über die Steuerung im Gehirn unter anderem für unseren Herzschlag, die Atmung, die Immunabwehr und alle Selbstheilungs- und Regenerationsprozesse, das Erkennen von Gefahren und eine möglichst adäquate, schnelle Reaktion darauf. Im Unterbewusstsein verankert sind auch Lernerfahrungen, die wir abrufen und nützen können, um schneller und eventuell auch besser auf vergleichbare Situationen zu reagieren. Vieles, was wir als schmerzhaft, nicht lösbar oder beängstigend erlebt haben, vor allem prägende Grunderfahrungen, ist ebenfalls ins Unterbewusstsein gesunken. Einiges davon, das noch auf eine Lösung wartet, meldet sich über verschiedene Wege, die wir alle zusammen als »Symptome« bezeichnen können. Ob es Kopf- oder Magenschmerzen, Schweißausbrüche oder Probleme mit den Knochen sind, Diabetes, Herz- oder Kreislaufprobleme, Allergien und Infektionen – wir können davon ausgehen, dass sich in den meisten Fällen zwar ein Ungleichgewicht in der Lebensweise oder bei der Ernährung zeigt oder unser Immunsystem den vielen herumschwirrenden Grippeviren nicht gewachsen war, krank macht uns aber nicht nur das Leben, das wir leben, sondern häufig auch das, was wir nicht leben. Wichtige, ungestillte Bedürfnisse und ungelöste seelische Probleme können wir unter anderem daran erkennen, dass wir eines von zwei Szenarien immer wieder erleben: dass wir etwas tun wollen, aber »es geht nicht«, oder wir wollen etwas nicht tun und können es nicht verhindern, denn »es geht trotzdem«.

Gibt es solche Situationen in Ihrem Leben? Wenn ja, dann nehmen Sie sich Zeit, beim Spazierengehen, in der Badewanne (schon Albert Einstein sagte, die besten Ideen kämen ihm in der Badewanne) oder wo immer Sie Ruhe finden. Denken Sie über diese Situationen nach, lassen Sie diese auf sich wirken. Suchen Sie den roten Faden, der sie verbindet. Vielleicht entdecken Sie spontan einen Zusammenhang mit Ihrer Erkrankung. Bitten Sie Ihr Unterbewusstsein, Ihnen so viele Informationen darüber zukommen zu lassen wie möglich. Eine

Technik, das Unterbewusstsein zu aktivieren, stammt aus der von José Silva entwickelten *Silva Mind Control Method,* die die Möglichkeit bietet, besondere Fähigkeiten zu trainieren, mit denen die Wahrnehmung intensiviert wird, sodass wir Zugang zu einem umfassenderen Wissen haben, mit dem wir unseren eigenen Heilprozess und den anderer unterstützen können.

Der Arzt und Hypnotherapeut Gunter Schmidt nennt das Unbewusste die »unwillkürlichen Prozesse«, da es um Vorgänge geht, die sich unserem Willen entziehen. Die unwillkürlichen Prozesse drücken elementare Bedürfnisse aus. Sie sind immer schneller als der Verstand und Wille und sie setzen sich durch. Es macht also keinen Sinn, zu versuchen, sie auf Dauer zu ignorieren und zu unterdrücken, denn irgendwann, oft plötzlich und überraschend, melden sie sich, wenn wir Dinge tun, die wir so eigentlich nicht wollten, oder wenn wir es nicht schaffen, etwas zu tun, das wir uns vorgenommen haben. Gunter Schmidt ist der Ansicht, dass wir unseren unwillkürlichen Anteil und seine Bedürfnisse nur zu einer Kooperation einladen können, aber wir können ihn nicht zwingen. Wie könnten Sie Ihren unwillkürlichen Anteil, mit seinen Verletzungen, Ängsten, Enttäuschung, Wut und Frustration, mit allem, was Ihre Gesundheit angreift, zu einer Kooperation einladen? Was braucht dieser Teil in Ihnen?

Die Sprache des Unbewussten

> *Wir sprechen von der Seele, aber mit unseren sinnlichen Organen können wir sie nicht wahrnehmen. Wir sehen sie nicht – wir hören sie nicht – wir riechen, schmecken und fühlen sie nicht. Die Seele aber ist etwas, was das Leben dessen ausmacht, was wir sehen – riechen – schmecken – fühlen. Sie ist die eigentliche Substanz dessen, was erscheint.*
> *Hellmut Wolff*

Vermutlich ist Ihnen auch schon einmal »ein Stein vom Herzen gefallen«, eine schlechte Nachricht »auf den Magen geschlagen« oder Sie haben vor Schreck »weiche Knie« bekommen. Haben Sie sich schon einmal »etwas zu Herzen genommen«? Meist äußern wir solche Sätze, ohne darüber zu staunen, wie bildhaft und präzise unsere Sprache beschreibt, was wir empfinden. In diesen Beschreibungen klingt an, wie sich Gefühlszustände körperlich manifestieren.

Ihr Inneres spricht eine ganz eigene Sprache. Es teilt sich Ihnen über Gefühle, Bilder, Assoziationen und unwillkürliche Reflexe mit, die es auslöst. Ängste, Sorgen und Belastungen, die Sie ignorieren, um Ihrem Alltag und Ihren Pflichten nachkommen zu können, ein weggedrängtes Rückzugs- oder Ruhebedürfnis, Krisen, Traumata, der Verlust eines wichtigen Menschen – all das findet oft keinen anderen Weg als über Symptome und Erkrankungen, die auch eine Flucht sein können. Sie werden vor allem dann gebraucht, wenn Sie sich nicht die Zeit und den Raum nehmen, um diese Erlebnisse zu verarbeiten – es sich vielleicht nicht »wert« sind, oder wenn Sie sich den damit verbundenen Gefühlen und möglichen Konsequenzen für Ihr Leben nicht stellen wollen. Was immer in Ihnen vorgeht – eine dauerhafte seelische Belastung wird sich mit hoher Wahrscheinlichkeit eine körperliche Schwachstelle suchen, an der sie sich zeigen kann. Wir alle haben solche Schwachstellen, die reagieren. Sie sind wie Messfühler, die uns zeigen, wann etwas zu viel, zu wenig oder nicht mehr tragbar ist, und uns zu einer größeren oder kleineren Korrektur auffordern.

Für den Alternativmediziner und Krebsspezialisten Ben Johnson liegen die Ursachen für Krebs in einer Kombination aus Schwermetalleinlagerungen, Sauerstoffmangel in den Zellen, Stoffwechselazidose (Übersäuerung) und seelischen Problemen. Schwermetalle, so fand er in seiner Zeit an einer Krebsklinik in Atlanta heraus, lassen sich durch eine Vielzahl intravenös und oral verabreichter Wirkstoffe recht wirkungsvoll in den Griff bekommen. Langwieriger gestaltet sich die Bekämpfung von zellulärem Sauerstoffmangel. Er ist mit einer Übersäuerung des Körpers verbunden, was eine Ernährungsumstellung absolut notwendig macht. Auch wenn es nicht einfach ist, so Ben Johnson, liegt die Beseitigung all dieser Probleme doch durchaus im Bereich des Machbaren. »Es waren die emotionalen und seelischen Probleme, die für meine Patienten auf dem Weg zur Genesung fast unüberwindliche Hindernisse blieben.«[34]

Dass Symptome »sprechen«, zeigen auch sogenannte Symptomaufstellungen, denen ein eigenes Kapitel in diesem Buch (Seite 303 ff.) gewidmet ist. Das Symptom beziehungsweise die Erkrankung erhält hier eine eigene Stimme in Form eines Menschen, der es repräsentiert. Ähnlich wie bei einem Theaterstück wird die Geschichte des Symptoms mit seinen Begleitumständen und auslösenden Faktoren in einer Art freiem Rollenspiel inszeniert. Die Darsteller erhalten zwar von der Person, die ihre Erkrankung aufstellen möchte, Rollen zugewiesen, wissen aber nicht, worum es sich bei der Rolle genau handelt und kennen auch das Symptom nicht. Oft wird es einfach »Zeichen« genannt, da das Symptom etwas zeigen will. So wissen die Darsteller oft nicht einmal, ob das Zeichen eine Erkrankung oder ein ganz anderes Thema darstellt. Trotzdem oder gerade deswegen sind die Ergebnisse verblüffend und für alle Beteiligten tief berührend. Was die Stimme des Symptoms zu sagen hat, berührt meist das tiefste Innere des kranken Menschen.

Zahlreiche Bücher befassen sich mit den Hintergründen von Symptomen und Erkrankungen. Sie versuchen zu entschlüsseln, was ein Beinbruch, eine Nierenentzündung, Krebs, Multiple Sklerose, Tinnitus oder ein Herzinfarkt uns sagen können. Bei diesen Zuordnungen wird gefragt: Wofür steht ein Körperbereich oder Organ? Wie funktioniert es und wofür wird es gebraucht? Die Nase ist zum Riechen da und zum Filtern der Luft. Wenn wir überlastet sind oder mit jemandem Ärger haben, »können wir ihn nicht mehr riechen« oder »haben die Nase voll«. Die volle Nase bewahrt uns tatsächlich davor, den anderen riechen zu müssen (der Geruchssinn ist ein besonders archaischer Sinn). Wenn wir »die Nase voll haben«, können wir uns leichter zurückziehen und werden oft sogar krankgeschrieben. Die Texte solcher Bücher beschreiben, was jemand vermeiden, gewinnen und erreichen will und worauf zu achten ist, um den Auslöser in der eigenen Persönlichkeit zu verstehen und anders mit ihm umgehen zu können. Dazu mehr in den nächsten Kapiteln.

Einige dieser Bücher habe ich im Anhang aufgeführt. Gute Bücher dieser Art erkennen Sie daran, dass sie nicht nur eine Möglichkeit als Auslöser zulassen. Ein Problem mit den Knien bedeutet nicht immer, dass Sie zu stolz sind und die »Knie nicht beugen wollen«. Ebenso gut kann es sein, dass Sie verzweifelt versuchen, durchzuhalten und sich damit übermäßige Leistungen abfordern. Nehmen Sie die Aussagen als Anregung, über Ihre Situation nachzudenken, ohne sich vorgefertigte Antworten überzustülpen. Wenn Sie unsicher bezüglich der Antwort sind, können Sie eine gute Freundin oder einen Freund oder die Ärztin, Heilpraktikerin, den Arzt oder Heilpraktiker Ihres Vertrauens fragen. Seien Sie mutig und ehrlich mit sich selbst, das ist die unabdingbare Voraussetzung dafür, eine chronische oder als unheilbar eingestufte Krankheit zu überwinden, ebenso wie andauerndes Kränkeln mit wechselnden Symptomen oder Symptome wie Herzrhythmusstörungen, Kopfschmerzen und Tinnitus, für die häufig keine körperliche Ursache gefunden wird. Kritische Geister wünschen sich eher einen naturwissenschaftlichen Beweis für solche Zusammenhänge. Von diesen Nachweisen gibt es inzwischen dank zahlreicher Studien mehr als genug. Forscher unterschiedlicher Disziplinen wie Neurobiologen, Physiologen, Biochemiker, Mediziner und Psychologen arbeiten zusammen, um das Wissen von der Leib-Seele-Geist-Verbindung und ihren Wirkungen auf die seelische und körperliche Gesundheit sichtbar, messbar und konkret nachvollziehbar zu machen.

Innere Widersprüche: Sie sind nicht aus einem Holz geschnitzt

Gestatten Sie mir die Frage: »Gehen Sie achtsam mit sich um? Wollen Sie gesund werden?« Vermutlich tippen Sie sich jetzt an die Stirn. Natürlich wollen Sie das! Doch wir alle sind bekanntlich nicht aus einem Holz geschnitzt. Um Ihrem Krankheitsverlauf auf die Spur zu kommen, kann es ausgesprochen hilfreich sein, sich einmal auf die Vorstellung einzulassen, es könnte – nur als Hypothese – etwas in Ihnen geben, das anderer Meinung ist. Denn auf Ihre Gesundheit oder Krankheit wirken auch persönlichkeitsbedingte und durch Lebenserfahrungen entstandene Aspekte ein: Zum Beispiel, dass Sie vielleicht einen versteckten Gewinn aus einer Krankheit ziehen, oder dass Sie ein Selbstbestrafungsmuster ausleben, das irgendwann im Laufe Ihrer Lebensgeschichte entstanden ist. In jedem Menschen gibt es Persönlichkeitsanteile, die zusammenwirken, und solche, die gegeneinander arbeiten und widersprüchliche Ziele verfolgen. Sie können sich diese Anteile wie die Mitglieder in einem »inneren Parlament« um einen Tisch versammelt vorstellen. Sie stimmen überein, debattieren, wollen sich gegenseitig vom Gegenteil überzeugen und suchen nach einer Einigung. Was sich schließlich durchsetzt, sind nicht Verstand und Logik, sondern Ihr Fühlen und Ihre Bedürfnisse, die auf Dauer immer einen Weg finden, um sich auszudrücken, und wenn es der Weg eines Symptoms ist. Der versteckte Gewinn eines Migräneanfalls oder einer Grippe kann zum Beispiel darin liegen, dass Sie nicht zur Arbeit gehen müssen. Es ist nicht so ungewöhnlich, wie es klingen mag, dass ein Mensch auf einer Ebene – meist der bewussten – gesund werden will, während er unterbewusst einen bestimmten »Gewinn«, einen Vorteil, nicht aufgeben will, den die Krankheit bietet. Wenn Kinder vor allem dann Zuwendung bekommen, wenn sie krank sind, und sich die Eltern wieder den Tagesgeschäften zuwenden, wenn sie gesund werden, kann ein solcher innerer Zwiespalt entstehen und sich im Erwachsenenleben fortsetzen.

Der Krankheitsgewinn – ein Gedankenexperiment

Lehnen Sie sich einen Augenblick zurück und öffnen Sie sich für die Möglichkeit, Ihr Leben und das gesundheitliche Problem, das Sie lösen wollen, einmal aus einer ganz anderen Perspektive zu betrachten, die Ihnen vielleicht auf den ersten Blick paradox vorkommen mag. Es ist nur ein Gedankenspiel, doch es kann Ihnen wesentliche Einsichten für das, was Sie zur Heilung brauchen, eröffnen.

Könnte es sein, dass Ihre Krankheit Ihnen indirekt einen Vorteil bietet, den Sie allerdings teuer bezahlen?

Die folgenden drei Fragenkomplexe können Ihnen helfen, einem möglichen versteckten Gewinn auf die Spur zu kommen.

1. Was brauchen Sie nicht zu tun, solange Sie krank sind? Wovor schützt Sie die Krankheit? Welchen Entscheidungen und Verände-

rungen können Sie aus dem Weg gehen? Was müssten Sie tun, wenn Sie wieder gesund wären?

2. Was bekommen Sie durch die Krankheit, das Sie gern haben wollen? Schenkt man Ihnen mehr Zeit und Aufmerksamkeit? Dürfen Sie sich endlich ausruhen? Wofür gibt Ihnen die Krankheit eine Legitimation?

3. Worauf könnte Sie Ihr Symptom oder Ihre Krankheit aufmerksam machen? Könnte es sich um ein Alarmsignal handeln, das Sie daran hindern will, so weiterzumachen, wie Sie es im Grunde nicht wollen oder nicht mehr können?

Lesen Sie dieses Kapitel aufmerksam, es kann sich auf ungeahnte Weise lohnen. Stellen Sie sich diese und ähnliche Fragen öfter. Bewegen Sie diese in sich mit der Bitte an Ihr Unterbewusstsein, Ihnen die nötigen Erkenntnisse zu schenken, denn dort ist mehr Wissen abgelegt, als Ihnen bewusst zur Verfügung steht. An den meisten Dingen, die in unserem Leben geschehen, haben wir einen Eigenanteil – im Grunde an allen. Denn selbst wenn wir mit Umständen konfrontiert sind, die wir nicht selbst zu verantworten haben, reagieren wir auf unsere individuelle Weise darauf, die unser Anteil daran ist, wie wir alle Geschehnisse erleben und welche Konsequenzen sich daraus ergeben. Unseren Anteil zu erkennen ist deshalb so wichtig, weil es der Bereich ist, in dem wir etwas ändern können, vorausgesetzt, wir sind zu den entsprechenden Maßnahmen bereit. Die meisten Krankheiten sind eine innere Antwort auf die Umstände, die sich im Körper manifestiert.

Wenn wir eine Situation aufrechterhalten, obwohl sie uns stört, wir sie beklagen oder sie uns krank macht, ist davon auszugehen, dass sie uns auch etwas gibt. Sie enthält einen versteckten Gewinn – eine Seite, die etwas bietet, das wir letztlich noch mehr wollen, als das Negative zu verändern. Auch bei Symptomen und Erkrankungen kann das so sein, nur ist der Vorteil in diesen Fällen oft noch schwieriger zu entdecken als in anderen Lebenssituationen, da kaum ein Mensch freiwillig krank ist und bewusst einen Vorteil darin sieht.

Erinnern Sie sich an das Bild des »inneren Parlaments«. Ihre verschiedenen inneren Anteile, die zum Teil ganz unterschiedliche Ziele verfolgen und Dinge vermeiden möchten, sitzen in einer Runde und diskutieren darüber, wo es hingehen soll. Das ist ganz normal und läuft in jedem von uns ab, denn wir sind, wie schon gesagt, »nicht aus einem Holz geschnitzt«. Falls es einen versteckten Gewinn hinter Ihrer Krankheit gibt, mag ein Mitglied Ihres inneren Parlaments, zum Beispiel dasjenige, das für Warnungen zuständig ist, einen größeren Vorteil darin sehen, Sie lieber mit Symptomen wie Kopf- oder Rückenschmerzen zu traktieren, als Sie in Ruhe so weitermachen zu lassen wie bisher. Vielleicht sieht dieses »Mitglied«, dass Sie sich zu immer mehr Leistung antreiben, oder es bemerkt, dass Sie immer noch abwarten, oder immer noch schweigen und schon gar nicht mehr können und wollen, und immer noch weitermachen – und schießt mit einem Symptom oder einer Krankheit quer. Auch wenn wir von dieser Methode kaum begeistert sind, ist das doch wohl die klügere Instanz in uns. In Abwandlung eines alten Sprichwortes lässt sich sagen: Wenn wir nicht auf uns hören, müssen wir wenigstens fühlen.

Wenn Sie bleiben, obwohl alles für eine Trennung oder Kündigung spricht, wenn Sie sich aufopfern, obwohl Sie wissen, dass Sie sich schaden, wenn Sie eine Situation ertragen, obwohl diese nicht erträglich für Sie ist, gibt es immer etwas, das Ihnen noch wichtiger ist, als die Situation zu ändern. Sie erfüllen sich ein noch wesentlicheres Bedürfnis. Vielleicht haben Sie Angst vor dem Alleinsein, leiden unter Existenzängsten oder glauben, Sie würden es allein nicht schaffen, deshalb bleiben Sie. Falls Sie dazu neigen, sich aufzuopfern, ist das möglicherweise Ihr Weg, Anerkennung zu bekommen, ein guter Mensch zu sein oder andere an sich zu binden. Selbst wenn ein Mensch sich gegen seine Interessen zu verhalten scheint oder sogar ein selbstschädigendes Verhalten an den Tag legt, kann ein versteckter Gewinn dahinter stehen: Zum Beispiel, dass etwas vermieden wird, wovor er noch größere Angst hat als vor dem, wie die Dinge sind. Aufopferung, sich klein machen, sich aufgeben, auf wichtige Dinge verzichten, Krankheit, all das sind Verhaltensweisen, bei denen ein Mensch vordergründig etwas verliert, bei genauerer Betrachtung aber auch etwas gewinnt, von dem er glaubt, er würde es nur so bekommen.

Wie der Neurologe und Psychiater Viktor E. Frankl zeigte, brauchen Menschen nicht nur Nahrung, Zuwendung und ein gewisses Maß an Erfolg. Sie brauchen das Empfinden, dass ihr Leben eine Bedeutung hat, dass es nicht nutzlos verstreicht und dass sie gebraucht werden. Aus diesem Grund stellt der Übergang vom Berufsleben in die Pensionierung eine wirkliche Krise dar, auch wenn zunächst die Freude über mehr Freizeit überwiegen mag. Ein neuer Sinn muss gefunden werden, der zum Beispiel ebenso in einer neuen Aufgabe bestehen kann wie darin, Neues zu lernen und es im Kontakt mit anderen einzubringen. Vor allem aber muss der Tag gefüllt werden und das eben nicht nur mit Routinetätigkeiten, die zwar notwendig, aber wenig erfüllend sind. Krankheit und Beschwerden können ebenso wie Probleme und Sorgen eine selbstgemachte Beschäftigungstherapie sein, die dem Leben Bedeutung verleiht. Ich erinnere mich an zwei ausgesprochen liebenswürdige Rentner, die bei mir diesen Eindruck hinterließen, als ich im Wartezimmer eines Orthopäden saß. Mir gegenüber las eine nette ältere Dame in einer Zeitschrift, als sich die Tür öffnete und ein älterer Herr hereinkam. »Ja Werner, das ist ja ein Zufall!«, rief die ältere Dame entzückt. Und Werner meinte, sie hätten sich doch mindestens 25 Jahre nicht gesehen. Er setzte sich neben sie und sie begannen, sich zu unterhalten – über den Grund ihres Besuchs bei dem Orthopäden. Ich musste noch eine Dreiviertelstunde warten, bis ich ins Sprechzimmer gerufen wurde, und in dieser ganzen Zeit sprachen sie nur über ihre verschiedenen Beschwerden und Behandlungen. Als ich zurückkam, um meinen Mantel zu holen, waren sie immer noch dabei. Ganz vergnügt übrigens. Für mich war es zunächst eine merkwürdige Erfahrung, dass man sich nach so vielen Jahren nichts anderes zu erzählen hat.

Welchen Gewinn könnten Sie aus Ihrer Krankheit ziehen? Vielleicht gibt es keinen versteckten Gewinn. Nicht alles lässt sich erklären. Vor allem sollten nicht alle Dinge einfach in ein Erklärungsmodell hineingezwungen werden, denn vielleicht gibt es Zusammenhänge, die noch nicht berücksichtigt sind. Dennoch: Machen Sie einmal dieses Gedankenexperiment. Fragen Sie sich: »Was wäre, wenn es einen versteckten Gewinn gäbe? Wie könnte er aussehen? Und wie könnte ich diesen Gewinn auch anders erreichen?«

Und noch eine wichtige Frage: »Was würde sich für Sie ändern, wenn es einen solchen Gewinn geben sollte?«

Krankheit und Persönlichkeitsmerkmale

Bereits leichte **Depressionen** können den Mineralstoffgehalt in den Knochen und damit die Knochendichte absinken lassen. Der vermutlich durch einen erhöhten Cortisolspiegel ausgelöste »Knochenschwund« führt zu Brüchen als ersten Anzeichen einer **Osteoporose**. 2007 führte das *National Institute of Mental Health* in Maryland eine Studie durch, an der 133 Frauen im Alter von 21 bis 45 Jahren teilnahmen. Die Knochendichtemessungen zeigten, dass 17 Prozent der untersuchten depressiven Frauen an der Hüfte dünnere Knochen hatten. Bei den nicht depressiven waren es nur zwei Prozent. Der Wert entzündungsanregender Stoffe im Blut war bei depressiven Patientinnen deutlich erhöht. Einer dieser Stoffe ist das Protein Interleukin-6, das den Knochenschwund fördert. »Depressive Frauen haben bereits vor der Menopause ein größeres Risiko für Knochenbrüche als nicht depressive«, erklärte Dr. Richard Nakamura. Auch andere Studien belegen den Zusammenhang zwischen Depressionen und Osteoporose. Noch immer behandeln viele Ärzte, ohne auf die seelische Verfassung des Patienten zu achten. Die Fitnessverfechter aus den Medien sollten zwar wirklich keinen Maßstab für den Normalbürger setzen. Was sie aber zeigen, ist, dass ein gewisses Maß an gesunder, ausgeprägter Muskulatur aktiver und fröhlicher macht und das Training auch die Knochen festigt. Umgekehrt bewegen sich depressive Menschen kaum und gehen oft auch nicht an die Sonne.

Zum **Knie**, das vielen Menschen Schmerzen und Bewegungseinschränkungen beschert, finden Sie eine lesenswerte Studie im Kapitel »Medikamente helfen – Placebos auch« (Seite 136 ff.). Dort wurde gezeigt, dass das Ergebnis bei Personen, die eine Arthroskopie – eine Knieoperation – bekommen hatten, nicht besser war als das derjenigen, denen man nur erzählt hatte, sie seien operiert worden. Auch Professor Hermann Faller und sein Team[35] stellten bei Kniegelenksarthrose einen deutlichen Zusammenhang zwischen emotionaler Belastung und der Beweglichkeit des Kniegelenks fest. Obwohl das Kniegelenk vollständig ersetzt worden war, empfanden die Patienten, die unter Belastungen und Konflikten litten, die Bewegungseinschränkungen nach wie vor stärker. Mit anderen Worten: Dem Körper kann nur dann umfassend geholfen werden, wenn es auch eine Heilung der Psyche gibt. Es wird zu häufig und zu schnell operiert, darin sind sich inzwischen viele Mediziner einig. Ob Bandscheibe, Kniegelenk oder Organprobleme, klären Sie ab, ob es andere Methoden gibt, die Ihnen helfen können, und sehen Sie die Operation als letzte Möglichkeit an. Sie sollte nur stattfinden, wenn sichergestellt ist, dass keine ernsthaften Konsequenzen anstehen, wenn nicht operiert wird.

»Das **Herz** hat seine Gründe, die der Verstand nicht kennt«, schrieb Blaise Pascal im 17. Jahrhundert in seinen *Pensées*. Darin ging es ihm vor allem um eine Bestätigung des christlichen Glaubens. Doch seine Worte sagen treffend, wofür unser Herz steht: Es ist der Sitz des Gefühls, das unser Handeln antreibt. Zu keinem anderen Organ gibt es so viele emotional besetzte Redewendungen: »Alles, was das Herz sich wünschen kann«, »An jemandes Herz rühren«, »Das Herz rutscht mir in die Hose«, »Aus tiefstem Herzen«, »Es traf mich bis ins Herz«, »Das Herz erweichen«, »Mir ist das Herz vor Schreck stillgestanden«, »Das Herz schlug mir bis zum Hals«, »Das Herz wurde mir schwer«, »Ich war nie mit dem Herzen dabei«, »Es zerreißt mir das Herz«, »Mein Herz hüpft vor Freude«.

Herzerkrankungen sind der Ausdruck fundamentaler Lebenskrisen. Sie können in einem überwältigenden Kummer bestehen, aber auch darin, dass ein Mensch sich ehrgeizig vorantreibt, ohne seine seelischen und körperlichen Bedürfnisse zu achten. Wir sprechen nicht nur davon, dass einem Menschen das Herz brechen kann. Bereits im Jahr 1969 zeigte eine britische Studie, dass das Sterberisiko bei Männern, die ihre Ehefrau verloren hatten, innerhalb der ersten sechs Monate um 40 Prozent höher war als im Altersdurchschnitt. Die durch Stress und Kummer ausgelöste Krankheit heißt tatsächlich »Broken-Heart-Syndrome« (Gebrochenes-Herz-Syndrom). Sie ist ein ernst zu nehmendes Krankheitsbild, bei dem die Herzfunktion akut und gravierend gestört ist. Die Symptome ähneln zunächst dem eines Herzinfarkts.

Zahlreiche Studien belegen den Einfluss der Gefühle auf das Herz, vor allem bei der Koronaren Herzerkrankung und dem Herzinfarkt. Stress, bei dem Ärger stark unterdrückt wird, Depressionen, fehlende soziale Unterstützung erhöhen das Risiko. Bei männlichen Herzpatienten kommen Depressionen häufiger vor als bei Frauen, sie werden bei Herzkranken jedoch oft nicht erkannt und beeinflussen den Verlauf negativ.

»Psychobiologische Untersuchungen belegen, dass Stress und Depression das autonome Nervensystem verändern, Hypertonie erzeugen, die Varianz der Herzfrequenz vermindern (eine Verminderung der sog. *Heart Rate Variability;* HRV ist ein schwerwiegender Risikofaktor für den plötzlichen Herztod), Thrombozyten (und damit die Gerinnselbildung) aktivieren und Blutfette verändern«, erläutert der Neurobiologe, Arzt und Psychotherapeut Prof. Joachim Bauer aus Freiburg.[36]

Beim **Bandscheibenvorfall** treten Teile der Bandscheibe nach vorne in den Wirbelkanal, in dem das Rückenmark liegt, hinein. Die meist starken Schmerzen veranlassen viele Betroffene schließlich zu einer Operation, deren Erfolg laut einer Studie[37] mit 1244 Teilnehmern fraglich ist. Kurzfristig brachte der Eingriff zwar Erleichterung, nach zwei Jahren war zwischen einer Therapie mit Medikamenten, Akupunktur oder Physiotherapie und der Operation kein deutlicher Unterschied mehr festzustellen. Rückenschmerzen und Bandscheibenvorfall treten vor allem bei stark leistungsbezogenen, hyperaktiven Persönlichkeiten auf, die ihren Leistungswillen und ihre extreme Selbstkontrolle nicht in Frage stellen. Parallel treten häufig Herzprobleme und unbestimmte Ängste auf.

Rund 90 Prozent aller Diabetes-Erkrankungen gehören zum **Diabetes Typ 2,** der im Gegensatz zum Typ 1 nicht vererbbar ist. Die Zahl derer, die daran erkranken, steigt ständig. Die konventionelle Behandlung besteht in Medikamenten und in einer Diät, bei der einfach weniger Kohlenhydrate und häufig mehr Eiweiß verordnet wird. »Noch immer warte ich auf einen – einen einzigen – Patienten, der dank der

Medizin, die ich ihm in die Hand gedrückt habe, vom Diabetes geheilt wird. Es passiert einfach nicht. Andererseits habe ich wahre Wunder bei Menschen erlebt, die sich bewegen, Sport treiben, das Richtige essen und natürliche Ergänzungsmittel einnehmen«, erklärt die Apothekerin Suzy Cohen in ihrem Buch *Diabetes heilen ohne Medikamente. Das erfolgreiche 5-Stufen-Programm.* Falsche Ernährung ist jedoch nur ein Grund für gesundheitliche Probleme wie Diabetes. Ebenso negativ wirken sich die in den Nahrungsmitteln befindlichen Chemikalien aus sowie Medikamente, die Nährstoffe rauben. Über diese Zusammenhänge, die Ihnen Ihr Arzt vermutlich nicht aufgezeigt hat, klärt Suzy Cohen in *Vorsicht Nährstoffräuber!*[38] auf. Trotzdem erkranken nicht alle Menschen an Diabetes, die das essen, was heute üblicherweise in den Supermärkten angeboten wird. Aus dem analogen Denken heraus könnte die sogenannte Zuckerkrankheit mit dem Gefühl, nicht geliebt zu werden oder nicht liebenswert zu sein, zusammenhängen, sodass alle Maßnahmen, die das Grundvertrauen und die Liebe zu sich selbst stärken, hilfreich sein können.

Krebs und in diesem Zusammenhang die Chemotherapie sind ein Milliardengeschäft für die Pharmaindustrie. Obwohl die Chemotherapie nur bei einigen Krebsarten Erfolge aufweisen kann, wird sie auch dann eingesetzt, wenn die Art des Krebses bekanntermaßen nicht darauf anspricht. Über den Nutzen von Mammografie-Screenings – ebenfalls ein Riesengeschäft – sind sich die Wissenschaftler weltweit uneins. 300 bis 400 Millionen Euro pro Jahr bringt die schmerzhafte Vorsorgeuntersuchung ein. Einer dänisch-norwegischen Studie zufolge hat das umstrittene Screening nicht den erwarteten Effekt auf die Sterblichkeitsrate.[39] Laut einer Nutzen-Risiken-Analyse von Strahlenschützern ist das Risiko der Strahlenbelastung altersabhängig und fällt bei Frauen ab 50 zugunsten des Screenings aus. Auf 45 Frauen, deren Leben durch die Früherkennung von Brustkrebs gerettet werden kann, kommt demnach nur eine Frau, die durch die zusätzliche Strahlenbelastung stirbt. Zum Geschäft mit dem Krebs gibt es viel zu sagen.

Die Ursachen für Krebs können in Auslösern wie Schwermetall- oder Strahlenbelastung liegen, sie können ernährungsbedingt sein. Was den psychologischen Hintergrund angeht, ist man sich in Fachkreisen uneinig, ob Eigenschaften wie Unterwürfigkeit, Angepasstheit, Unsicherheit und die Unterdrückung von Gefühlen wie Ärger und Wut einen Einfluss auf die Krebsentstehung haben. Bisher ließ sich kein eindeutiger Beweis dafür finden. Das ist erstaunlich, denn in anderen Krankheitsfällen wird die »psychosomatische« Komponente grundsätzlich akzeptiert. Da Krebs sich in vielen Formen zeigt, ist es sicher nicht einfach, einen wissenschaftlichen, statistisch relevanten Beweis für den Zusammenhang zwischen der Krankheit und bestimmten Charaktermerkmalen zu finden.

Ich möchte Ihnen hier einige Überlegungen als Gedankenanregung anbieten, wie das Phänomen »Krebs« lebensgeschichtlich betrachtet werden kann. Es liegt mir fern, ein so dramatisches Krankheitsgeschehen grob vereinfachen zu wollen, und ich gehe davon aus, dass es nicht *die* Krebspersönlichkeit gibt. Es könnte jedoch einen gemeinsamen Nenner bei der Mehrzahl von Krebserkrankungen geben: den Umgang mit Regeln, Grenzen und der Frage der Selbstentfaltung.

Vermutlich kennen Sie einen oder mehrere Menschen, die Krebs haben oder hatten. Und vielleicht passt das folgende Persönlichkeitsbild zu Ihren eigenen Eindrücken. Viele Menschen, die an Krebs erkranken, sind mit einem Mangel an Zuwendung und Respekt sowie massiven Zurückweisungserlebnissen aufgewachsen, die sich in ihrem Erwachsenenleben fortsetzten. Sie fühlen sich hilflos und glauben, nichts dagegen unternehmen zu können. Sie neigen zu einer Opferrolle, geben mehr als sie nehmen oder suchen sich Beziehungen, in denen sie nicht das bekommen können, was sie sich wünschen. Sie leiden unter der Angst, abgelehnt und verlassen zu werden, wenn sie die Bedingungen anderer nicht erfüllen. Vor allem leiden sie unter dem Empfinden, in ihren Wünschen und Sehnsüchten immer wieder an nicht auflösbare Grenzen zu stoßen. In vielen Fällen bestehen diese Grenzen in den beschriebenen emotionalen Zurückweisungen und dem Gefühl, nicht zu genügen. Manche Menschen, die an Krebs erkranken, wurden jedoch im Gegenteil sehr geliebt, standen im Zentrum, und die Grenze der Selbstentfaltung und für die Erfüllung wichtiger Wünsche lag darin, die Eltern nicht enttäuschen zu wollen. Beide Varianten führen zu einer Anpassung und beide können so ins Extrem gehen, dass sie ein selbstzerstörerisches Krankheitsgeschehen auslösen können.

Eine aufschlussreiche Definition von Krebszellen möchte ich hier vorstellen: Krebszellen seien »junge, unbekümmerte Zellen, die sich nicht an die Regeln halten«, so der Stuttgarter Arzt und Hypnosetherapeut Dr. Henning Alberts. Die Zelle, die sich »an die Regel hält«, folgt ihrem normalen Rhythmus, sie hält die gesunden Grenzen ein. Krebszellen entarten. Sie sprengen die Regel. Da sie dies nicht geordnet, sondern im Wildwuchs tun, wird ein mehr oder weniger bösartiger Prozess daraus. Wenn der innere Drang, zu wachsen, sich entfalten und verwirklichen zu können, den die Neurobiologie als ein bereits im Mutterleib entstehendes Urbedürfnis definiert, massiv unterdrückt wird, kann genau die seelische Situation entstehen, die das Wachsen von Krebszellen begünstigt.

Wie war es aber mit Steve Jobs? Der Apple-Mitbegründer und Erfinder, der am 5. Oktober 2011 im Alter von 56 Jahren an Krebs starb, war genau das Gegenteil – eine facettenreiche Persönlichkeit, bis zuletzt rebellisch, großspurig und unbarmherzig. Grenzen galten nach Jobs' Ansicht für jeden, aber nicht für ihn. Schon früh hatte sich Jobs vorgenommen, »eine Delle ins Universum zu schlagen«. Er wollte es allen zeigen und herausragen aus dem Durchschnitt, den er als unerträglich empfand. Sein oberstes Gesetz war, sich allgemeinen Regeln nicht zu beugen. Mit 25 Jahren war er Millionär, duschte sich aber aus Prinzip nur einmal in der Woche und roch schlecht. Er weigerte sich, an seinem Mercedes Coupé ein Autokennzeichen zu installieren und seine Tochter Lisa-Nicole Brennan erkannte er auch dann nicht an, als ein Vaterschaftsnachweis eindeutig zeigte, dass sie seine Tochter war. Als Kind wurde Jobs anders als seine Schwester Mona von seinen Eltern zur Adoption freigegeben. Vielleicht, das lässt die autorisierte Biografie von Walter Isaacson vermuten, legte diese frühe Erfahrung den Grundstein für sein unstillbares Bedürfnis, es allen zu zeigen. Immer wieder schreibt Isaacson von der »Falle der Realitätsverzerrung«, für die Steve Jobs unter seinen Kollegen berühmt war. Sie war seine Stärke und seine Schwäche, denn er war auch dann vehement von seinen Visionen begeistert, wenn sie völlig irreal zu sein schienen und es teilweise auch waren.

Als Steve Jobs die Krebsdiagnose erhielt, hätte der Tumor nach medizinischen Gesichtspunkten durch einen chirurgischen Eingriff entfernt werden können, was Jobs definitiv ablehnte. Er probierte »eine streng vegane Diät mit einer Menge Möhren und viel Obstsaft. Dazu kamen noch Akupunktur, alle möglichen Kräuterpillen und verschiedene andere Mittelchen, die er im Internet oder von irgendwelchen Leuten bekam, darunter auch Hellseher«.[40] Steve Jobs ist das Paradebeispiel der Selbstverwirklichung. An Regeln hat er sich nie gehalten. Wie passt das zu der Idee, dass der Umgang mit Grenzen und vor allem die Art, wie Grenzen erlebt werden, Krebs auslösen können? Nach allem, was wir wissen, waren Grenzen für den Apple-Gründer nur dazu da, um überschritten zu werden. Ein Mensch kann sich ebenso darin verfangen, sich in Regeln und Grenzen einzusperren, wie darin, sie zu ignorieren. Vielleicht wäre Steve Jobs noch am Leben, wenn er an dem Punkt der Operationsentscheidung bereit gewesen wäre, eine Grenze einzuhalten und den konventionellen Weg zu gehen.

Grundlegende Prinzipien der Heilung

Was Heilung fördert

Heilung ist ein innerer Prozess, der von äußeren Einflüssen gestärkt und unterstützt werden kann. Die folgenden Faktoren sind vonnöten, um die bestmöglichen Voraussetzungen für eine seelische wie körperliche Heilung zu schaffen:

1. Eine positive innere Haltung, die Heilung – auch gegen anderslautende Aussagen Dritter – immer für möglich hält. Fragen Sie sich, was Sie in Bezug auf die Möglichkeit, gesund zu werden, glauben und ob Sie diese Überzeugung weiterbringt.
2. Eine offene, positive innere Haltung auch gegenüber Heilungsmöglichkeiten, die als »unwissenschaftlich« eingestuft werden.
3. Die grundsätzliche Bereitschaft, gesund zu werden. Haben Sie den festen Willen, gesund zu werden, auch wenn es mehr Zeit, Ausdauer und Einsatz fordert? Gibt es vielleicht einen Vorteil, den Ihnen die Krankheit gebracht hat, und den Sie nun loslassen oder sich anderweitig verschaffen müssen?
4. Die Bereitschaft, Ihre Situation anzunehmen, wie sie ist, anstatt zu hadern. Können Sie darauf vertrauen, dass Ihr Zustand einen Sinn hat, auch wenn Sie ihn noch nicht erkennen können?
5. Die Bereitschaft, den festen Wunsch und Willen, gesund zu werden, aufrechtzuerhalten, ohne sich auf das Ergebnis zu fixieren. Üben Sie sich darin, etwas zu wollen und es trotzdem loszulassen. Vielleicht hilft es Ihnen, in Demut Ihren Wunsch an eine höhere Macht, wie auch immer sie für Sie aussieht, zu übergeben.
6. Lebensmut und Lebenswillen

Der Neurobiologe Gerald Hüther bezeichnet den Willen zur Gesundheit als eine »innere Haltung«. Haltungen sind nicht angeboren, sondern werden im Laufe eines Lebens erworben. Ihre inneren Haltungen sind aus Ihren prägenden Erfahrungen heraus entstanden. Sie bestimmen darüber, was Sie beachten und was nicht, was Sie denken, fühlen, handeln und was Sie glauben oder nicht. Eine Verhaltensänderung (zum Beispiel eine Ernährungsumstellung oder Meditieren) kann nur erfolgreich sein, wenn sich die innere Haltung – die Einstellung – verändert, die das Verhalten steuert. Bleibt die innere Haltung gleich, ist der Effekt etwa so wie bei den guten Vorsätzen an Silvester. Um eine innere Haltung zu verändern, braucht es eine Erkenntnis oder eine veränderte Sichtweise, ein Aha-Erlebnis, das dafür sorgt, dass Sie auch wirklich etwas verändern wollen. Fragen Sie sich, was Sie brauchen, um wirklich motiviert zu sein, das zu tun, was Ihnen helfen kann, und es auch lange genug durchzuhalten.[41]

Heilhindernis: Warum es manchmal einfach nicht klappt

Das wohl größte Hindernis für Heilung ist die innere Einstellung. Wir alle haben Glaubenssätze entwickelt, meist schon in vorsprachlicher Zeit als gefühlte innere Zustände, die hilfreich oder blockierend sein können. »Katastrophisieren« nennen Ärzte eine Einstellung, die den Krankheitsverlauf chronifiziert und verschlimmert. Aussagen wie »Das bringt ja sowieso nichts« und »Es wird immer schlimmer« führen dazu, dass die Betroffenen resignieren, nichts mehr unternehmen und probieren und oft sogar wütend reagieren, wenn ihnen eine andere Person Mut machen oder etwas vielleicht Hilfreiches vorschlagen will.

»Dabei funktionieren manche Dinge im Körper nach einem einfachen Prinzip: Wer nicht mehr mit einer Verbesserung seines Zustandes rechnet, kann auch nicht mehr damit rechnen. Der Körper hat aufgegeben und der Geist schon längst.«[42]

Leiden kann eine Gewohnheit werden – Gesundheit auch

> *Meine Definition von Sucht ist wirklich sehr einfach: Eine Sucht ist etwas, womit Sie nicht aufhören können. Wenn Sie Ihren emotionalen Zustand nicht kontrollieren können, müssen Sie süchtig danach sein.*
> *Dr. Joe Dispenza*

Die Entdeckung der »Moleküle der Gefühle«[43] begann, als ein schottisches Forscherteam herausfand, dass das Gehirn Neuropeptide herstellt, die sogenannten Endorphine, die wie Opium wirken. Dieses Ereignis veränderte das Bild vom Gehirn entscheidend. Es stellte sich heraus, dass es noch andere Peptide gab, die nicht nur schmerzlindernd, sondern emotional stimulierend wirken. Die Wissenschaftler erkannten, dass jede Emotion, jedes Gefühl einen bestimmten chemischen Stoff oder eine Mischung chemischer Stoffe erzeugt. »Der Hypothalamus«, erklärt Dr. Dispenza, »ist eine Art Minifabrik. Dort werden bestimmte chemische Stoffe hergestellt, die wiederum bestimmten Emotionen entsprechen, die wir erleben.«[44] Einige dieser Stoffe rufen Wohlbefinden und Glücksgefühle hervor. Nicht nur Endorphine, auch Serotonin, Dopamin, Noradrenalin, Oxytocin und Phenethylamin sowie weitere Botenstoffe sorgen für gute Gefühle. Sie werden auch ausgeschüttet, wenn das Gehirn Anlass zu einer Belohnung sieht. Dr. Candace Pert, die Entdeckerin der Opiatrezeptoren, ist davon überzeugt, dass unser Gehirn so eingerichtet ist, dass wir Lust suchen und Schmerz vermeiden wollen. Das ist, so die Neurobiologin, der Motor der Evolution.

Unsere Wahrnehmungen sind mit diesen chemischen Stoffen verbunden. Die Moleküle der Gefühle entscheiden darüber, worauf wir unsere Augen richten, indem sie uns mitteilen, was wichtig und bedeutsam ist. Gleich, was wir sehen, es wird blitzschnell erkannt und von den zuständigen Arealen im Gehirn gedeutet. Je nach Bedeutung schüttet der Hypothalamus Neuropeptide ins Blut aus, die dann in die Zellen gelangen und das entsprechende Gefühl in uns auslösen. Bis hierhin gibt es kein Problem und nichts, was ein Symptom oder eine Erkrankung verursachen könnte. Problematisch wird es erst, wenn sich bestimmte Wahrnehmungen wiederholen, die wir als negativ einstufen oder die sogar traumatisierend wirken. Denn je häufiger die gleichen chemischen Vorgänge im Gehirn ablaufen, desto mehr festigen sie sich. Dieser Lerneffekt, der zu den Überlebensmechanismen zählt, ist grundsätzlich positiv, selbst bei schlimmen Erlebnissen. In der Praxis führt er jedoch dazu, dass wir spätere Erlebnisse nicht als eine neue Erfahrung erleben, die anders zu bewerten ist, sondern so, als handle es sich um dasselbe Ereignis. Die Fähigkeit zu unterscheiden, ob es sich wirklich um eine ebenso dramatische, bedrohliche oder verletzende Situation handelt wie früher oder nicht, geht verloren. Kleinigkeiten genügen, um eine einmal verankerte Reaktion auf einen bestimmten Reiz auszulösen: ein Tonfall, der an den des Vaters erinnert, als er uns eine Ohrfeige gab, ein Blick, der daran erinnert, wie wir mit einer schlechten Note nach Hause kamen, ein Wort oder Satz, der alte Ängste wachruft. Was dann geschieht, ist eine Kettenreaktion: Das Stresssystem fährt hoch, wir geraten in enorme Anspannung. Tritt in absehbarer Zeit keine Beruhigung ein, kommt es zu den bekannten Stressreaktionen.

Das ist aber nicht alles. Wir beginnen, ein Verlangen nach dem zu entwickeln, was sich häufig in unserem Leben ereignet, sowohl nach den guten wie nach den schlechten Dingen. Voraussetzung ist, dass wir bei diesen Erfahrungen intensive Gefühle erleben. Das mag Ihnen paradox vorkommen, aber ich möchte Sie bitten, sich zu gedulden und weiterzulesen. Diese Sucht ist unabhängig davon, ob wir selbst für bestimmte Erfahrungen »sorgen«, indem wir Erlebnisse entsprechend *deuten*, ob wir durch unsere innere Ausrichtung dazu neigen, immer wieder in ähnliche Situationen zu »geraten«, oder ob wir sogar – ohne es zu merken – dafür sorgen, dass Situationen sich so entwickeln, wie wir es erwarten. Haben Sie schon einmal eine Diskussion in Ihrer Liebesbeziehung begonnen, die dann ganz anders endete, als Sie erwarteten? Sind Sie mit einer bestimmten Absicht angetreten und dann in einem altbekannten Gefühl und altbekannten Gedanken gelandet wie: Er versteht mich nicht. Sie nimmt mich nicht ernst. Ich genüge eben doch nicht. Ich kann mich nicht mitteilen …? Je öfter Sie dieses Gefühl empfunden und diese Gedanken gedacht haben, desto stärker wird die dazugehörige Verschaltung im Gehirn und desto häufiger werden auch die mit diesen Gefühlen verbundenen Stoffe ausgeschüttet. Mit der Zeit gewöhnt sich Ihr Organismus an diese Situation – und möchte seinen Pegel nicht nur aufrechthalten, sondern schließlich immer mehr davon. »Der ständige übermäßige Bedarf an bestimmten chemischen Stoffen, die für eine Emotion, etwa Ärger, im Körper benötigt werden, lässt die Rezeptorstellen abstumpfen, die dazu da sind, sich an all die mit Ärger einhergehenden Neuropeptide anzupassen. Diese Zellen werden nicht mehr ausgewogen ›ernährt‹, denn sie erhalten von der Emotion, nach der sie süchtig sind, mehr als von anderen Emotionen, deshalb ist ihr Nahrungsangebot einseitig. Je mehr die Person sich ärgert, desto satter wird sich die Zelle fühlen.«

Vereinfacht ausgedrückt bedeutet das, dass Gefühle, die Sie kennen und häufig fühlen, nach Wiederholung streben. Das gilt ebenso für Glücksgefühle wie für negative Emotionen. Depression erzeugt noch mehr Depression, selbstschädigendes Verhalten verstärkt sich ebenso wie das »Erwachen heiterer Gefühle bei der Ankunft auf dem Lande«, wie Ludwig van Beethoven den ersten Satz seiner 6. Sinfonie nannte. Eine Statistik zeigte, dass Frauen, die vor ihren Männern in ein Frauenhaus geflüchtet waren, meist wieder zu ihnen zurückkehrten. Ein Grund dafür mag sein, dass diese Frauen keine Perspektive für sich sahen, aber mindestens ebenso zählt die Vertrautheit der negativen Beziehung und der Gefühle, die sie in ihnen auslöste.

Wenn Sie in negativen Emotionen verhaftet sind und sie ändern wollen, beginnen Sie damit, diese Gefühle nicht als Tatsachen und Wahrheiten zu betrachten, sondern als Süchte, die Sie ebenso ablegen müssen wie ein Alkoholiker seine Alkoholsucht oder ein Drogensüchtiger seine Drogensucht. Nicht nur Ihre vielleicht schlimmen Erfahrungen treiben Sie immer wieder in die gleiche, gesundheitsschädliche emotionale Lage. Es ist auch die Chemie Ihres Körpers, die Zeit braucht, um Bahnungen für neue, heilsame Gefühle zu entwickeln. Das können Sie tun, indem Sie allen heilsamen Erfahrungen eine Chance geben, Sie zu berühren. Heilsame Erfahrungen können Ihnen die »Bausteine von Vitalität, Gesundheit und Glück« im gleichnamigen Kapitel dieses Buches (Seite 142 ff.) vermitteln. Heilsam ist auch, Resilienz zu entwickeln, seelische Widerstandskraft, die damit beginnt, zu akzeptieren, dass das Leben jeden Menschen vor Aufgaben stellt, und dass es immer Bedingungen geben wird, die wir leichter akzeptieren können, und andere, bei denen uns das schwer fallen mag. Heilsam ist, die Vergangenheit loszulassen, indem Sie sie betrachten wie das Kielwasser eines Bootes. Sie können es sehen, aber es bleibt bei Ihrer Fahrt nach vorn ganz von selbst zurück, es sei denn, Sie nehmen es im Geist mit in das Boot.

Ich erinnere mich an einen Mann, der unter starken negativen Gefühlen und Sinnlosigkeitsempfinden litt. Er war im Laufe seines Lebens sehr erfolgreich geworden und hatte ein großes Unternehmen aufgebaut. Dass es ihm einfach nicht besser gehen wollte, erklärte er so: »Mein inneres Kind ist sehr verletzt, die Zeit der Schrecken war zu lange, zu viele Schläge, zu viel Verachtung, zu viel Liebesentzug, zu lange alleine gelassen, zu viel Härte und vieles mehr. Das sind die Dinge, die noch heute an mir zehren.«

Dazu möchte ich Ihnen eine Geschichte aus dem Zen-Buddhismus erzählen.

Ein Schüler ging zum Meister und fragte ihn: »Wie kann ich mich von dem, was mich an die Vergangenheit heftet, lösen?«
Da stand der Meister auf, ging zu einem Baumstumpf, umklammerte ihn und jammerte:
»Was kann ich tun, damit dieser Baum mich loslässt?«

Von Hausdächern und Kellern: Warum es notwendig ist, eine innere Verpflichtung einzugehen

Es gibt viele ausgezeichnete Therapieansätze, naturheilkundliche wie schulmedizinische. Exzellente, hoch motivierte Ärzte und Wissenschaftler arbeiten an neuen Wegen, Methoden und Mitteln für unsere Gesundheit. Ein gutes Beispiel ist Tinnitus, ein Leiden, an dem viele verzweifeln. Wenn Sie sich umfassend informieren, werden Sie eine ganze Reihe aussichtsreicher Forschungsprojekte entdecken, die innovative Behandlungsmethoden entwickeln und testen. Vor allem im Bereich der Musiktherapie geschieht hier viel. Dass die Besserungs- und Heilungsquote bislang immer noch nicht höher ist, liegt weniger an den Methoden. Sie sind zum Teil ausgesprochen ausgereift und auf den individuellen Menschen zugeschnitten und können als eine Form von Medizin bei Tinnitus betrachtet werden. Doch ebenso wie andere Formen von Medizingaben kann man sie nicht einfach nur »einnehmen«. Es ist eine zutiefst menschliche Hoffnung, dass es etwas (von außen) geben wird, eine Pille, eine Behandlung, die heilt. Tinnitus-Patienten ebenso wie andere, die an etwas leiden, hegen diese Hoffnung, dass etwas kommt, das »es« gut macht. Natürlich sehen die meisten Menschen ein, dass sie mitwirken müssen, aber was Mitwirkung wirklich bedeutet, wie aufwendig und lang ein solcher Weg sein und wie viel Eigenleistung er abverlangen kann, darüber sind sie sich nicht im Klaren. Es ist einfacher zu sagen: »Es geht nicht, bei anderen ist es ja auch so« und die Flinte ins Korn zu werfen, als sich einzugestehen, dass man nicht wirklich *alles* gegeben und *nicht wirklich* durchgehalten hat, dass man *nicht wirklich* ausdauernd war, versäumt hat, nach einem Fehlschlag wieder aufzustehen, und dass man sich vielleicht um die Kammern in der eigenen Seele, in denen lebensprägende, sich auf die Gesundheit auswirkende Erinnerungen gespeichert sind, herumgedrückt hat. Wenn der Keller Ihres Hauses überflutet ist, macht es wenig Sinn, das Dach zu reparieren und den Keller zu lassen, wie er ist. Vielleicht regnet es nicht mehr herein, aber im Kellergeschoss modert das Wasser vor sich hin. In diesem Bild ist das Dach das Symptom, die Erkrankung, die Sie heilen wollen. Der Keller steht für Ihr Inneres, in das vielleicht Luft und das Licht der Erkenntnis, was Sie wirklich krank macht, gebracht werden müssen. Und das braucht Hinwendung und Zeit. Die Medizin, die Sie brauchen, kann zu einem großen Teil aus etwas ganz anderem als dem bestehen, was Sie bisher darunter verstanden haben.

Verpflichten Sie sich dazu, Ihre Situation noch einmal neu zu überdenken und so ehrlich mit sich selbst zu sein, wie Sie es nur vermögen. Fassen Sie den festen Entschluss, gesund werden zu wollen, auch wenn Sie dazu Dinge in sich konfrontieren müssen, denen Sie lieber aus dem Weg gehen würden. Auch wenn Sie vielleicht fürchten, dass die damit einhergehenden Erkenntnisse Sie vor die Entscheidung stellen, etwas Einschneidendes in Ihrem Leben ändern zu müssen. Ob das der Fall sein wird, muss sich erst noch zeigen. Fragen Sie sich, ob es einen Konflikt in Ihnen beziehungsweise in Ihrem Leben gibt, von dem Sie glauben, Sie hätten ihn weitgehend oder ganz gelöst, der aber unter der Oberfläche nach wie vor wie ein Stachel in Ihrem Fleisch sitzt. Geben Sie der Absicht, gesund werden zu wollen, die höchste Priorität in Ihrem Leben.

Der buddhistische Lehrer Chögyam Trungpa vergleicht die Erinnerungen, denen wir gern entfliehen wollen, mit einem Misthaufen. »Das ist doch nur ein Haufen Mist!«, sagen Sie sich vielleicht, wenn Sie zurückblicken. Für einen Bauer ist der Misthaufen wertvoll. Mit dem Mist düngt er seine Felder, damit sie reichen Ertrag abwerfen, und der Gärtner düngt seine Beete, damit sie Blumen hervorbringen, die reichlich blühen können. Doch nicht nur das. Wenn der Mist richtig gut werden soll, muss man ihn von Zeit zu Zeit wenden, damit Luft hineinkommt und er gut gären kann. Dies ist keine Aufforderung, sich nur mit der Vergangenheit zu beschäftigen und sie als Erklärung für alles und jedes, was nicht so funktioniert wie gewünscht, zu nehmen. Es ist eine Einladung, sich die krankmachenden Muster im eigenen Inneren anzusehen und sie so umzuwandeln, dass sie zu einer hilfreichen Lernerfahrung über sich selbst und das Leben werden. Nicht die Erinnerung an Ereignisse an sich wird weiterhelfen, sondern Ihr tief greifendes Verständnis dafür, wie Sie selbst auf diese Ereignisse reagiert haben: Finden Sie heraus, welche Überzeugungen Sie über sich und das Leben aus diesen Erlebnissen entwickelt haben, welche wunden Punkte und fixierten Muster daraus entstanden sind und welche Auswirkungen diese von Ihnen geschaffene innere Wirklichkeit auf Ihr Leben hatte. Sie werden einen roten Faden entdecken, der sich durch Ihr Leben zieht, ein Muster, das sich wiederholt. Es mag sich nur um einen bestimmten Bereich Ihres Lebens handeln, doch dort haben Sie das Gefühl, immer wieder im gleichen Film zu landen wie der Wetteransager Phil Conners, von dem im nächsten Kapitel die Rede sein wird.

Lebensmotive und Ringe im Wasser

Wirklich zu wissen, wie unsere Beziehung zur Welt, zum Leben und uns selbst ist, ist nicht so einfach, wie es scheinen mag. Wenn Sie sich selbst gegenüber aufmerksam sind, werden Sie während Ihres ganzen Lebens immer neue Zusammenhänge und Motive entdecken, die sich in Ihren Beziehungen, Ihrem Beruf, Ihrer Lebensplanung und in Ihrer Gesundheit auswirken. Es sind prägende Erfahrungen, die sich durch Ihr Leben ziehen wie die Ringe, die sich um einen Stein herum ausbreiten, der ins Wasser gefallen ist. Die »Ringe« erleben Sie immer wieder, den Stein haben Sie vermutlich vergessen.

In dem Film *Und täglich grüßt das Murmeltier* wird diese Situation auf humorige Weise dargestellt. TV-Wetteransager Phil Conners ist in eine Zeitschleife geraten. Jeden Tag erlebt er den gleichen Tagesablauf, angefangen vom Klingeln des Weckers bis zum Tagesende. Und jeden Tag tritt er in die gleiche Pfütze. Das Spiel geht so lange, bis es Conners dämmert, dass er etwas grundlegend ändern muss. Statt ein egoistischer Kotzbrocken zu sein, wird er zu einem liebenswürdigen, anderen zugewandten Menschen. Ab dann ändert sich auch etwas in seinem Tagesablauf und schließlich gelingt es ihm, der Pfütze rechtzeitig auszuweichen. Der Bann ist gebrochen.

Der Film ist nicht umsonst so bekannt und beliebt und für manchen Leser ist er vielleicht ein »alter Hut«. Doch Lebensweisheit bedeutet nicht, dass wir ständig das Rad neu erfinden. Alle Weisheiten, die heute in einer mehr oder weniger neuen Verpackung angeboten werden, hat es schon gegeben. Es lohnt sich also, sich auch dann immer wieder mit einer Weisheit auseinanderzusetzen, wenn sie uns altbekannt erscheint. Denn die ständige Suche nach Neuem wird vor allem von zwei Motiven angetrieben: dem Bedürfnis nach neuen Sensationen und der Tatsache, dass es einfacher ist, nach etwas Neuem Ausschau zu halten, das alle Fragen und Probleme zu lösen verspricht, als sich die Mühe zu machen, das Bekannte gründlich und immer tiefer zu erforschen und einen eigenen Weg damit zu gehen. *Nicht die Methode ist das Entscheidende, sondern wie Sie damit umgehen.* Eine Heilmethode, die Sie schon ausprobiert haben, kann vollkommen andere Ergebnisse erzielen, wenn Sie diese mit einer neuen Einstellung anwenden. Die Methode ist wie der Hammer, mit dem Sie einen Nagel in die Wand schlagen wollen. Nur aus dem richtigen Winkel heraus wird das gelingen. Die neue Einstellung, die Ihre Methode erfolgreich machen kann, ist, Ihre Krankheit aus einer Perspektive zu sehen, die Ihre innere Wirklichkeit einbezieht.

Und täglich grüßt das Murmeltier ist eine Fabel, die Jung und Alt erreicht. Auch wenn es sicher nicht für jeden darum geht, statt eines Ekels ein netter Mensch zu werden, spüren wir doch unter der Ober-

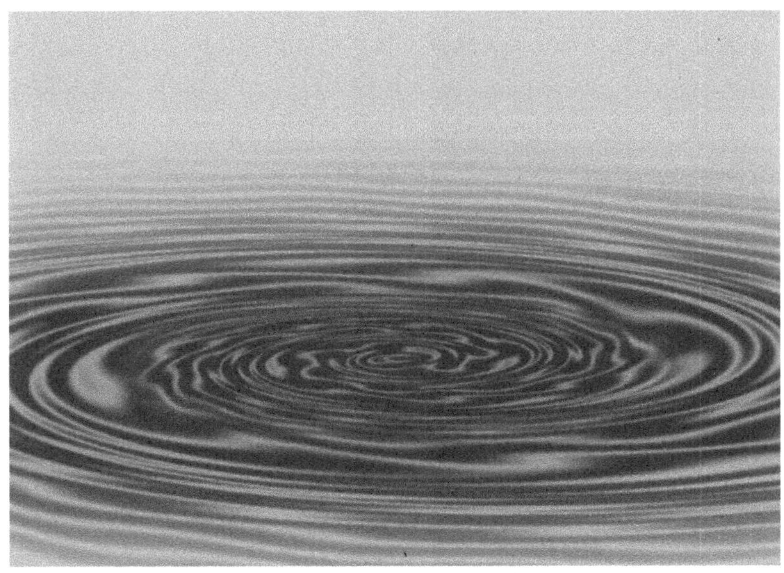

fläche der Filmkomödie, dass sie uns eine tiefe Wahrheit nahebringt: Eine der ganz normalen Herausforderungen des Lebens, die jeder Mensch bewältigen muss, ist das Festhängen an einer Stelle, an der er immer um dieselben Themen kreist. Dort, wo sich Schwierigkeiten in Ihrem Leben wie in einem Muster wiederholen, sind Sie ebenso wie Phil Connors in einem »Zauberbann«, der erkannt und gelöst werden muss. Wenn Sie häufig oder gar chronisch krank sind oder mit einem regelmäßig wiederkehrenden Symptom zu kämpfen haben, können Sie davon ausgehen, dass Sie innerlich an einer wesentlichen Stelle in einem solchen Bann eingeschlossen sind, der durchbrochen werden muss. Vielleicht gefällt Ihnen die Nähe zum Film nicht oder Sie haben eine Abneigung gegen das Wort »Bann«. Nennen Sie es anders. Finden Sie Ihr eigenes Bild für eine Situation, in der ein Mensch, Sie selbst vielleicht, im Kreis herum fährt und die Ausfahrten nicht sieht oder es nicht schafft, eine davon zu nehmen.

Stellen Sie sich eine einfache Frage. Beantworten Sie diese Frage von Zeit zu Zeit neu, denken Sie in verschiedenen Stimmungen und Umständen darüber nach. Finden Sie heraus, mit welchen Erinnerungen und Personen Ihre Antwort zusammenhängt. Malen Sie sich alternative Antworten aus. Was würde sich in Ihrem Leben ändern, wenn diese andere Antwort wahr wäre?

Die Frage lautet: »Was für ein Ort ist die Welt?«

Priming – warum Sie das sehen, was Sie glauben

Die Welt, in der Sie leben, entsteht in Ihrem Kopf. Diese vereinfachte Beschreibung der Tatsache, dass Gedanken Wirklichkeit erschaffen, gilt auch für Ihr Gehirn. Im Laufe Ihres Lebens entstehen immer mehr feste neuronale Vernetzungen, die Ihr Ich-Gefühl ausmachen. Diese Bahnungen sind das Ergebnis von inneren Haltungen. Sie bestimmen darüber, wie Sie sich selbst sehen und wie Sie andere Menschen und die Welt sehen. Ihre inneren Haltungen legen fest, wie Sie etwas bewerten, was Sie schön oder hässlich finden, was wünschenswert ist und was Sie vermeiden wollen, wofür Sie sich einsetzen und was Ihre Abwehr oder Kampfbereitschaft auslöst. Daraus ergibt sich, dass Sie offen sind für all die Dinge, die Ihnen bekannt sind und die Sie als positiv bewerten, und auch neue Dinge leicht lernen, die auf Bekanntem aufbauen. Weniger oder sogar gar nicht offen sind Menschen und vermutlich auch Sie naturgemäß für bisher negativ Bewertetes, für Unbekanntes, das Warnsignale in Ihnen aktiviert, und für alles, was schwierige oder schlimme Erfahrungen in Ihnen wachruft. Negative Erfahrungen lösen meist Abwehr und Faszination gleichermaßen aus. Denn alles, was noch auf eine innere Lösung wartet, zieht Sie ebenso in seinen Bann wie es Sie ängstlich oder wütend machen kann. Die Anziehung, die von Situationen und Menschen ausgeht, die auf Sie so wirken, als könnten sie Ihnen eine alte Erfahrung erneut bescheren, hat ihren Sinn. Seelische Probleme können am besten gelöst werden, wenn Sie mit ihnen konfrontiert sind und eine Lösung dafür entwickeln müssen, hier und jetzt, in Ihrem Alltag. Solange Sie sie wegsperren, »rumoren« sie in der Tiefe des Unterbewusstseins und wirken sich von dort im täglichen Leben und auf Ihre Gesundheit aus.

Die stabilen Bahnungen in Ihrem Gehirn sorgen für Stabilität im Leben. Sie erleichtern Alltagsprozesse, indem sie Sie mit vorgefertigten Mustern versorgen, nach denen Sie handeln, denken und fühlen können. Doch sie sind immer eine Einschränkung dessen, was möglich wäre. Sie bewirken, dass Sie – ebenso wie alle anderen – meist nur das sehen, was Sie bereits als vorgefertigte Annahme abgespeichert haben. In der Psychologie spricht man von »Priming«. Gemeint ist damit eine innere Vorausrichtung, eine »Brille auf der Nase«, durch die Sie die Dinge nur in einer bestimmten Weise wahrnehmen und deuten. Dabei wird eine Erinnerung oder eine im Gedächtnis abgelegte

Überzeugung durch etwas, das Sie sehen, hören, riechen, schmecken oder tasten, reaktiviert. Es geschieht einfach, Sie selbst tun bewusst nichts dazu. Sie sind nicht frei in dem, was und wie Sie etwas sehen, denn Sie sehen es durch die Brille Ihrer Vorannahmen. Was dann in Ihnen abläuft – was Sie fühlen, denken, was Ihr Körper macht –, sind Reaktionen, die Sie selbst erzeugen, und nur Sie selbst können diese Reaktionen verändern und in etwas Besseres, Heilsames verwandeln. Etwas im Außen hat einen Erinnerungsknopf bei Ihnen gedrückt und das damit verbundene Erlebensprogramm wird abgespult, inklusive aller Vorstellungen, Überzeugungen und Bilder, die Alarm in Ihnen auslösen, Sie schwächen und krank machen können, selbst dann, wenn aus heutiger Sicht kein Anlass dazu besteht. Überprüfen Sie Ihre Vorannahmen. Sie werden feststellen, dass sie sich durch Ihr gesamtes Leben ziehen. Vermutlich werden Sie auch solche finden, die Ihre Gesundheit betreffen. Glaubenssätze sind Vorannahmen, und sie sind im Gedächtnis mit machtvollen inneren Bildern verbunden, die Ihre Lebenswirklichkeit beeinflussen und die Leid und Krankheit mit sich bringen können. Oft haben diese Bilder mit Ohnmacht zu tun – der Unmöglichkeit, eine Situation oder einen Zustand ändern zu können bei einer gleichzeitigen Fixierung darauf, dass nur dann alles besser werden kann.

Wie Glaube zur Wirklichkeit wird

Allzu häufig sind wir nicht etwa das Opfer äußerer, anonymer Mächte oder innerer, psychischer Strukturen, sondern Opfer eines Denkens, das uns über eine Sache dies und nichts anderes denken lässt.
Wilhelm Schmid

Nicht nur reale, sondern auch vorgestellte Situationen können intensivste körperliche Reaktionen hervorrufen, je nachdem wie stark die emotionale Beteiligung ist. Wenn Sie sich lebendig genug vorstellen, wie Sie in eine Zitrone beißen, läuft Ihnen das Wasser im Mund zusammen, ebenso bei dem Gedanken an Ihre Lieblingsspeise. Die Vorstellung von Kälte und Wärme kann dafür sorgen, dass sich die Gefäße in der Haut zusammenziehen oder erweitern und sich die Hauttemperatur ändert. Ein tragisches Beispiel ist ein kalifornischer Eisenbahnarbeiter, der beauftragt wurde, die Fracht in einem Kühlcontainer zu kontrollieren. Plötzlich fielen hinter ihm die Türen ins Schloss. Er konnte sie von innen nicht öffnen und war gefangen. Am anderen Morgen fand man ihn tot im Container, obwohl das Kühlaggregat des Containers defekt war, die Außentemperatur mild und genügend Sauerstoff vorhanden war. »Niemand hat meine Hilferufe gehört«, hatte er an die Wände geschrieben. »Meine Hände und Füße werden immer kälter. Ich weiß nicht, wie lange ich das noch aushalte.« Er war an seiner Vorstellung gestorben, dass er nun hilflos sei und erfrieren müsse.[45] Der Eisenbahnarbeiter ist kein Einzelfall. Immer wieder berichten die Medien über Menschen, die unter Bedingungen starben, die nur in ihrer Vorstellung existierten.

Negative Denkgewohnheiten und Angstvorstellungen bewirken eine stärkere Erregung des Sympathikus, treiben das Herz zu höherer Leistung an, wodurch eine Blutgefäßverengung mit Blutdrucksteigerung entsteht. Es wird mehr Adrenalin ins Blut abgegeben, das die Herzfrequenz, die Gefäßverengung und die Erhöhung des Blutdrucks weiter beschleunigt. Im Gehirn werden bestimmte Areale immer stärker erregt. Obwohl all dies eine natürliche Reaktion des Organismus ist, um die nötige Alarmbereitschaft in Gefahrensituationen herzustellen, ist es eine ungesunde Reaktion, wenn sie durch Angstvorstellungen ausgelöst wird, für die der Körper keine physischen Abwehrmechanismen, sondern geistige Klarheit braucht. Gelingt es nicht, die Angst auslösenden Vorstellungen in den Griff zu bekommen, können die Erregung im Gehirn und die entsprechenden Körperreaktionen so stark werden, dass der Mensch nicht mehr sinnvoll denk- und reaktionsfähig ist. Es kommt zu einem »Arousel«, einer neuronalen Übererregung, bei der das logische Denkvermögen immer mehr verloren geht und archaische Notfallprogramme anspringen, wenn dieser Prozess nicht rechtzeitig unterbrochen wird. Da die im Körper ausgeschütteten Stresshormone nicht durch eine stärkere körperliche Betätigung abgebaut werden, wirken sie sich negativ aus. Das ist einer der Gründe, weshalb Menschen, die ein stressintensives Leben führen, Bewegung und Ausgleichssport dringend empfohlen werden. Auch die Funktion der Organe und alle weiteren Funktionen des Organismus werden von negativen Vorstellungen und den sie begleitenden Gefühlen wie Kummer, Furcht und Wut beeinflusst. Ärger kann ein Magenleiden, eine Gallenblasenentzündung oder Lebererkrankung in Form einer »Gelbsucht« hervorrufen, Angstvorstellungen und Depressionen die Verdauungsfunktion stören. Jeder Gedanke hat eine körperliche Resonanz, je gefühlsbetonter, desto stärker ist die Resonanz.

Diese Beispiele sollen Sie nicht dazu veranlassen, nur noch positive Gedanken denken zu wollen und nur noch positive Vorstellungen zuzulassen. Abgesehen davon, dass Sie sich nicht dazu zwingen können, wäre es in vielen Erkrankungsfällen fatal, sich nicht mit den Realitäten wie einer eventuell notwendigen Operation auseinanderzusetzen. Vielmehr muss es darum gehen, zu üben, überhand nehmende negative Vorstellungen in ihre Schranken zu weisen und den in jedem Menschen schlummernden »Selbstheilungsmut«, wie ihn K. O. Schmidt nennt, zu aktivieren. Nur so können Sie sicher sein, dass Sie das Nötige an konkreten Maßnahmen ergreifen und gleichzeitig für Ihr Inneres sorgen.

Lassen Sie sich nicht von Titeln, Hightech und gelehrten Worten beeindrucken, wenn es um Ihre Gesundheit geht. Achten Sie auf die Gefühle, die der Mensch, von dem Sie sich behandeln lassen, in Ihnen auslöst. Wie sich gezeigt hat, erzielen manche Ärzte trotz fortschrittlichstem Wissen und Methoden kaum Erfolge bei ihren Patienten, während andere allein durch ihr Einfühlungsvermögen und ihre Art, mit den Menschen umzugehen, überzeugen. Welche Mittel sie verordnen, spielt dabei weniger eine Rolle. Die Heilungschancen werden bei vielen Menschen auch dadurch beeinflusst, was ihre Ärzte über die Krankheit denken und welche Therapien sie für aussichtsreich halten. Gehen sie davon aus, die Erkrankung sei unheilbar, überträgt sich diese Einstellung mehr auf viele Patienten als ihnen bewusst ist. Selbst eingefleischte Anhänger von Naturheilmitteln und -verfahren werden zu Anhängern pharmazeutischer Mittel oder der Chemotherapie, weil sie den Behandelnden glauben, dies seien die einzig rettenden Maßnahmen. Je mehr Angst ein Mensch verspürt, desto größer wird auch das Bedürfnis, an der Hand genommen und von einer Autorität gerettet zu werden. Und je größer die Angst wird, desto ältere, archaische Reaktionsmuster werden im Gehirn aktiviert. Sie können dazu führen, dass die Fähigkeit zum Nachdenken, zu innerer Distanz und Selbstkontrolle und damit zum Überblick verlorengeht und sich Überemotionalität und Hilflosigkeit breitmachen.

Machen Sie sich bewusst: Ihre Heilungschancen hängen entscheidend von Ihrer inneren Einstellung ab und damit von dem, was Sie glauben oder nicht, und was Sie für möglich halten oder nicht. Es ist nicht gleichgültig, was Sie glauben!

Die Macht der inneren Bilder

Der Mensch besitzt eine sichtbare und eine unsichtbare Werkstatt. Die sichtbare, das ist sein Körper, die unsichtbare, das ist seine Imagination. Der Geist ist der Meister, die Imagination sein Werkzeug und der Körper das formbare Material. Die Imagination ist die Sonne in der Seele des Menschen.
Paracelsus

Was den Mann im Kühlcontainer dazu brachte, zu erfrieren, war nicht nur der Glaube, sterben zu müssen. Dieser Glaube wurde genährt von einem mächtigen inneren Bild, das ihm vorgab, was es bedeutete, in einem Kühlcontainer eingeschlossen zu sein. So mächtig war dieses innere Bild, dass er nicht in der Lage war, seine reale Lage zu erkennen. Es setzte all die Prozesse im Körper in Gang, die zu diesem Bild gehören: kälter werdende Hände und Füße und alle weiteren Erfrierungssymptome.

In seinem Buch *Das Geheimnis der Heilung* erzählt Joachim Faulstich die Geschichte eines todkranken kleinen Mädchens. Kurz nach seiner Geburt bekam das Kind eine medizinisch unerklärliche Krankheit und musste ständig im Bett liegen. Die Ärzte wussten keinen Rat und obwohl sie alles taten, um das Mädchen am Leben zu erhalten, sahen sie keine Möglichkeit, es zu heilen. Das Kind war inzwischen zwei Jahre und die Mutter spürte, dass es sterben würde. In ihrer Verzweiflung beschloss sie, zu einem Marienheiligtum in Süddeutschland zu gehen, um für die Genesung ihres Kindes zu beten. Sie selbst hatte mit der christlichen Religion gebrochen und konnte kaum glauben, dass eine solche Handlung helfen würde. Sie flehte die Muttergottes an, ihr Kind gesund werden zu lassen und ihr die Krankheit zu geben. Das Wunder geschah: Der Zustand des Kindes besserte sich und es wurde, zur völligen Überraschung der Ärzte, ganz gesund. Doch auch die andere Seite ihrer Bitte erfüllte sich. Einige Zeit danach erkrankte die Mutter an Krebs und starb. Operationen und Chemotherapie konnten ihr nicht helfen. Die Vorstellung, den Preis für ein erfolgreiches Geschäft zahlen zu müssen, ist ein altes, kulturell verankertes inneres Bild, das in manchen Familien besonders wirksam ist. Die Mutter des kleinen Mädchens konnte sich den von ihr selbst gesprochenen Worten nicht entziehen. Hätte sie ihren Teil nicht dazu getan, wäre das Kind wieder krank oder gar nicht erst gesund geworden. Ob das so ist, sei dahingestellt. Die Überzeugung der Mutter war in jedem Fall ebenso mächtig wie die des Eisenbahnarbeiters, und sie hatte ebenso tödliche Folgen.

Innere Bilder können Ordnung, Gesundheit und Lebensfreude herstellen und sie können töten. Ein inneres Bild, das aktiv wird, kann den gesamten Organismus beeinflussen, vom Herzschlag, dem Atemrhythmus, der Muskelspannung über die Arbeit der inneren Organe bis hinein in die Zellen. Wer glaubt, frei von solchen Bildern zu sein, ist ihnen ausgeliefert. Viele dieser Bilder sind kulturell oder familiär verankert und werden von Generation zu Generation weitergegeben. Der Neurobiologe und Hirnforscher Gerald Hüther hat wissenschaftliche Untersuchungen zum Thema »Wir sind, was wir denken« durchgeführt. In seinem Buch *Die Macht der inneren Bilder* widmet er sich der Erforschung der Bilder, die in allem Lebendigen wirksam sind. Hüther fand heraus, dass es in allen lebenden Systemen innere Bilder gibt. Sie bewirken, dass bestimmte Merkmale, Eigenschaften und Strukturen entstehen. Sie sorgen dafür, dass diese Systeme, wie zum Beispiel Zellen, aufgebaut und erhalten werden und sich an Bedingungen anpassen können. In Menschen, Tieren und allen lebenden Organismen sorgen sie für Halt und Orientierung. Sie bilden die Vorlage, mit deren Hilfe körperliche und psychische Schäden repariert werden können. Gerald Hüther definiert die inneren Bilder als »Reaktionen steuernde, Handlungen leitende, Aufmerksamkeit lenkende, Orientierung bietende Muster, auf deren Basis sich das Leben entfaltet«. Auch in jeder Gesellschaft gibt es Bilder, die festlegen, wie ihre Ordnung, Struktur, Werte und Ziele aussehen. Wir alle sind nicht nur von unseren persönlichen und familiären inneren Bildern geprägt, sondern auch von den kollektiven, durch die unsere Kultur, der Zeitgeist und die herrschenden Verhältnisse gelenkt werden. Die Veränderung innerer Bilder stellt immer eine Herausforderung dar, da die vertraute Struktur zugunsten einer noch unbekannten, sich vielleicht nur vage abzeichnenden verlassen werden muss. Unsere inneren Bilder sind die Halterungen, die dafür sorgen, dass wir unser Gehirn oft lebenslang auf die gleiche Weise benutzen, die wir meist schon sehr früh festgelegt haben. Wir stecken so einen recht engen Lebensrahmen ab, obwohl unsere angeborenen inneren Bilder ein weitaus größeres Spektrum an Möglichkeiten zur Verfügung stellen. Albert Einstein sagte dazu: »Probleme kann man niemals mit derselben Denkweise lösen, durch die sie entstanden sind.«

Welche Bilder und Vorstellungen verbinden Sie mit Ihrer Krankheit? Welche Erinnerungen tauchen auf, wenn Sie an Ihr Symptom oder Ihre Erkrankung denken oder die Wirkung im Körper spüren? Seien Sie sicher, dass Sie auch heilsame Bilder in sich tragen. Sie können diese Bilder entdecken – und oft hilft eine spirituell ausgerichtete Handlung oder ein Gebet dabei. Nutzen Sie die Kraft innerer Bilder auch über Ihre Krankheit hinaus. Welche Bilder bestimmen Ihr Leben? Ihre Entscheidungen, Beziehungen, Hoffnungen, Sehnsüchte und Ängste werden durch innere Bilder gelenkt, ob sie Ihnen bewusst sind oder nicht. Es mag Ihnen leichter fallen, zu erkennen, worum es geht, wenn Sie an die Stelle der »Bilder« das Wort »Vorstellungen« setzen. Gehen Sie auf die Suche nach Ihren inneren Bildern, nach den Vorstellungen, die Ihr Leben bestimmen. Sie sind leicht zu finden: Jede Ihrer Erinnerungen ist ein solches Bild, die Märchen Ihrer Kindertage, Bücher, Filme, Gespräche. Alle Eindrücke und Erlebnisse, die Sie jemals hatten und heute haben, erzeugen Bilder in Ihnen oder verstärken bereits bestehende. Betrachten Sie eine Situation, die Sie jetzt oder schon seit langer Zeit beschäftigt, und suchen Sie Ihr inneres Bild dazu. Vielleicht braucht es ein wenig Geduld, bis Sie es finden. Irgendwann taucht es spontan in Ihrem Geist auf, vielleicht als Erinnerung, vielleicht, wenn Sie eine Zeitschrift aufschlagen, fernsehen, lesen, sich unterhalten oder spazieren gehen. Auch das Märchen, das Sie als Kind besonders geliebt haben, kann Ihnen bei der Suche behilflich sein.

Was für ein Bild ist es? Welche Rolle spielen Sie darin? Welche Rolle haben andere Menschen? In welcher Umgebung ist dieses Bild angesiedelt? Ist es deutlich oder verschwommen? Wie leicht würde es Ihnen fallen, es zu verändern? Verfolgen Sie die Spur dieses Bildes durch Ihr Leben hindurch. Sie werden eine Geschichte entdecken, in der dieses Bild immer wieder Hauptakteur ist. Die Menschen, die die Rollen in dem Bild übernehmen, mögen wechseln. Heute nimmt vielleicht ein anderer Mensch eine bestimmte, wichtige Rolle in dem Bild ein als vor einer Reihe von Jahren. Doch die Rolle bleibt die gleiche – das heißt, die Bedeutung, die der Mensch für Sie hat. Wechselnde Partner, Freunde oder Vorgesetzte können zum Beispiel die Rolle des Vaters oder der Mutter einnehmen, des Beschützers, Förderers oder Tyrannen. Jeder dieser Menschen bietet Ihnen die Möglichkeit, umzudenken und anders, besser, freier, zieldienlicher auf eine solche Person und die Situationen, die sie mit sich bringt, zu reagieren. Das ist ein enormes Potenzial für die Zukunft. Ihre inneren Bilder sind eine Chance, zu wachsen und zu heilen. Seien Sie sich der Macht Ihrer inneren Bilder bewusst. Sie beeinflussen die Art, wie Sie Ihr Leben führen und wie es verläuft, auch dort, wo Sie gern etwas anders hätten. Und vielleicht führen Sie diese Bilder zu dem inneren Ursprung, der an der Wurzel Ihrer Erkrankung steht. Darüber hinaus begeben Sie sich auf eine spannende Reise durch Ihr Leben.[46]

Medikamente heilen – Placebos auch

Glaube kann heilen, das zeigt auch die Wirkung von Placebos – Medikamenten, die keinen Wirkstoff enthalten. Rund 30 Prozent aller körperlichen und emotionalen Erkrankungen werden durch Placebos geheilt, vorausgesetzt, die Person glaubt, ein wirksames Mittel erhalten zu haben. Selbst bei todkranken Patienten kann ein Placebo das Immunsystem nachweislich stärken[47]. Umgekehrt zeigen Medikamente mit Wirkstoff oft nicht die erwartete und manchmal sogar eine schädigende Wirkung. Dieser »Nocebo« genannte Effekt macht deutlich, dass Glaube sowohl gesund als auch krank machen kann. Die Begriffe »Placebo« und »Nocebo« kommen aus dem Lateinischen und bedeuten »Ich werde gefallen« (Placebo) und »Ich werde schaden« (Nocebo). Der Noceboeffekt kann als eine sich selbst erfüllende negative Prophezeiung verstanden werden, die entsteht, wenn ein Mensch glaubt, ein Medikament oder eine Behandlung werde sich schädlich für ihn auswirken. Sie brauchen dazu nur einmal daran denken, wie es war, als Sie den Beipackzettel eines Medikaments, das Ihnen verordnet wurde, gelesen haben. Auch wenn Ihre Reaktion nicht so stark war, dass ein Noceboeffekt eintrat, wurde Ihnen vermutlich zumindest mulmig zumute. Dr. Bernd Hontschik ist einer der Ärzte, die sich dafür einsetzen, sowohl den Patienten als auch den Arzt als Mensch mit Körper und Seele zu behandeln, die beide beachtet werden müssen, um ein gutes Ergebnis zu erzielen. Er wendet sich vehement gegen ein mechanistisches Körperbild, das vor allem bei Chirurgen leicht ihr medizinisches Verständnis und ihr Selbstbild prägen kann, da sie sich »nur« mit dem Körper befassen und aufschneiden, entfernen, einsetzen, hämmern, schrauben, nageln usw. Körper und Psyche sind aber nicht getrennt. Dazwischen geschieht etwas, das Bernd Hontschik und andere psychosomatisch orientierte Ärzte die »Bedeutungserteilung« nennen. Ob krank oder gesund, jeder Mensch konstruiert seine persönliche Wirklichkeit und deutet sie, das heißt, er gibt ihr eine bestimmte Bedeutung. Zahlreiche Beispiele zeigen, dass die Interaktion zwischen Arzt und Patient mit darüber entscheidet, wie etwas wirkt, wie es bei Placebos und der schädlichen Wirkung echter Medikamente der Fall ist.[48]

Ein Aufsehen erregendes medizinisches Experiment zum Placeboeffekt führte der Orthopäde Dr. James Bruce Moseley in Houston, Texas durch. Von 180 Patienten mit einer Kniegelenksarthrose operierte der Arzt zwei Drittel mit der entsprechenden Operationstechnik: Das Gelenk wurde geöffnet, der Knochenabrieb ausgespült, die Knorpel geglättet. Die anderen erlebten dieselben Vorbereitungen wie die Patienten, die real operiert wurden, und bekamen auch eine Narkose, wurden aber nicht operiert. Leichte Schnitte sollten suggerieren, dass die Operation stattgefunden hatte. Keiner der Patienten wusste, ob er operiert worden war oder nicht. Nach zwei Jahren waren 90 Prozent der Patienten in beiden Gruppen mit dem Ergebnis zufrieden und, noch erstaunlicher: Bei den Personen, die nur zum Schein operiert worden waren, war sogar die Mehrzahl schmerzfrei.[49] Ein ähnliches Experiment wurde mit Personen durchgeführt, die eine Bypass-Operation brauchten. Ein US-Ärzteteam brachte zwar den Operationsschnitt an, führte die Operation jedoch nicht durch. Im Vergleich zur Kontrollgruppe der tatsächlich Operierten schnitten diese Patienten nicht schlechter ab. Die meisten von ihnen fühlten danach ihr Herz wieder kräftiger schlagen. Der Placeboeffekt ist der vielleicht deutlichste Hinweis auf das Zusammenspiel von Körper und Geist. Die Grundlage der Medizin der Zukunft, die bereits dabei ist, sich zu entwickeln, wird diese Vernetzung sein.

Körper, Geist und Seele verbinden: Psychosomatik, Mind-Body-Medizin und Psychoneuroimmunologie

Mind-Body-Medizin ist Prävention. Wir aktivieren die Ur-Heilkräfte in uns selbst: Geist und Körper.
Prof. Tobias Esch

Heute geht die Medizin vielversprechende neue Wege. Es begann in den 1930er Jahren, als sich die Psychosomatik entwickelte. Der neue medizinische Zweig sollte erforschen, wie sich die Lebensumstände, Gefühle und Gedanken eines Menschen auf seinen Gesundheitszustand auswirken. Die Bezeichnung »Psychosomatik« kommt aus dem Altgriechischen und setzt sich zusammen aus *psychi* für Atem, Hauch, Seele, und *soma* für Körper. Als Begründer der psychosomatischen Medizin gilt Thure von Uexküll, der davon überzeugt war, dass kein Unfall und keine Erkrankung nur körperlich bedingt ist. »Auch bei einem Sehnenriss oder einem Knochenbruch ist das Psychische am Werk, wenn auch sicher weniger als bei Herz, Kreislauf oder Magen. Manche Menschen sind ja auf merkwürdige Weise anfällig für Unfälle.«[50] Krankheiten, so Uexküll, entstehen vor allem, wenn es Menschen nicht gelingt, sich an Veränderungen in zwischenmenschlichen Beziehungen, im Beruf oder den Umständen generell anzupassen. Bezieht man mit ein, dass es nicht nur die Bedingungen selbst sind, die Probleme verursachen können, sondern vielmehr unsere Reaktion darauf, wird deutlich, wie sehr das Krankheitsgeschehen ein innerer Prozess ist, der davon abhängt, wie sich ein Mensch auf das, was er erlebt, bezieht – welche Bedeutung er ihm beimisst und welche Konsequenzen er aus dieser Bedeutungsgebung ableitet. Eine Frau, die sich aus verschiedenen Gründen nicht in der Lage sah, ihren untreuen Mann zu verlassen, entwickelte eine Vielzahl von Symptomen und Erkrankungen bis hin zu Krebs und Erschöpfungszuständen. Wie sich zeigte, erlebte sie sich zutiefst als gescheitert, obwohl – von außen betrachtet – ihr Scheitern, wenn überhaupt, nur darin zu finden war, dass sie an einem Mann festhielt, der auf der körperlichen Ebene anders »gestrickt« war als sie.

Die ursprüngliche Psychosomatik hat in den USA einen weiteren Zweig hervorgebracht: die Mind-Body-Medizin (MBM), die inzwischen auch in Europa einen Siegeszug antritt. In der Mind-Body-Medizin werden Körper, Geist und Seele als untrennbar gesehen und zusammen behandelt. Sie untersucht die komplexen Wechselwirkungen zwischen Körper, Gedanken, Gefühlen und der Umgebung eines Menschen, die sowohl den kranken wie auch den gesunden Menschen ausmachen. Im Englischen umfasst der Begriff »mind« die seelisch-geistige Dimension des Menschen. Im Deutschen gibt es mehrere Worte, die zusammen ausdrücken, was »mind« bedeutet: »Seele, Geist, Psyche, Gemüt, Verstand«. Die Verbindung mit dem Wort »body« für Körper weist auf die Zielsetzung dieser Medizin hin. Ihr Schwerpunkt liegt darauf, die eigenen Kräfte und die Fähigkeit zur Selbstregulation durch Achtsamkeit, Entspannung und Veränderung des Lebensstils zu stärken. Gesunde wie Kranke können von den

Mind-Body-Techniken profitieren und den bestmöglichen Umgang mit sich selbst finden.

Ein Zweig der Mind-Body-Medizin ist die Psychoneuroimmunologie (PNI). Sie untersucht die Verbindung von Seele (Psycho…), Nervensystem (Neuro…) und den körpereigenen Abwehrkräften (Immunologie). Die PNI hat beeindruckende Nachweise für die Auswirkungen seelischer Vorgänge auf die Immunabwehr und das Hormonsystem erbracht. Bei Dauerstress und starken seelischen Belastungen sinkt zum Beispiel die Produktion des Immunglobulin A, das für die Abwehrkräfte wichtig ist. Umgekehrt konnten die Wissenschaftler einen Zusammenhang zwischen Neugierde und der Aktivität der T-Helferzellen feststellen, die an den beiden Funktionen der Immunabwehr, der zellulären und der humoralen, beteiligt sind. Diese und weitere Messwerte bestätigen die Erkenntnisse der Hirnforscher, denen zufolge Begeisterung, Offenheit, Wissensdrang, die mit der Neugierde auf Neues in Verbindung stehen, gesundheitsfördernd sind. Die Gehirntätigkeit, die Nebennieren und alle Zellen der Immunabwehr reagieren besonders stark auf psychische Zustände. Symptome und Erkrankungen wirken wiederum auf die Psyche zurück und rufen seelische Zustände hervor, die sich auf die Heilungsaussichten auswirken. Ein Mittel, das Schmerzzustände beseitigt, kann deshalb eine positive Wirkung auf Ängste und Verkrampfungen haben und den Heilungsprozess erleichtern. Heilung kann folglich sowohl von körperbezogenen wie auch von seelischen Maßnahmen ausgehen. Doch auch bei einer ausgezeichneten körperlichen Behandlung muss die Psyche folgen, denn die seelisch-geistigen Zustände, in denen ein Mensch sich bewegt, sind das »Zünglein an der Waage«. Gewichtet man die Wirkungen der Psyche auf den Körper und umgekehrt des Körpers auf die Psyche, schlägt das Pendel zur Seite der Psyche aus.

Um die Selbstheilungskräfte des Menschen zu aktivieren, nutzt die Psychoneuroimmunologie unter anderem Entspannungs- und Visualisierungstechniken, die Stress abbauen und auch vorbeugend dafür sorgen, dass keine Krankheiten entstehen. Mit Hilfe dieser Programme konnten in den USA die Abwehrkräfte von HIV-Patienten gesteigert werden. Frauen wurden schwanger, wenn sie sich von dem Druck befreien konnten, unbedingt ein Kind bekommen zu wollen. Am Knappschaftskrankenhaus der Kliniken Essen-Mitte, Abteilung Naturheilkunde und Integrative Medizin, wurde ein Konzept entwickelt, das Schulmedizin, Naturheilkunde und amerikanische Mind-Body-Medizin verbindet. Die Behandlung soll »Ordnung« in Geist und Seele bringen. Denk- und Verhaltensmuster sollen überdacht und erneuert werden. Da Stress im Leben unvermeidlich ist, sollen die Patienten lernen, positiv damit umzugehen. Die Therapie wird auch in der Krebsbehandlung eingesetzt. Krankheit wird hier immer auf drei Ursachen zurückgeführt: auf eine biologische Ursache wie eine genetische Disposition oder ein Virus, eine psychologische Komponente wie Stress oder Probleme und eine soziale Komponente wie Probleme in der Familie oder bei der Arbeit. Mit den Tipps, die die Ärzte geben, wird das »Rad nicht neu erfunden« – vielmehr zeigt sich, dass altbekannte, meist schlichte Weisheiten nicht einfach in der Schublade verschwinden sollten, sondern heute auch aus wissenschaftlicher Sicht fundiert und wirkungsvoll sind. Die Empfehlungen lauten: die Ansprüche herunterschrauben (Perfektionismus reduzieren), positiv denken, Frust und Stress durch körperliche Bewegung und Sport herauslassen (baut Spannungen ab und setzt Glückshormone frei), lachen (entspannt und stoppt die Ausschüttung von Stresshormonen) und bewusst leben und genießen (gesund essen, lange schlafen).[51]

Die Bausteine von Gesundheit, Vitalität und Glück

Der Neurologe und Religionswissenschaftler Andrew Newberg erforscht seit vielen Jahren die Zusammenhänge zwischen Spiritualität und Neurowissenschaften. Mit seinen Untersuchungen zur Gehirnaktivität während religiöser oder mystischer Erfahrungen begründete er die »Neurotheologie«. Die Ergebnisse zeigen, dass die Lebenserwartung und der Gesundheitszustand eines Menschen bereits durch ein Minimum an religiöser Einstellung und Praxis verbessert wird. »Wer lange genug über Gott nachdenkt, löst überraschende Entwicklungen im Gehirn aus – neuronale Funktionen beginnen sich zu verändern. Bestimmte Neuralkreise werden aktiviert, andere deaktiviert. An und zwischen den Nerven werden neue Fortsätze (Dendriten) und Kontaktstellen (Synapsen) gebildet und das Gehirn wird feinfühliger für subtile Bereiche der Erfahrung«, schreibt Andrew Newberg in dem Buch *Der Fingerabdruck Gottes.*[52] »Gleichzeitig beginnt ein Wahrnehmungs- und Glaubenswandel, und Gott wird zur neurologischen Realität für alle, die an ihn glauben. Für manche Menschen ändert sich womöglich nichts und Gott bleibt eine primitive Vorstellung, die genauso begrenzt ist wie das Weltbild eines kleinen Kindes. Für die meisten wird Gott jedoch zum Symbol beziehungsweise zur Metapher für eine Vielfalt von persönlichen, moralischen, sozialen und universalen Werten.«

Viele spirituelle Praktiken sind laut Andrew Newberg und seinem Koautor Mark Robert Waldman für das Gehirn grundsätzlich gesundheitsfördernd. Dabei ist nicht ausschlaggebend, ob Sie an Gott glauben oder nicht. Die Forschungsergebnisse belegen, dass diese Praktiken auch dann funktionieren, wenn Sie nicht an Gott glauben. Denn Spiritualität beinhaltet die Suche nach Lebenssinn, Wahrheit und persönlichen Werten – Kräfte, die den Menschen seelisch stärken. Meditation, intensive Gebete und andere religiöse Rituale fördern die Funktion bestimmter Bereiche im Gehirn, die Angst und Depression mindern, das soziale Bewusstsein und die Einfühlsamkeit steigern und die kognitiven und intellektuellen Funktionen verbessern. »Die Neuralkreisläufe, die durch die Meditation aktiviert werden, schützen Sie vor vielen gesundheitsschädlichen Auswirkungen des Alterungsprozesses und des Stresses und lassen Sie Ihre Emotionen besser kontrollieren. Zumindest helfen Ihnen derartige Übungen dabei, ruhig, gelassen, friedlich und wachsam zu bleiben, und sie verleihen fast allen, die sie ausführen, eine positive und optimistische Lebenseinstellung.«[53] Gute Gefühle und eine zuversichtliche Haltung machen nicht nur das Leben leichter. Sie tragen einen wichtigen Teil zu Heilungsprozessen bei.

Wie weitere Untersuchungen ergaben, sind Meditationen, Gebet und eine spirituelle Einstellung zwar ausgezeichnete Möglichkeiten, um die Gehirntätigkeit und damit die Gesundheit zu fördern, doch die Forscher fanden noch sieben weitere Methoden, die Gesunde wie Kranke in ihr Leben aufnehmen sollten. Aus diesen Erkenntnissen entwickelten Andrew Newberg und seine Kollegen ein Trainingsprogramm für das Gehirn, das aus sieben Bausteinen besteht. Die sieben Trainingsbausteine sind: Lächeln, geistig fit bleiben, bewusst entspannen, Gähnen, Meditieren, Aerobic (Bewegung), Gespräche mit anderen und als beste Methode: Glaube.

Was diese sieben Bausteine so wertvoll macht, zeige ich Ihnen hier. Für den Fall, dass Sie der Ansicht sind, diese Methoden seien banal oder »alte Hüte«, möchte ich Sie einladen, sich nochmals mit ihnen zu befassen. Für den Erfolg jeder Methode, jeder Therapie und jedes Weges ist Ausdauer entscheidend, über Hürden, Fehlschläge und Frustrationen hinweg, und die Bereitschaft, in die Tiefe zu gehen. Nicht das Werkzeug an sich ist ausschlaggebend, sondern die Art, wie man damit umgeht. Mehr als das Medikament, die Therapie oder der Übungsweg, den Sie einschlagen, zählt die Art und Weise, wie Sie damit umgehen.

Die sieben Bausteine sind lebensbegleitend und auch dann noch essenziell, wenn Sie wieder gesund sind. Wie die Neurobiologie gezeigt hat, braucht das Gehirn Zeit und häufige Wiederholungen, um sich zu verändern und ausreichend neue Verschaltungen zu bilden. Einmal meditieren tut Ihnen gut, regelmäßig meditieren kann Ihr Leben verändern. Von dem erfolgreichen Motivationstrainer Bodo Schäfer stammt der kluge, auf alle Lebensbereiche anwendbare Satz: »Die meisten Menschen überschätzen, was sie in einem Jahr erreichen können, und sie unterschätzen, was sie in zehn Jahren erreichen können.« Bodo Schäfer sprach von beruflichem Erfolg. Wenn Sie seine Worte auf Ihren Gesundheitszustand übertragen, brauchen Sie vermutlich nicht in so langen Zeiträumen zu denken. Aber nehmen Sie sich den Rat zu Herzen, nicht zu überschätzen, was Sie an effektiven und nachhaltigen Wirkungen in einer kurzen Zeit erreichen können, und unterschätzen Sie nicht, was mit Geduld und Ausdauer möglich ist. Beginnen wir mit dem Baustein, der nach den Forschungen Andrew Newbergs der wirksamste ist, um gesund, vital und lebensfroh zu sein: dem Glauben.

Der wirksamste Baustein: Glaube

Das Gebet ist das Atmen der Seele.
Ellen White

Wenn Sie etwas glauben, bedeutet das, Sie haben keinen Beweis dafür. Genau betrachtet können Sie die meisten Dinge nur glauben. Auch wenn Sie viele Hinweise darauf haben, dass eine bestimmte Entscheidung sich in der Zukunft als richtig erweisen wird, ist es nicht möglich, definitiv zu wissen, ob Sie richtig liegen. Wir alle treffen Entscheidungen, weil wir davon ausgehen – weil wir glauben –, dass sie richtig sind: ein Umzug oder der Antritt einer neuen Stelle, eine Heirat, eine finanzielle Weichenstellung, eine medizinische Behandlung oder die Einnahme eines Medikaments. Glaube spielt also auch bei den Menschen eine Rolle, die einen religiösen oder spirituellen Glauben ablehnen.

Hoffnung, Vertrauen und eine optimistische Lebenseinstellung beruhen auf der Bereitschaft, zu glauben – nicht nur im Alltag, sondern auch an einen Sinn, der hinter dem, was geschieht, wirkt. Viele Menschen in der Welt haben kaum etwas außer ihrem Glauben, der ihnen auch unter den schwierigsten Bedingungen Kraft verleiht. »Glaube kann Berge versetzen«, heißt es im Volksmund. Wunderheilungen lassen sich nur durch den festen Glauben erklären, den ein Mensch daran hat, dass ihm geholfen wird. Eines meiner liebsten Beispiele ist die wundersame Heilung von Edith Piaf. Als Kind litt sie an einem Augenleiden, das die Ärzte als unheilbar betrachteten und das zur Erblindung führen sollte. Nach einer Wallfahrt zur heiligen Thérèse von Lisieux, die die kleine Edith mit ihrer Großmutter unternahm, begannen ihre Augen zu gesunden. Ob Ediths fester Glaube an eine Hilfe oder die heilige Thérèse selbst diese Wandlung herbeiführte, ist letztlich nicht von Bedeutung. Sicher ist, dass der feste Glaube an die Möglichkeit, gesund werden zu können, einen Einfluss auf Heilungsprozesse hat, der nicht hoch genug eingeschätzt werden kann. Glaube hilft, auch in schwierigen Zeiten eine zuversichtliche Lebenseinstellung zu bewahren, und unseren Überzeugungen und Entscheidungen auch dann zu vertrauen, wenn es keinen Beweis für ihre Richtigkeit gibt. Gläubige Menschen sind zuversichtlich und leichter bereit, Umstände ihres Lebens anzunehmen, ohne zu hadern. Zahlreiche Studien wie auch die von Suzanne Segerstrom und ihrem Team, die

Sie im Kapitel »Die heilende Kraft guter Gefühle« finden (Seite 54 f.), zeigen, dass Optimismus Stress mindert, das Immunsystem stärkt und die Fähigkeit fördert, Krisen zu bewältigen. Doch nicht nur der eigene Optimismus hat eine heilende Kraft, auch Beten hilft bei Krankheiten, und zwar nicht nur wenn Menschen selbst beten, sondern auch, wenn für sie gebetet wird.

Professor Mitchell Krucoff von der *Duke University* in Durham ist selbst ein gläubiger Mensch. Der Herzspezialist erklärt, er bete selbst vor jeder Operation, direkt am OP-Tisch, auch wenn es nur zwei Sätze sind. Was Beten bewirken kann, hat der Professor auch wissenschaftlich erforscht. Er beauftragte Menschen in aller Welt, für seine Patienten zu beten und schickte ihnen dazu Namen und Informationen der Herzkranken. Die Fürbitten wurden nicht nur von gläubigen Christen gesprochen. Auch in buddhistischen Tempeln wurde gebetet, Moslems riefen Allah an und Juden schrieben die Namen der Kranken auf Zettel und hefteten sie an die Klagemauer in Jerusalem. Um einen Vergleich zu ermöglichen, wurde nicht für alle Patienten gebetet. Weder Patienten noch die Ärzte wussten, für wen gebetet wurde und für wen nicht. Das Ergebnis war beeindruckend und messbar: Bei 93 Prozent der Menschen, für die gebetet wurde, verlief die Heilung besser als bei denen, für die nicht gebetet wurde. Auch sechs Monate nach der Operation war der positive Effekt noch messbar. Warum Gebete helfen, kann Professor Krucoff nicht genau erklären. Er vermutet, dass Beten positive Energien auslöst.[54] »Beten ist die älteste Therapie der Menschheit. Es versetzt uns in einen Ruhezustand: Wir atmen ruhiger, bauen Stress ab.«

Einen Beweis dafür, dass Glaube gesund ist, hat auch der Psychiater Dr. Patrick R. Steffen von der *Duke University* erbracht. In einer Studie mit insgesamt 155 afroamerikanischen Teilnehmern hatten diejenigen, die sich als sehr religiös und gläubig bezeichneten und viel beteten, einen deutlich niedrigeren Blutdruck als die Nichtgläubigen. Bei Weißen war der Einfluss der Religiosität nicht ausgeprägt.[55] Eine weitere Studie, die Dr. Steffen leitete, wurde von der *Brigham Young University* in Utah durchgeführt. Man wollte herausfinden, ob einzelne Aspekte der religiösen Praxis wie Gebet, Bibelstudium oder eine bestimmte Einstellung anderen Menschen gegenüber einen besonderen Einfluss auf die Gesundheit haben. Das Ergebnis fasste Patrick Steffen folgendermaßen zusammen: »Es reicht nicht aus, am Sonntag in die Kirche zu gehen, um gesund zu bleiben. Das Geheimnis besteht darin, das auch zu leben, was im Gottesdienst, in der Gemeinde und in der Bibel vermittelt wird.«

Weitere US-Studien kamen zu dem Ergebnis, dass regelmäßige Kirchgänger statistisch gesehen länger leben, im Durchschnitt sieben Jahre. Studienteilnehmer, die Gottesdienste nur im Radio oder Fernsehen verfolgten, hatten keine höhere Lebenserwartung. Auch die Ehen der aktiven Kirchgänger sind, laut Studien, stabiler. Besonders förderlich für die Gesundheit wirken sich Mitgefühl und die Bereitschaft, anderen zu helfen, aus. Hilfsbereitschaft verleiht dem Leben mehr Sinn und beugt so Depressionen vor.[56]

Auch der Münchner Psychologe Eckart Straube hat sich mit der heilenden Kraft der Spiritualität befasst. Gläubige Menschen, sagt der Professor, hätten eine höhere Lebenserwartung, das zeigten zahlreiche Studien. Sie kämen besser mit Schicksalsschlägen zurecht als Nichtgläubige. Eine Studie an der *Georgetown University* ergab außerdem, dass Religion bei drei Viertel der Testpersonen den Heilungsprozess beschleunigte. Allein die Hoffnung, dass durch Beten etwas Positives geschehen könne, erzeuge schon einen heilsamen Effekt. Beten sei aber nicht einfach ein Placebo, denn wenn jemand intensiv betet oder meditiert, seien auch deutliche physiologische Veränderungen festzustellen, bei denen sich Aktivitätsmuster im Gehirn verändern.[57]

Ob es vor allem der Glaube ist oder das Leben in geregelten Bahnen, das dazu führt, dass Nonnen und Mönche seltener krank werden und Ordensmitglieder etwa drei Jahre länger leben als die Allgemeinbevölkerung, ist nicht eindeutig geklärt. Zweifellos fördert ein überschaubares Leben ohne Hektik und Leistungsdruck die Gesundheit. Routinetätigkeiten und Rituale wirken beruhigend und stabilisierend und das Bedürfnis nach Verbundenheit wird in der Klostergemeinschaft erfüllt. Eine Klosterstudie[58] wies nicht nur die längere Lebensdauer nach, sondern zeigte auch, dass der Unterschied in der Lebenserwartung zwischen Männern und Frauen in Klöstern weitaus geringer ist. Mönche sterben nur etwa ein Jahr früher als die Nonnen. In der Gesamtbevölkerung leben Frauen etwa fünf Jahre länger als Männer.

Wenn Sie ohnehin gläubig oder spirituell ausgerichtet sind, wird es Ihnen leicht fallen, diese und ähnliche wissenschaftliche Ergebnisse zu nutzen und zusätzliche religiöse oder spirituelle Praktiken und Rituale in Ihr Leben aufzunehmen. Aber auch ohne diese Einstellung ist es möglich, die gesundheitsfördernden Wirkungen solcher Praktiken zu nutzen. Dies gilt besonders für die Meditation, die mit und ohne spirituellen Hintergrund ausgeführt werden kann. Trotzdem kann es sinnvoll sein, sich nach Wegen umzusehen, die die Kräfte des Glaubens in Ihnen aktivieren, auch wenn Sie skeptisch eingestellt sind, denn Glaube, Vertrauen und Lebenssinn sind eng miteinander verbunden. Dazu gibt es viele Wege, nicht nur religiöse, sondern auch psychologisch ausgerichtete wie den Buddhismus, der sich vorrangig mit der Natur des Menschen und den Ursachen des Leidens befasst. Einige religiös-spirituelle Methoden finden Sie in diesem Buch. Darüber hinaus möchte ich Ihnen Andrew Newbergs Buch *Der Fingerabdruck Gottes* mit all seinen leicht verständlichen, wertvollen Informationen, Erkenntnissen und Übungen ans Herz legen.

Der zweitwirksamste Baustein: Gespräche mit anderen

Sprache ist ein wesentlicher Teil des menschlichen Selbstausdrucks und der Verbindung zu anderen. Sie zu erlernen ist ein hoch komplexer Vorgang, der im Gehirn dazu führt, dass sich bestimmte große Teile des Gehirns mit anderen Hirnstrukturen vernetzen. Ohne Sprache werden die entsprechenden Verbindungen nicht gebildet, und ohne ausreichenden Gebrauch entwickeln sie sich zurück. Vielleicht kennen Sie die Geschichte des Kaspar Hauser. Er tauchte 1828, mit etwa 16 Jahren, als, wie es schien, geistig zurückgebliebener und kaum redender Jugendlicher in Nürnberg auf. Hauser wurde weltweit bekannt, als er zu einem späteren Zeitpunkt mitteilen konnte, man habe ihn bei Wasser und Brot allein in einem dunklen Raum gefangen gehalten. Seine mysteriöse Herkunft und Geschichte ist bis heute nicht geklärt. In den wenigen Jahren bis zu seinem gewaltsamen Tod 1833 lernte Kaspar Hauser normal zu sprechen und entwickelte Fähigkeiten, die andere Menschen durch ihre Sozialkontakte bereits früher ausprägen. Dank der lebenslangen Formbarkeit des Gehirns konnte er vieles nachholen.

Wie wichtig es ist, geistig fit zu bleiben, ist allgemein bekannt. Wenn Sie Ihre »kleinen grauen Zellen« durch persönliche Gespräche mit anderen trainieren, haben Sie noch einen weiteren Vorteil: Das direkte Gespräch stellt eine zwischenmenschliche Beziehung auf allen Sinnesebenen her. Sie hören, sehen, riechen den anderen, vielleicht berühren Sie ihn auch. Selbst der Geschmackssinn bleibt nicht unbeteiligt. Alle Eindrücke hinterlassen auch einen mehr oder weniger deutlich wahrgenommenen Geschmack im Mund. Stärker als am Telefon oder beim Chat spüren Sie die Ausstrahlung Ihres Gesprächspartners direkt. Ob es Ihnen bewusst ist oder nicht – die Energie, die zwischen Ihnen fließt, kann aufbauen und nähren und in Ihrem Gehirn einen positiven »Kick« auslösen. Auf diese Weise sorgen Sie auch für die Befriedigung mindestens eines der beiden Grundbedürfnisse, die der Neurobiologie Gerald Hüther formuliert hat: für das Erleben des Verbundenseins.

Unterhalten Sie sich nicht nur über das Wetter oder den Einkauf im Supermarkt, denn dieser Austausch wird Ihr Gehirn nicht besonders fordern. Wenig hilfreich ist auch, nur den neuesten Klatsch auszutauschen. Ebenso wie Ihr Körper eine Hygiene braucht, sollten Sie auch sorgsam mit Ihren Äußerungen umgehen, die die Richtung Ihrer Gedanken und Gefühle bestimmen. Spüren Sie einfach einmal nach, was in Ihrem Inneren passiert, wenn eine unfaire oder sogar gehässige Kritik geäußert wird. Wut, Hass und Negativität wirken sich ungünstig auf Ihre Gefühlslage und Ihre Gehirntätigkeit aus, selbst wenn Sie nur Beobachter sind. Es muss also einen guten Grund geben, sich einer solchen Situation auszusetzen. Zum Alltag sollte sie nicht gehören. Die Schwingungen starker negativer Emotionen und Worte sind mindestens belastend, machen aber auch krank oder verstärken Krankheitsprozesse. Suchen Sie immer wieder tief gehende Unterhaltungen. Sprechen Sie über Gott und die Welt, lassen Sie sich von den Gedanken und Ideen anderer inspirieren. Bringen Sie Ihre Gedanken und Gefühle, Ihre Wahrnehmungen und Überlegungen ein. Machen Sie Gespräche mit anderen zu einem lebendigen, vitalisierenden Baustein in Ihrem Leben.

Der drittwirksamste Baustein: Aerobic

Bewegung – das ist hier mit Aerobic gemeint – hält nicht nur den Körper, sondern auch den Geist fit und aktiv. Neuere Studien belegen den positiven Einfluss von Sport auf die seelisch-geistige Verfassung. Wenn Sie ein gemäßigtes Ausdauertraining oder Gymnastik betreiben, trainieren Sie Ihre Muskeln, das Herz-Kreislauf-System und Skelett und fördern gleichzeitig Ihre geistige Fitness. Langzeitstudien zeigten, dass eine gute Muskulatur lebensverlängernd wirkt und Bewegung das geistige Altern aufhalten kann.[59] Bei Kindern fördert Bewegung die intellektuelle Entwicklung und sie erhöht die geistige Leistungsfähigkeit und seelische Widerstandskraft in jedem Alter. Stressreaktionen des Körpers werden normalisiert und Stresshormone schneller abgebaut. Bewegung erhöht die Durchblutung der Muskeln und des Nervengewebes, das vor allem im Gehirn, Rückenmark, den peripheren Nerven, im Darm und in der Netzhaut im Auge zu finden ist, und es können sogar neue Nervenzellen (Neuronen) und Blutgefäße entstehen. Bis ins hohe Alter kann sich das Gehirn durch körperliche Aktivität weiter entwickeln, indem neue Nervenzellen und Verknüpfungen gebildet werden. Das Gleiche gilt für geistige Aktivitäten, bei denen etwas Neues erfahren oder gelernt wird, vor allem wenn sie Freude bereiten.

Welche Art von körperlicher Aktivität geeignet ist, hängt vom Alter und der körperlichen Verfassung ab. Kinder haben andere Bedürfnisse als Berufstätige oder Menschen im Rentenalter. In einigen Bundesländern gibt es bereits ein Rezept für Bewegung, das Ärzte als schriftliche Empfehlung für Sport ausstellen können. Empfohlen werden vor allem die mit dem Qualitätssiegel SPORT PRO GESUNDHEIT zertifizierten Bewegungsangebote in den Sportvereinen, mit den Schwerpunkten Herz-Kreislauf-, Muskel- und Skelettsystem sowie Entspannung/Stressbewältigung und Koordination/motorische Förderung. Der Deutsche Olympische Sportbund bietet eine Datenbank[60] an, in der alle Angebote in der Nähe des eigenen Wohnorts abgerufen werden können.

Nicht alle Formen sportlicher Aktivität steigern die Denkfähigkeit im gleichen Umfang. Krafttraining sorgt in erster Linie für den Muskelaufbau. Beim Koordinationstraining, zu dem Tanzen und Kampfsportarten gehören, wird vor allem das Zusammenspiel zwischen Nervensystem und Muskulatur verbessert sowie das Gleichgewichtsgefühl und Orientierungsvermögen. Aerobes Ausdauertraining, das weder dem Herz-Kreislauf-System noch der Muskulatur Höchstleistungen abverlangt, hat die intensivsten Wirkungen auf die die sogenannten exekutiven Fähigkeiten. So nennt man in der Gehirnforschung die geistigen Fähigkeiten, die das Denken und Handeln steuern. Sie ermöglichen zum Beispiel, Handlungen zu planen und zu koordinieren. »Wer bereits im Kindesalter seine exekutiven Fähigkeiten schult, hat größere Chancen, später im Beruf erfolgreich zu sein und eine glückliche Partnerschaft zu führen«, erklärt Dr. Sabine Kubesch zum Thema »Lernleistungen«[61]. Zu den exekutiven Fähigkeiten gehört auch, Emotionen und die Aufmerksamkeit beeinflussen sowie Entscheidungen treffen zu können, außerdem die Fähigkeit zur Selbstkontrolle. »Wenn ich den Fernseher erst nach getaner Arbeit einschalte[62] und zuerst die Hausaufgaben erledige, dann ist das ein Beispiel für Inhibition«, so Sabine Kubesch. »Ich hemme den Gedanken, zum Fernseher zu gehen, und reguliere dadurch mein Handeln.« Exekutive Fähigkeiten werden auch gebraucht, um die Selbstheilungskräfte positiv zu beeinflussen, zum Beispiel wenn es darum geht, eine negativ wirkende Aufmerksamkeitsausrichtung auf förderliche Aspekte zu lenken und so positive Gefühle zu erzeugen.

»Leibesübungen werden oft auch als eine Form der Meditation betrachtet«, erläutern Andrew Newberg und Mark Robert Waldman, »weil sie sowohl anhaltende Konzentration als auch bewusste Beherrschung der Körperbewegungen und der Atmung erfordern. Studien haben sogar ergeben, dass sie Entspannung und spirituelles Wohlbefinden steigern.«[63] Yoga, Qi Gong und Tai Chi sind Formen meditativer Bewegung und Dehnung, die körperliche Aktivität mit Kontemplation vereinen. Eine Auswertung von 813 Meditationsstudien ergab, dass Yoga eine genauso positive Wirkung hat wie Meditation. Wie Forscher des Medizinischen Instituts der Universität Boston herausfanden, erhöht sich bereits nach 60 Minuten Yogapraxis der Neurotransmitter GABA, der bei Menschen, die unter Ängsten und Depressionen leiden, in geringerem Umfang produziert wird. Regelmäßiges Yoga hilft schon nach wenigen Wochen, die Stimmung zu verbessern und die geistige Leitungsfähigkeit bei allen Altersgruppen zu steigern.[64]

Die besondere Wirkung des Yoga konnte ich auf eine für mich überraschende Weise selbst erfahren. Ich trainierte bereits zwei Jahre regelmäßig in einem Fitnessstudio und ging davon aus, recht kräftige Muskeln zu haben. Wenn ich vom Training kam, fühlte sich mein Körper gut durchblutet an und ich war bester Stimmung. Das dauerte immer ein bisschen, zehn bis 20 Minuten auf dem Crosstrainer brauchte es schon, um diesen Effekt zu spüren, je nachdem, ob ich gerade eher erschöpft war oder schon gestärkt auf das Gerät stieg. Dann fragte mich ein Freund, ob ich mit ihm ein Yoga-Training ausprobieren würde. Es war Power-Yoga und wir stellten beide fest, dass wir ganz schön ins Schwitzen kamen und die Bewegungen trotz Fitnesstraining nicht gut ausführen konnten. Während der Yogastunde fühlte ich mich eher angestrengt, nicht zuletzt weil die Yoga-Erfahrenen um mich herum fröhlich vor sich hinturnten. Danach gingen wir in ein mexikanisches Lokal, tranken ein Bier und aßen eine leckere Tortilla. Schon beim Hinausgehen spürte ich ein besonders wohliges Gefühl im Körper und ich war auf eine Weise innerlich tiefenentspannt wie mir das im Fitnessstudio nie passiert war.

40 Minuten Herz-Kreislauf-Training täglich genügen, um das Gehirn fit zu halten. Noch effektiver ist, verschiedene Methoden zu kombinieren. »Warum entwickeln wir dann nicht eine Herz-Kreislauf-Meditation, die all die oben erwähnten Techniken vereint? Wärmen Sie sich zunächst mit zwölf Yoga-Dehnübungen und Gähnen auf, ziehen Sie sich dann Ihre Laufschuhe an und lächeln Sie. Und

weil es keinen Grund gibt, weswegen Sie nicht über Gott nachsinnen und sich auf Ihren inneren Frieden konzentrieren sollten, während Sie die Muskulatur, die Knochen, das Herz und das Gehirn trainieren, suchen Sie sich doch ein spirituelles oder persönliches Lebensziel aus, das Sie erreichen möchten. Sie können im wahrsten Sinn des Wortes zum Erfolg sprinten«, fassen Andrew Newberg und Mark Robert Waldman ihre Erkenntnisse zusammen.

Vielleicht sind Sie aus Gesundheitsgründen nicht in der Lage, Ihre Laufschuhe anzuziehen. Doch Sie können Wege finden, die Ihren Umständen und Möglichkeiten entsprechen. Meditative Konzentration und Kontemplation, Atemübungen, kleine Bewegungen und Dehnungen im Bett, auf dem Sofa oder dem Boden und anderes mehr – suchen Sie unter dem großen Angebot an Möglichkeiten das aus, was Ihnen entspricht. Gähnen und lächeln Sie und setzen Sie sich als oberstes Ziel Ihre seelische und körperliche Heilung.

Der viertwirksamste Baustein: Meditieren

Meditation heilt, reduziert Stress und beeinflusst das Gehirn positiv, unabhängig davon, ob sie mit einem religiösen Hintergrund durchgeführt wird oder als reine innere Einkehr und Konzentration auf körperliche und geistige Vorgänge. Meditierende werden sich ihrer Umgebung auf neue und beruhigende Weise gewahr, sie entspannen, atmen tiefer und der Geist kommt zur Ruhe. Eine Studie des *Center for Mindfulness* an der Universität von Massachusetts ergab, dass Meditation nicht nur inneren Frieden und körperliche Entspannung bewirkt, sondern auch nachhaltige kognitive und psychologische Vorteile. Mit Hilfe des Neuroimaging, einer Methode, mit der die Vorgänge im Gehirn abgebildet werden können, zeigten sich nach ein paar Monaten messbare Veränderungen in den Regionen, die für Gedächtnis, Selbstwahrnehmung, Mitgefühl und Stress zuständig sind.

Das Wort »Meditation« ist vom lateinischen *meditatio* (als Verb: *meditari*) abgeleitet und bedeutet »nachdenken, nachsinnen über etwas«; es hat eine Wortverwandtschaft zu *mederi* »abhelfen, heilen«. Meditative Praktiken wurden nicht nur in fernöstlichen Religionen ausgeübt. Sie sind ebenso Teil des Christentums. Als »geistliche Übungen« sollen sie den Geist dabei unterstützen, sich zu sammeln. Was einst nur Gläubige oder esoterisch Ausgerichtete praktizierten, ist heute ein fester Bestandteil vieler gesundheitlicher Ansätze, vor allem zur Stressreduzierung. Nachgewiesen wurde, dass im meditativen Zustand Stress reduzierende Hormone, weitere biochemische Botenstoffe und Neurotransmitter wie Dopamin und Serotonin, die Depressionen mindern und die Lust steigern, im Körper ausgeschüttet werden. »Selbst eine zehn- bis 15-minütige Meditation scheint äußerst positive Auswirkungen auf die Kognition, die Entspannung und auf die geistige Gesundheit zu haben, und sie reduziert nachweislich das Rauchen sowie übermäßiges Trinken«, erklären Andrew Newberg und Mark Robert Waldman.[65] Durch tägliche Meditation wird hoher Blutdruck reguliert, das Immunsystem gestärkt und das Energieniveau insgesamt erhöht. Die Aktivität des Sympathikus wird zurückgefahren, wodurch Anspannung und Stresssymptome nachlassen. Die »Batterien« werden wieder aufgeladen, chronische Müdigkeit und Erschöpfungszustände bessern sich. Darüber hinaus können Meditierende sich besser konzentrieren und ihre Emotionen kontrollieren.

Jogging, Kraftsport, Heimtrainer sind Methoden, um kräftigere Muskeln zu bekommen. Mehr Training und mehr Masse – das geht auch im Gehirn. Forscher der *University of California* (UCLA) scannten 2009 die Gehirne von langfristig Meditierenden und die einer Kontrollgruppe von Personen, die nicht meditierten mit Hilfe der Magnetresonanz-Tomografie (MRI), die genaue Bilder des Gehirns liefert. Es zeigte sich, dass bei den Meditierenden die Bereiche im Gehirn vergrößert waren und mehr graue Substanz enthielten, die für die Regulierung der Emotionen zuständig sind. »Wir wissen, dass Personen, die dauerhaft meditieren, eine einzigartige Befähigung darin haben, positive Gefühle zu kultivieren, emotionale Stabilität aufrecht zu erhalten und sich überlegt zu verhalten«, erklärte Studienleiterin Eileen Luders. »Die beobachteten Unterschiede in der Gehirnanatomie können uns einen Hinweis darauf geben, warum Meditierende diese außergewöhnliche Fähigkeit besitzen.«[66]

Graue Substanz fördert die Fähigkeit, über das eigene Denken und die eigenen Entscheidungen nachzudenken. Menschen, die dies gut können, haben mehr davon im Gehirn. Sie können effektiv beurteilen, wie wahrscheinlich es ist, dass sie richtig liegen, und geben erst eine Antwort, wenn sie sich ihrer Entscheidung ganz sicher sind. Wenn Sie unsicher sind, fragen Sie jemanden, der Sie unterstützen kann. Das Maß, in dem ein Mensch in der Lage ist, über sich nachzudenken, ist entscheidend für Bewusstheit. Wer besser über seine Erkrankung reflektieren kann, bietet sowohl sich selbst als auch den Medizinern mehr Möglichkeiten einer Behandlung. »Wenn wir die Introspektion auf der neurologischen Basis verstehen, dann können wir die Behandlungen für diese Patienten anpassen«, erklärt Stephen Fleming vom *University College London.*[67]

Vielleicht zählen Sie zu den Menschen, denen es schwer fällt, zur Ruhe zu kommen und sich nach innen zu wenden. Oft steht das Empfinden dahinter, mit Gefühlen konfrontiert zu werden, denen man lieber ausweichen möchte. Zu ihnen zählen nicht nur Kummer und Wut, sondern auch die erst in der Ruhe auftauchende Erfahrung, wie erschöpft man wirklich ist. Grundsätzlich gilt: Je erschöpfter und angestrengter Sie sind, desto mehr können Sie von meditativen Praktiken profitieren, auch wenn es anfangs schwer fallen sollte. Für jeden gibt es eine Form der Meditation, die den Einstieg leichter macht. Still auf einem Kissen auf dem Boden mit gekreuzten Beinen sitzen ist nur eine von vielen unterschiedlichen Formen der Meditation. Sie können im Gehen, Sitzen, Liegen, mit dem Atem, einem Mantra, einem Bild, im Tanzen, mit Klängen, Musik und Rezitation meditieren, in der Bewegung wie beim Tai Chi, Qi Gong und Yoga oder in Form einer Achtsamkeits- oder Konzentrationsmeditation. Wichtig ist: Täglich kurz zu üben ist weitaus effektiver als gelegentlich lange Zeit. Wie vieles andere auch muss Meditation geübt werden, und wie bei anderem auch, ist es wichtig, sich erreichbare Ziele zu setzen. Wenn Sie »Erleuchtung in einem Tag« oder Heilung in einem Tag erhoffen, werden Sie enttäuscht sein, ebenso wenn Sie davon ausgehen, es sei ganz einfach, den Strom der Gedanken anzuhalten und in die völlige Ruhe einzutauchen.

Der fünftwirksamste Baustein: Gähnen

Es ist kaum zu glauben, dass etwas so Einfaches, Alltägliches wie das Gähnen eine so eindrucksvolle Wirkung hat. Lange Zeit ging man davon aus, dass Gähnen einfach ein Zeichen von Müdigkeit ist. Andrew und Gordon Gallup von der *State University of New York* in Albany haben jedoch herausgefunden, dass Gähnen die Aufmerksamkeit steigert. Denn Gähnen reguliert den Temperaturaustausch im Gehirn, wodurch optimale Bedingungen für geistige Leistungsfähigkeit geschaffen werden.[68] Doch Gähnen ist vor allem ansteckend. Eine Reihe von Studien belegt: Gähnen löst besondere neuronale Aktivitäten in den Bereichen des Gehirns aus, die soziales Bewusstsein, Einfühlungsvermögen und Mitgefühl erzeugen[69]. Wenn Gähnen ansteckt, sind die Spiegelneuronen aktiv – Nervenzellen, die dafür zuständig sind, dass wir Handlungen, die wir beobachten, imitieren können. Spiegelneuronen können jedoch noch mehr: Sie versetzen uns in die Lage, die Empfindungen und Absichten anderer intuitiv nachzuvollziehen. Sensible Menschen reagieren besonders stark auf das Gähnen anderer und Familienmitglieder untereinander stärker als Fremde. Der japanische Neurologe Atushi Senju fand heraus, dass Autisten sich vom Gähnen nicht anstecken lassen. Auch Kinder beginnen erst mit vier bis fünf Jahren mitzugähnen, wenn ihr Einfühlungsvermögen genügend ausgebildet ist. Ansteckendes Gähnen hat demnach eine soziale Funktion.

Eine der Gehirnregionen, die beim Gähnen aktiviert werden, ist der Präcuneus. Untersuchungen haben ergeben, dass er eine entscheidende Rolle für das Bewusstsein, die Fähigkeit, in sich hineinzuhören, und das Abrufen von Erinnerungen spielt[70]. Der Präcuneus trägt dazu bei, dass wir »geistige Landkarten« erstellen können, die uns helfen, uns ebenso in einer Stadt zu orientieren wie in einem Themenbereich, mit dem wir uns beschäftigen. Bei Störungen in der Wahrnehmung und Aufmerksamkeit, beim Denken, Lernen und Erinnern sowie bei Demenz, vor allem bei der Alzheimerkrankheit, ist der Präcuneus stark betroffen. Bewusstes Gähnen kann dieses Gehirnareal stärken. Aktiviert wird der Präcuneus übrigens auch bei Atemübungen wie der Yoga-Atmung.

Gähnen entspannt und stimuliert gleichzeitig die Wachsamkeit und Konzentration. Es bringt Sie ins Hier und Jetzt. Zahlreiche chemische Stoffe werden dabei freigesetzt, vor allem das Glückshormon Dopamin, das die Bildung des Botenstoffes Oxytocin anregt. Die beiden Neurotransmitter sorgen für angenehme Gefühle, Sinnlichkeit und Lebensfreude, sie festigen und stabilisieren zwischenmenschliche Beziehungen. Stress wird abgebaut. Gähnen Sie so oft wie möglich am Tag, raten Andrew Newberg und Mark Robert Waldman. Überwinden Sie eventuelle innere Schranken und andere Gründe, die Sie glauben lassen, Gähnen sei gerade nicht angesagt. Wenn es Ihnen merkwürdig vorkommt zu gähnen, ohne den automatischen Reflex zu verspüren, tun Sie einfach ein paar Mal so als ob Sie gähnen

– und ein echtes Gähnen stellt sich von selbst ein. Es ist eine besondere und durchaus heilsame Erfahrung, gleichzeitig völlig entspannt und höchst aufmerksam zu sein.

Der sechstwirksamste Baustein: Bewusst entspannen

Bewusstes Entspannen mindert Ängste und Unruhe, es hilft Ihnen, sich vom Stress und der Hektik des täglichen Lebens zu erholen. Je tiefer die Entspannung, desto mehr können Geist, Seele und Körper regenerieren. Im Gehirn werden immer weniger Stress erzeugende Botenstoffe ausgeschüttet und die Bildung von förderlichen angeregt. Das beeinflusst typische Stressreaktionen wie hohen Blutdruck, Herz-Kreislauf-Krankheiten, Migräne und Schmerzen positiv. Unterschiedliche Techniken wie Yoga, Qi Gong, Autogenes Training, progressive Muskelentspannung nach Jacobson (PMR) und das Hören von angenehmer Musik helfen, in den Zustand der Tiefenentspannung zu kommen. Zu diesen Techniken gehört auch die Konzentration auf den Atem, wie sie in einigen Formen der Meditation angewendet wird.

Bewusstes Entspannen ist etwas anderes als ein Halbschlaf oder Dösen in der Sonne, obwohl beides ebenso wie ein Bad, ein Spaziergang im Grünen, das Lösen eines Kreuzworträtsels oder Stricken eine ausgesprochen entspannende Wirkung haben kann. Jede einfache Tätigkeit, die Ihnen sehr vertraut ist, weil Sie ihr schon oft nachgegangen sind, kann Sie in einen tiefen Entspannungszustand versetzen. Bewusste Entspannung und die entsprechenden Techniken regulieren nicht nur die Herzfrequenz und die Ausschüttung von Hormonen und geben dem Gehirn die Möglichkeit, zu regenerieren, sie steigern auch Ihre Körperwahrnehmung und lockern Muskelanspannungen. Sie tun also im Normalfall noch mehr für Sie. Beginnen Sie mit dem Ausprobieren und Üben, bevor Sie in einem stark gestressten Zustand sind, und praktizieren Sie regelmäßig. Ein Sprichwort sagt: »Singe, so lernst du singen« – üben Sie Entspannung und Sie werden sich auch in schwierigen Situationen entspannen können. Die Wirkung intensiviert sich, wenn Ihnen das, was Sie tun, auch bedeutsam erscheint, was beim Kreuzworträtsellösen im Allgemeinen nicht der Fall ist. Neuere Studien von Andrew Newberg zeigten, dass das rituelle Rosenkranzbeten Stress und Angst mindert. Eine ähnliche Wirkung haben andere religiöse und spirituelle Rituale.

Ein einfacher Weg, einen Entspannungszustand herbeizuführen, ist, sich einen ruhigen Ort zu suchen, an dem Sie nicht gestört werden. Er kann auch draußen in der Natur sein. Sorgen Sie dafür, dass Sie kein Telefon hören und vielleicht lässt sich die Klingel abstellen, falls Sie zu Hause üben. Machen Sie ein paar leichte Dehnübungen und setzen oder legen Sie sich dann bequem hin. Atmen Sie langsam und tief ein und aus und lassen Sie Ihren Bauch sich ausdehnen. Lassen Sie den Atem mühelos fließen, ohne Druck auszuüben. Spannen Sie Ihren Körper leicht an, am besten, indem Sie bei den Füßen beginnen und weiter nach oben gehen, bis die Spannung auch Gesicht und Kopfhaut erreicht hat. Stellen Sie sich vor, dass Ihr Körper sich warm, schwer und entspannt anfühlt, zuerst die Füße, dann die Waden, weiter nach oben, während Sie Körperpartie um Körperpartie leicht anspannen. Atmen Sie aus, lassen Sie die Spannung in Ihrem Körper los und spüren Sie, wie sich Ihre Muskeln lockern. Mit der Entspannung lassen Sie auch Ihre Gedanken los. Fühlen Sie, wie sich Ihr entspannter Körper anfühlt und ob es noch Anspannungen gibt, die Sie mit dem Ausatmen loslassen. Wenn Gedanken aufkommen, lassen Sie sie vorbeiziehen wie die Wolken am Himmel. Bleiben Sie zehn bis 20 Minuten in diesem Zustand oder einfach solange es Ihnen angenehm ist. Und vielleicht haben Sie Lust, währenddessen einmal zu gähnen?

Der siebtwirksamste Baustein: Geistig fit bleiben

Lebenslanges Lernen hält jung, das ist eine Volksweisheit. Erinnern Sie sich an die Worte des Neurobiologen Gerald Hüther: »Das Gehirn wird so, wie man es benutzt«. Wenn Sie Ihr Gehirn hauptsächlich für einfache, wiederkehrende Tätigkeiten benutzen, werden die dafür gebrauchten Bereiche gestärkt. Eine optimale Kombination ist, die Entspannung, die sich bei vertrauten, wiederkehrenden Tätigkeiten einstellt, mit Aktivitäten zu verbinden, bei denen Sie neue Erfahrungen machen, etwas lernen oder eine Herausforderung bestehen müssen. Sie sollte nicht zu hoch über dem, was Sie zurzeit leisten können, angesiedelt sein. Ihr Gehirn liebt es, sich neu zu vernetzen, geben Sie ihm die Chance dazu. Ob Sie im Bett liegen müssen, auf dem Sofa oder auf einer Wiese sitzen, Sie können die Zeit nutzen für Gedächtnisübungen oder Wahrnehmungsspiele, bei denen das Sehen, Hören, Tasten, Riechen und Schmecken angeregt wird, für Strategiespiele wie Schach, Go oder Mah-Jong. Suchen Sie sich ein neues Gebiet, über das Sie gern mehr erfahren wollen, lesen Sie Weisheitstexte, entdecken Sie die neuesten Erkenntnisse der Biologie oder über das Gärtnern, lernen Sie eine Sprache oder tanzen. Üben Sie Origami, das Schneiden und Falten von Figuren aus Papier, spielen Sie Scrabble, entwerfen Sie eigene Muster, nach denen Sie stricken. Je mehr Zeit Sie mit Dingen zubringen, die Sie geistig fordern, desto schneller und effektiver bildet Ihr Gehirn neue Verschaltungen. Dabei schüttet es auch gesundheitsförderliche Botenstoffe aus. Hüten Sie sich jedoch vor Videospielen, mahnt Andrew Newberg, sie fördern die Aggression. Je wütender Sie sind, desto weniger sind Sie in der Lage, Probleme sinnvoll zu lösen.

Wie Sie die Selbstheilungskräfte Ihres Körpers unterstützen können

Achten Sie Ihren Körper

Stellen Sie sich vor, Sie würden ein Rennpferd besitzen, das eine Million Dollar wert ist. Wie würden Sie dieses Pferd behandeln und wie würden Sie es füttern? Würden Sie ihm einige Wodka-Lemon zu saufen geben und Pommes frites mit Mayonnaise und Mousse au Chocolat zum Nachtisch? Würden Sie ihm Bier statt Wasser geben und ein Pfund Eis mit extra viel Sahne statt Hafer? Würden Sie das edle Tier mit House-Musik beschallen und nachts mit ihm durch die Lokale ziehen? Würden Sie ihm das Rauchen beibringen und ihm einen Fernseher in den Stall stellen, damit es so richtig nervös wird und schlecht schläft?
Natürlich würden Sie all diese Dinge nicht tun. Aber warum tun so viele Menschen dies ihrem Körper an?
Bodo Schäfer

Ihr Körper ist das Instrument, mit dem Sie all die Dinge tun und erleben können, die Sie sich wünschen. Er vermittelt Ihnen die sinnlichen Erfahrungen, die Sie innerlich nähren, und gibt Ihnen die Möglichkeit, aktiv und konkret in der Welt zu handeln. Ob Sie körperlich gesund sind, hat einen wesentlichen Einfluss darauf, wie Sie sich fühlen, wie motiviert Sie sind, Ihr Leben in die Hand zu nehmen, wie viel Freude Sie erleben und welche Ausstrahlung Sie auf andere Menschen haben. Ihr Körper ist es also wert, ihn zu achten, aufmerksam mit ihm umzugehen und auf seine Signale zu hören. »Man soll dem Leib etwas Gutes bieten, damit die Seele Lust hat, darin zu wohnen«, erklärte der ehemalige englische Premierminister Winston Churchill, der für seine humorigen Sprüche bekannt war. Um in diesem Bild zu bleiben: Geben Sie Ihrem Körper, was er braucht, dann wird er Ihr seelisches Wohlbefinden stärken. Damit ist nicht der Körper- und Schönheitswahn gemeint, der noch immer unsere Kultur bestimmt, sondern Aufmerksamkeit und Dankbarkeit für das, was Sie durch Ihren Körper geschenkt bekommen. Achtung für Ihren Körper wird auch Ihre Achtsamkeit für Ihr Inneres stärken. Wenn Sie achtungsvoll mit Ihrem Körper umgehen, werden Sie überlegter mit medizinischen Maßnahmen umgehen, die Ihnen angeboten werden, und nicht nach jedem Strohhalm greifen.

Vielleicht brauchen Sie nicht so sehr ein Medikament, eine Behandlung oder eine Ernährungsumstellung, dafür mehr Bewegung, mehr Licht und Sonne, mehr Sauerstoff oder seelischen Trost, mehr Wissen und Erkenntnisse, mehr Vertrauen und Glauben, nicht nur an die Möglichkeit einer – unter Umständen völlig überraschenden – Heilung, sondern auch daran, dass die Krankheit einen Sinn hat. Achten Sie sich selbst wie das edle Pferd in dem Beispiel von Bodo Schäfer. Achten Sie sich so sehr, dass Sie sich ungesunde Lebensgewohnheiten und seelische Muster nicht mehr zumuten wollen. Das ist der erste Schritt zur Heilung.

Manche Schädigungen lassen sich nicht mehr beheben. Auch wenn dies der Fall sein sollte, können Sie immer noch daran arbeiten, alles zu tun, um das Bestmögliche zu erreichen, das mehr sein kann als Sie für möglich halten, oder Ihnen gesagt wird, dass es möglich ist. Nach allem, was wir wissen, ist Heilung nicht immer möglich, auch wenn Spontan- und Wunderheilungen uns erstaunliche Dinge vor Augen führen, die wir jedoch nicht »machen« können. Die Grenze zwischen dem Möglichen und dem Unmöglichen können wir nicht definitiv bestimmen. Die Medizin mag mit ihren Möglichkeiten am Ende sein, doch das bedeutet nicht, dass nun keinerlei Heilungschancen mehr bestehen. Ein Zahn mit Karies muss ausgebohrt und gefüllt werden, nachwachsen wird die Zahnsubstanz nicht, das ist zumindest die allgemeine Erfahrung. Doch nur, weil viele etwas glauben und die entsprechende Erfahrung machen, muss es nicht wahr sein. Das Schweizer Zentrum für Gesundheit berichtet von einer Beinwell-Kur, mit der es möglich sein soll, dass Zähne sich selbst reparieren.[71] Erstaunlich, nicht? Wenn Sie sich und Ihren Körper achten, werden Sie nicht bereit sein, Methoden anzuwenden, die Ihnen zutiefst zuwider sind, wie es eine krebskranke Frau tat, die sich trotz unglaublicher Angst und Widerstand gegen Spritzen mehr als ein Jahr lang täglich Mistelextrakt injizierte – weil man ihr erzählt hatte, das würde sie vor dem Tod bewahren. Sie fuhr mit den Injektionen fort, obwohl sie in dieser Zeit immer schwächer statt gesünder wurde. Gleich, was Sie auf der körperlichen Ebene für sich tun: Sie können nicht gesünder sein, als Sie es in Ihrem Innern sind. Schieben Sie Beschwerden und Symptome, gleich ob groß oder klein, nicht einfach auf die Umstände oder Ihr Alter. Würdigen Sie, was Ihr Körper leistet, und üben Sie sich täglich im aufmerksamen, achtungsvollen Umgang mit sich selbst, der etwas ganz anderes ist als hypochondrische Selbstbeobachtung. Wenn Sie liebevoll an sich und Ihrer Gesundung arbeiten, werden Sie in jedem Fall profitieren.

Zum Umgang mit sich selbst stellt der Arzt und Hypnotherapeut Gunter Schmidt eine provokative Frage. Sie lautet: »Wie begrüßen Sie sich, wenn Sie morgens aufstehen?« Schauen Sie in den Spiegel und sagen sich: »Na, du bist ja heute wieder verquollen! Das geschieht dir Recht, du hast gestern wieder zu viel getrunken!« Oder sagen Sie: »Wie schön, dich zu sehen, es ist doch immer eine Freude! Ich wünsche dir einen schönen Tag!« oder: »Heute kannst du dich wieder auf etwas gefasst machen!« Vielleicht ignorieren Sie sich auch und beschäftigen sich einfach damit, sich zu waschen und anzuziehen, ohne besondere Notiz von sich zu nehmen. Was Sie schon früh am Morgen zu sich selbst sagen, ist ein *priming*, eine Voreinstimmung, die Ihre Beziehung zu sich selbst für den gesamten Tag in eine bestimmte Bahn lenkt. Der Zug ist zwar nicht endgültig »abgefahren«, Sie können sich noch auf andere, bessere Gedanken einschwingen, falls Sie mit negativen begonnen haben. Zunächst aber wird Ihnen das begegnen, worauf Sie sich vorab eingestimmt haben. Vielleicht ist es Ihnen auch schon so gegangen: Sie lernen einen Menschen kennen, der Ihnen sympathisch ist. Er fährt einen blauen VW Kombi, ein Auto, das Sie nie interessiert hat. Plötzlich sehen Sie lauter blaue VW Kombis umherfahren, obwohl Ihnen dieses Auto vorher nicht auffiel. Das ist *priming*, Ihre »Brille auf der Nase«, die Sie auch in Bezug auf Ihr Selbstbild und den Umgang mit sich selbst tragen.

Die einfachste Form, den Körper zu achten, liegt darin, seine natürlichen Rhythmen zu respektieren. Sie bestehen in dem Wechsel zwischen Aktivität und Entspannung, Wachen und Schlafen, Einatmen und Ausatmen. Wenn Ihr Tagesablauf und Ihr Lebenswandel diesen Rhythmen gerecht werden, sind auch die inneren Rhythmen des Körpers im Gleichgewicht: das autonome Nervensystem mit dem Wechselspiel von Sympathikus und Parasympathikus, das Herz und der Blutkreislauf, der Stoffwechsel und die Vorgänge in den Zellen. Wie außen so innen: Ein chaotisches, hektisches oder liebloses Leben voller negativer Gedanken und Gefühle bildet sich im Körper ab bis in die Zellen hinein. Könnte es vielleicht eine gute Idee sein, den Tag damit zu beginnen, sich selbst als die Person, die Ihnen am nächsten steht, freundlich zu begrüßen? Was wäre an Ihrem Einstieg in den Tag anders, wenn Sie zu sich im Spiegel sagen: »Guten Morgen, schön dich zu sehen! Du bist ein Geschenk für das Leben, mit allem was du hast und bist. Und du wirst heute viele andere Geschenke an das Leben treffen! Ich liebe dich mit deinen Kopfschmerzen / deinen zitternden Händen / deiner Angst … «?[72]

Atmen – der Rhythmus des Lebens

Den Puls des eigenen Herzens fühlen.
Ruhe im Innern, Ruhe im Äußern.
Wieder Atem holen lernen, das ist es.
Christian Morgenstern

Aktiv und passiv, selbst tun und geschehen lassen, anspannen und entspannen, Yin und Yang – der Atem ist der pulsierende Grundrhythmus des Lebens, in dem sich die Gegenpole widerspiegeln, um die das menschliche Leben kreist. Ebenso wie beim Ein- und Ausatmen sind immer beide Pole notwendig. Wer nicht entspannt, gerät in ein seelisches und körperliches Ungleichgewicht. Der Stoffwechsel, die Hormonlage, das vegetative Nervensystem und andere Regelkreise, die Fähigkeit, zu schlafen, sich zu konzentrieren, klar zu denken, positive Gefühle zu entwickeln, Vertrauen aufzubringen, all das und noch mehr nimmt Schaden.

Mit dem Atem nehmen Sie den lebensnotwendigen Sauerstoff auf und scheiden Kohlendioxid aus. Wenn Sie angespannt oder ängstlich sind oder Gefühle vermeiden wollen, atmen Sie flach. Sie können relativ lang ohne Nahrung auskommen, nicht ganz so lang ohne Wasser. Ihr Atem aber ist ein ständiger Fluss, der nur sehr kurz unterbrochen werden kann, ohne gravierende Schäden zu hinterlassen. Deshalb ist Atmen kein bewusster Vorgang wie Essen und Trinken. Es geschieht einfach, ob Sie etwas dazu tun oder nicht, auch im Schlaf und im Koma. Das Atmen begleitet Sie konstant durch Ihr Leben und hilft Ihnen, Körper, Geist und Seele in ein harmonisches Gleichgewicht zu bringen. Wird flache Atmung zur Gewohnheit, wie es bei vielen Menschen der Fall ist, erhält der Organismus nicht genügend Sauerstoff für lebenswichtige Vorgänge. Atmen Sie nicht tief genug aus, staut sich verbrauchte Luft und kann ebenfalls Schädigungen hervorrufen. Richtiges Atmen, sei es unbewusst oder bewusst trainiert, aktiviert die Selbstheilungskräfte, beruhigt die Seele und reinigt den Körper. Einatmen bedeutet, etwas hereinzulassen, ausatmen, etwas herzugeben. In *Das Tao des Atmens* schreibt Dennis Lewis: »Volles Aus- und Einatmen ist also vor allem dann möglich, wenn man sich innerlich frei genug fühlt, Bekanntes loszulassen und Unbekanntes bereitwillig anzunehmen. Beim vollständigen Ausatmen leeren wir uns gleichsam aus und befreien uns nicht nur von Kohlendioxid, sondern auch von überflüssiger Anspannung, abgenutzten Vorstellungen und Empfindungen. Und voll einatmen heißt, sich zu erneuern; wir nehmen frischen Sauerstoff auf, aber auch neue Eindrücke von allen Dingen und Geschehnissen in uns selbst und unserem Umfeld. Beide Atembewegungen sind auf den ›unbewohnten, leer stehenden Raum‹ im Zentrum unseres Seins angewiesen. Das Gefühl für diesen inneren Raum (und die Stille), das sich mitunter in der natürlichen Pause zwischen Aus- und Einatmen bemerkbar macht, weist uns den Weg ins Unbekannte.«[73]

Atmen ist ein Vorgang, der Sie ohnehin lebenslang begleitet. Um ihn zu nutzen, brauchen Sie nichts Besonderes zu tun. Es genügt, einmal innezuhalten und ein paar Minuten lang langsam durch die Nase einzuatmen. Dabei füllen sich die Lungenflügel vollständig mit Sauerstoff und der Bauch wölbt sich nach vorn. Vier Atemzüge pro Minute sind ein Richtwert, den Sie natürlich über- oder unterschreiten können. Wenn Ihr Lungenvolumen das Maximum erreicht hat, halten Sie einen Augenblick den Atem an – und atmen langsam und tief durch die Nase wieder aus. Während Ihr Bauch von selbst flacher wird, geben Sie ein klein wenig Druck darauf, sodass die Luft ganz aus der Lunge gepresst wird. Machen Sie diese Übung am offenen Fenster, beim Spaziergang, während Sie auf dem Sofa sitzen oder im Bett liegen, vor dem Einschlafen oder wenn Sie sich beruhigen oder beherrschen wollen. Sie hilft Ihnen auch in Augenblicken, in denen Sie sich gestresst und überfordert fühlen. Einmal am Tag ist gut, mehrmals ist besser!

Unter dem Motto »Atme dich frei. Atme dich gesund. Atme dich glücklich« hat der *innerwise*-Trainer Uwe Albrecht eine Methode entwickelt, die er den »Heilatem« nennt. Sie besteht in einer Synthese aus Meditation, Atemtechnik und einer Verbindung mit der göttlichen Kraft. Durch den Heilatem wird die energetische Struktur, die wir sind, wieder frei, die Energie kann schwingen und ihrem natürlichen Rhythmus folgen. Denn alles, was existiert, besteht aus energetischen Feldern. Albert Einstein formulierte das so: »In dieser neuen Physik ist kein Platz für beides, Feld und Materie, denn das Feld ist die einzige Realität.« Vielleicht erinnern Sie sich an das 1984 erschienene Buch von Fritjof Capra *Das Tao der Physik*, das damals bahnbrechend die Verbindung von neuer Wissenschaft und Physik darstellte. Die neue Physik bestätigte, was alte spirituelle Lehren seit langem verkündeten: Materie existiert im Kern nicht, sie ist Schwingung. »Ein Mensch besteht aus Rhythmen, Organen, Flüssen und Bewegungen«, schreibt Uwe Albrecht in seinem Buch *Der Heilatem*. »Die Erde besteht aus Rhythmen, Organen, Flüssen und Bewegungen. Ein Projekt besteht ebenso aus Rhythmen, Organen, Flüssen und Bewegungen. Wir verwenden nur verschiedene Begriffe für die Bestandteile. Doch im Grunde besteht alles aus energetischen Feldern.«[74]

Stress und Lebensumstände, Glaubenssätze und Gefühlsmuster führen dazu, dass unser Energiefeld eingeschränkt ist. Die *innerwise* – die Verbindung mit der inneren Weisheit – hilft durch Atemübungen, wieder in die eigene Mitte zu kommen. Dazu zählen Übungen mit der Sprache, Stimme und dem Alphabet, Atmen und schöner schreiben und Heilatmen bei Prüfungsstress. Durch Atmen heilen auch alte Verletzungen, die sich in Krankheiten äußern können. So gibt es die Heilatem-Übungen »Die Seele heilen«, »Organheilung«, »Körperteile wieder integrieren«, »Die Chakren beleben«, »Nervengeflechte beleben«, »Karmische Ladungen heilen«, eine Übung zur Energiefeldreinigung und weitere Übungen zu Lebensthemen wie Partnerschaft, Familie, Lebensfreude und Kreativität.

»Dem modernen Menschen fehlt es an Sauerstoff« erklärt der japanische Arzt Dr. Nobuo Shioya in seinem Buch *Die Kraft strahlender Gesundheit. Neue Vitalität für Millionen Körperzellen.* Aus einer leidvollen eigenen Krankheitsgeschichte entwickelte er eine Gesundheitsmethode, die Gesunden wie Kranken hilft. Im Zentrum seines Konzepts steht eine einfache Atemtechnik, die den Körper mit Sauerstoff auflädt und regeneriert. »Ganz tief atmen« ist seine Devise. Seine Atemtechnik verbindet Dr. Shioya mit Körperhaltungen, Imagination, Innenschau und Affirmationen. Nachdem er lebenslang kränkelte, war er 1976, mit 74 Jahren, endlich stark genug, um sich einen lang gehegten Wunsch zu erfüllen: Er nahm an der zweiten Mount-Everest-Sightseeing-Tour teil, die eine große japanische Tageszeitung organisiert hatte.

Sauerstoffmangel beschleunigt die Alterung. Die Regenerationsfähigkeit der Zellen lässt schneller nach, als es dem natürlichen, altersbedingten Prozess entspräche. »Für alle Zellen ist es aber wichtig, ihre Lebensdauer zu verlängern, oder anders gesagt, dafür zu sorgen, dass sie ihre volle Lebensdauer erreichen. Doch leider beenden in vielen Fällen die Zellen ihr Leben, ohne diese natürliche Grenze zu erreichen. Der Grund dafür ist einfach: Um richtig arbeiten und ihre volle Lebensdauer erreichen zu können, fehlt es den Zellen an Sauerstoff«.[75] Sauerstoffmangel kann tödlich sein, das zeigen auch die Folgen der Höhenkrankheit. Wer nicht nur Anpassungsschwierigkeiten an die dünne Höhenluft hat, sondern ernsthaft darunter leidet, muss schnellstens nach unten. Hält der Mangel an, sterben Körperzellen und vor allem Gehirnzellen ab.

Die Beeinträchtigung von Zellen findet nicht nur auf dem Mount Everest statt. »In Wirklichkeit«, erklärt Dr. Shioya, »befinden sich vor allem die modernen Menschen sogar im normalen Alltagsleben in einem Zustand, der nicht weit von der Höhenkrankheit entfernt ist. Sie leiden unter einem zumindest leichten chronischen Sauerstoffmangel. Dieser lässt sich ganz einfach beheben, indem man tief einatmet.« Dr. Shioya schätzt, dass die aufgenommene Atemluft bei tiefer Atmung etwa fünf Mal größer ist als bei gewöhnlicher Atmung. Messungen, bei denen tief geatmet wird, zeigen diesen Wert – sie sagen aber nichts darüber aus, wie viel ein Mensch normalerweise aufnimmt. »Alle Krankheiten haben ihre Ursache darin, dass die Zellen nicht richtig funktionieren und ihre Widerstandskraft nachlässt. Der Mensch wird krank, wenn die Zellen ihre Funktion und ihre Resistenz, über die sie im Normalfall verfügen, nicht richtig erfüllen können. Der Grund dafür ist selbstverständlich Sauerstoffmangel.«[76] Dr. Shioya, der, wie er selbst sagt, nach dem 60. Lebensjahr zur Jugend zurückkehrte, wurde 105 Jahre alt. Er hatte keine Anzeichen von Krankheit oder Senilität.

Die Bauchatmung – einfach und effektiv

Tief in den Bauch atmen, sodass er sich weit ausdehnt und wieder zusammenzieht, füllt Ihre Lungenflügel bis in die Spitzen mit Sauerstoff und massiert die inneren Organe. Die Bauchatmung können Sie im Stehen oder Liegen üben. Wenn Sie noch nicht so gut damit vertraut sind, ist es besser, dabei bequem und entspannt zu liegen. Legen Sie beide Hände auf den Bauch und spüren Sie zunächst, wie er sich bewegt, wenn Sie wie gewohnt atmen. Vermutlich werden Sie bemerken, dass sich Ihre Atmung allein schon durch das Auflegen der Hände etwas vertieft. Atmen Sie nun tief ein. Als Erstes hebt sich die Brust ein wenig, dann gleitet die Luft hinunter in den Bauch, der sich mit der Atemluft nach vorn wölbt. Atmen Sie aus, und der Bauch sinkt zurück. Einatmen, Bauch hinaus, ausatmen, Bauch hinein. Ein paar Mal, nur so lange, wie es Ihnen angenehm ist. Machen Sie lieber später wieder einen oder mehrere solcher Atemzüge. Am offenen Fenster oder in der freien Natur werden Sie die Übung als besonders wirkungsvoll empfinden.

Sie können die Bauchatmung auch im Gehen ausüben. Atmen Sie dabei entweder die jeweils gleiche Anzahl von Schritten ein und aus, oder atmen Sie doppelt so viele Schritte aus, wie Sie eingeatmet haben. Tief in den Bauch atmen und spüren, wie er sich wölbt und wieder senkt, können Sie überall, allein oder in Gesellschaft. Sie werden bemerken, dass die tiefe Atmung Sie in einen angenehmen, meditativen Zustand versetzt. Je bewusster Sie sie ausführen, das Heben und Senken der Bauchdecke und das Strömen der Atemluft wahrnehmen, desto mehr entspannt sich auch der Geist. Aber auch während ganz alltäglicher Verrichtungen, in der Küche, im Garten oder am Schreibtisch können Sie zwischendurch einfach einmal tief ein- und ausatmen.

Körperrhythmen und die Organuhr

Die Organuhr hat ihren Ursprung in der Traditionellen Chinesischen Medizin. Das ganzheitliche Gesundheitssystem der TCM ist auf die Rhythmen des Universums ausgerichtet, die auch die Rhythmen des Menschen bestimmen. Aus dem Rhythmus geraten wir durch Stress und Hektik sowie emotionale und andere Probleme. Ein einfaches Beispiel ist der Jetlag mit allen damit verbundenen Symptomen wie Müdigkeit am Tag und Schlaflosigkeit in der Nacht. Die individuelle

Flexibilität entscheidet darüber, wie schnell eine Anpassung erfolgt. Jungen Menschen gelingt das in der Regel schneller als älteren.

Die Organuhr bildet den Aktivitäts- und Ruherhythmus der Organe ab. Wenn etwas aus dem Lot geraten ist, gibt sie Auskunft darüber, wo das Ungleichgewicht zu suchen ist. Sie ist »ein Wegweiser zum Ausgangspunkt von Erkrankungen«, schreibt Lothar Ursinus in seinem lesenswerten Buch *Die Organuhr*.[77] Unabhängig davon, wann Sie persönlich aufstehen, beginnt die Organuhr täglich um 3 Uhr morgens. Jedes Organ hat im Tagesverlauf eine zweistündige Hochphase und zwölf Stunden später eine Tiefphase. Meist wird die Organuhr wie

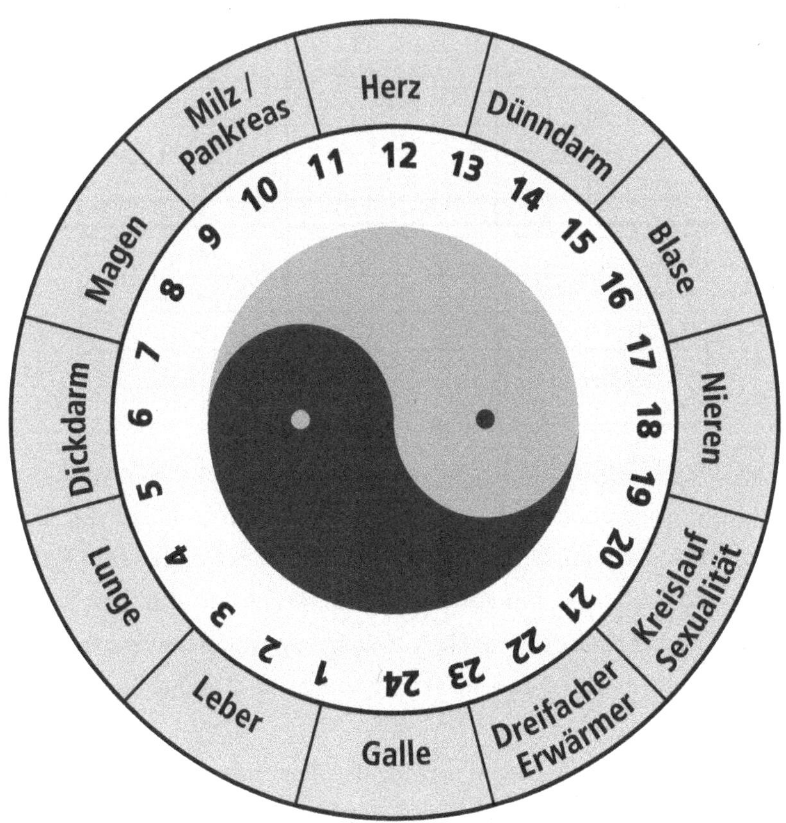

eine normale Uhr als Kreis abgebildet. Sie können darauf sehen, welche Organe zu welcher Zeit ihre Maximal- bzw. Minimalaktivität haben: Sie liegen sich genau gegenüber. Wenn immer wieder zu einer bestimmten Tageszeit Beschwerden auftreten wie Schlaflosigkeit, ist das ein Hinweis darauf, welches Organ betroffen ist. Beschwerden während der Höchstphase eines Organs werden »Fülle-Beschwerden« genannt; in der Tiefphase spricht man von »Leere-Beschwerden«.

Die folgende Tabelle zeigt Ihnen ebenfalls auf einen Blick, zu welchen Zeiten welches Organ aktiv oder in der Ruhephase ist:

Organ	Maximalzeit	Minimalzeit
Lunge	03–05	15–17
Dickdarm	05–07	17–19
Magen	07–09	19–21
Milz/Pankreas	09–11	21–23
Herz	11–13	23–01
Dünndarm	13–15	01–03
Blase	15–17	03–05
Niere	17–19	05–07
Kreislauf	19–21	07–09
Dreifacher Erwärmer	21–23	09–11
Gallenblase	23–01	11–13
Leber	01–03	13–15

Der Zyklus beginnt mit der **Lunge** um 3 Uhr morgens. Nun wird Melatonin ausgeschüttet, das wichtig für das Durchschlafen ist. Der Blutdruck steigt an. Die der Lunge zugeordneten Gefühle sind Kummer und Trauer bis hin zur Depression. Wenn Sie zwischen 3 und 5 Uhr aufwachen, leiden Sie vielleicht an einem unverarbeiteten Kummer, der mit Loslassen, Veränderung und Abschied zu tun haben kann.

Zwischen 5 und 7 Uhr ist die Zeit des **Dickdarms.** Hier geht es ähnlich wie im Dünndarm um Aufnehmen, das auch für Annehmen steht, und um Loslassen, da der Dickdarm ein Ausscheidungsorgan ist. Ähnlich wie bei der Lunge sind dem Dickdarm Trauer, Melancholie und Kummer zugeordnet. Zwischen 5 und 6 Uhr produziert der Körper einen Testosteronschub, der die morgendliche Aktivität ankurbelt. Gegen 6 Uhr wird Cortisol ausgeschüttet, das den Körper weckt, und gegen 7 Uhr meldet sich der Stuhlgang.

Zwischen 7 und 9 Uhr hat der **Magen** seine Hochphase. Die Verdauung läuft auf Hochtouren, Hunger meldet sich und die Produktion von Magensäure und Hormonen wird erhöht. Die erste Basenflut tritt ein. Zwölf Stunden später, zwischen 19 und 20 Uhr, hat der Magen seine Tiefphase. Nahrung, die zu dieser Zeit oder später aufgenommen wird, kann über Nacht nur schwer verdaut werden, bleibt im Magen liegen und kann gären. Das gilt vor allem für schwere oder rohe Speisen. Durch unverdaute Rohkost am Abend kann sich über Nacht ein sogenannter Fuselalkohol bilden, der die Leber auf Dauer schädigt und zu einer Übersäuerung des Organismus führt. Zu schweres oder falsches Essen zu dieser Zeit belastet nicht nur den Magen stark, sondern den gesamten Organismus. Magen, Milz und Bauchspeicheldrüse (Pankreas) werden in der TCM der Schwermut zugeordnet. Die Gedanken kreisen immer um dasselbe, der Mensch ist unzufrieden und niedergeschlagen.

Von 9 bis 11 Uhr ist die Zeit der **Bauchspeicheldrüse** und der **Milz.** In dieser Zeit ist der Körper besonders widerstandsfähig. Deshalb ist dies die beste Zeit für Operationen, Röntgen und andere belastende Eingriffe. Die Wundheilung ist beschleunigt. Gegen 10 Uhr erreicht die Körpertemperatur ihr Maximum. Das Kurzzeitgedächtnis ist besonders aktiv zwischen 10 und 11 Uhr. In dieser Zeit wird leicht gelernt, aber auch das Gedankenkarussell und alle damit verbundenen Sorgen können sich intensivieren.

Zwischen 11 und 13 Uhr ist die Zeit des **Herzens.** Das Organ der Freude, Lust und Liebe ist dann am anfälligsten für einen Infarkt.

Körperliche Belastungen, Stress und Operationen sind dann nicht angeraten. Gegen 12 Uhr produziert der Magen mehr Säure; die Konzentrationsfähigkeit lässt nach. Beschwerden in dieser Zeit können auf eine innere Leere hinweisen. Es fehlen sinnvolle Ziele und Visionen. Das Leben wird oberflächlich gelebt mit einer Abhängigkeit von schnellen, aber nicht dauerhaften Befriedigungen.

Der **Dünndarm** hat von 13 bis 15 Uhr seine Hochphase. Um 13 Uhr tritt ein Mittagstief ein, bei dem das Blut für die Verdauung zur Verfügung gestellt wird. Körperliche Belastungen oder Sport wirken sich nun ungünstig aus. Zwischen 13 und 14 Uhr erhöht sich die Produktion von Gallensäure, Blutdruck und Hormonspiegel sinken. Zwischen 14 und 15 Uhr ist die Schmerzempfindung geringer. Der Körper ist jetzt besonders elastisch. Da der Dünndarm die Nahrung aufnimmt und verwertet, muss er ständig entscheiden, was er für gut befindet und was ausgesondert werden soll. Ein Heer an weißen Blutkörperchen arbeitet dort daran, Bakterien und andere Schadstoffe unschädlich zu machen. Die richtige Entscheidung ist eine Überlebensfrage. Sie hängt von einem klaren »Ja« oder »Nein« ab. Der Dünndarm kann auf eine Angst vor Entscheidungen und die daraus folgende Entscheidungsschwäche hinweisen.

Zwischen 15 und 17 Uhr hat die **Blase** ihre stärkste Aktivität. In dieser Zeit unterstützt viel Trinken den Entgiftungsvorgang über die Blase. Das Mittagstief ist vorbei, die Energie kehrt zurück und das Langzeitgedächtnis läuft auf Hochtouren. Die Zuckervorräte werden mobilisiert und der Sauerstoffverbrauch erhöht sich. Sich mit anderen auszutauschen oder etwas zu besprechen gelingt nun besonders gut. Die der Blase zugeordneten Emotionen und Gefühle sind mit denen der Nieren identisch: Es geht um die Angst, überleben zu können, und einen Mangel an Sicherheit und Geborgenheit oder die Angst, beides zu verlieren, und es geht um Beziehungen, in denen dieses Bedürfnis erfüllt wird oder nicht.

Die **Nieren** sind von 17 bis 19 Uhr hoch aktiv. Es ist Essenszeit und der Stoffwechsel sowie die Vitalität erhöhen sich. Der Magen produziert mehr Säure, die zweite Basenflut tritt ein. Die Nieren filtern mehr Flüssigkeit. Die Nieren reinigen das Blut. In der TCM kommt ihnen eine besondere Bedeutung für die Gesundheit zu. Wie bei der Blase geht es um die Angst, überleben zu können, und einen Mangel an Sicherheit und Geborgenheit oder die Angst, beides zu verlieren, und es geht um Beziehungen.

Zwischen 19 und 20 Uhr hat der **Kreislauf** seine stärkste Zeit. Die Nieren haben das Blut gereinigt, der Magen hat seine Ruhephase und sollte nicht belastet werden. Blutdruck und Puls werden heruntergeregelt. Es ist die Phase, in der sich die wichtigsten Organe erholen können. Antibiotika und Allergiemittel werden jetzt besonders gut aufgenommen. Der Kreislaufmeridian wird auch »Herzbeutelmeridian« (Perikard) genannt, da er als Beschützer des Herzens gilt. Störungen durch Essen oder andere Belastungen können Depressionen auslösen.

Der **Dreifache Erwärmer** steht für die Balance zwischen Innen und Außen, zwischen Ich und Du. Seine Hochphase liegt zwischen 21 und 23 Uhr. Gegen 21 Uhr stellen die Verdauungsorgane auf Erholung um und ab etwa 22 Uhr ist das Immunsystem sehr aktiv. Die Hormondrüsen regenerieren sich. Es ist die Ruhezeit der Bauchspeicheldrüse und der Milz, deshalb sollte nun möglichst nichts mehr gegessen werden. Der Zeitraum eignet sich gut zum Meditieren, da die Chakren ebenfalls besonders aktiv sind.

Von 23 bis 1 Uhr hat die **Gallenblase** ihre stärkste Aktivität. Sie steht für Entscheidungskraft und Zielstrebigkeit, die mit Emotionen wie Ärger und Wut in Verbindung stehen. Eine Überfunktion der Gallenblase zeigt sich in dieser Zeit, während die Unterfunktion zwischen 11 und 13 Uhr erkennbar wird. Gegen 23 Uhr verringert sich die Cortisolausschüttung und der Körper beginnt sich zu entspannen. Herzfrequenz, Blutdruck und die Körpertemperatur sinken, der Stoffwechsel verlangsamt sich. Zwischen 24 und 1 Uhr teilen sich die Zellen besonders stark und die Haut regeneriert sich. Dann sind Sie vielleicht auch besonders schreckhaft. Gallenkoliken werden häufig um diese Zeit ausgelöst.

Den Abschluss vor dem neuen Zyklus bildet das größte Stoffwechselorgan, die **Leber**. Ihre Zeit ist zwischen 1 und 3 Uhr. Die körperliche Leistungsfähigkeit ist auf dem Tiefpunkt angelangt, die Kälteempfindung nimmt zu. Dies ist die wichtigste Entgiftungsphase der Leber. Alles, was der Körper nicht mehr benötigt oder was ihn belastet, scheidet die Leber besonders zu dieser Zeit aus. Außerdem stellt sie aus Vitaminen, Eiweiß, Zucker, Cholesterin, Mineralstoffen und anderem das her, was der Körper gerade braucht. Die Leber steht deshalb für Abgrenzung (Ausscheiden) und Anpassung (Umwandlung von Stoffen in das aktuell Benötigte). Gelingt es nicht, sich ausreichend abzugrenzen oder anzupassen, kommen Gefühle von Wut, Ärger, Zorn und Bitterkeit auf.

Ernährung: Der Mensch ist, was er isst

Bei diesem altbekannten Zitat muss ich oft an den Vergleich zwischen dem Menschen und einem Auto denken. Was geschieht mit einem Auto, das auf Superbenzin eingestellt ist, wenn Sie es mit Diesel füllen? Ich weiß nicht, wie schnell das dem Motor schadet, aber ich bin sicher, dass ein ähnlicher Prozess beim Menschen stattfindet, wenn er ungeeignete Nahrung zu sich nimmt, nur dass er es vermutlich länger aushält. Andererseits muss man nur die richtigen Methoden anwenden, und es kann sehr schnell gehen. Eine beliebte und zweifellos schreckliche Hinrichtungsmethode soll gewesen sein, dem Delinquenten nur Alkohol und Fleisch zu geben, kein Wasser, kein Obst, kein Gemüse, kein Brot. Da die »Zapfsäulen« für unseren Magen, um im vorigen Bild zu bleiben, eine recht große Auswahl bieten und wir zwischen den unterschiedlichsten wählen können – vom Supermarkt über den Gemischtwarenladen bis zum Bioladen oder Wochenmarkt –, können wir sehr wohl Diesel meiden und Super tanken.

Eine Ernährungsumstellung kann bei vielen Beschwerden wahre Wunder bewirken. Nicht nur, weil die uns so appetitlich in den Auslagen angebotene Nahrung oft riskante Stoffe enthält, sondern auch wegen der persönlichen Konstitution, die den einen gut vertragen lässt, was dem anderen schadet. Als Hippokrates von Kos seine berühmten Worte »Die Nahrung soll deine Medizin sein« sprach, wusste er nichts von industriell verarbeiteten oder genmanipulierten Lebensmitteln. Es ist heute viel schwieriger geworden, Lebensmittel als das zu nutzen, was ihnen den Namen eingebracht hat: als ein Mittel zum Leben. Natürlich belassene Nahrung ist Lebenskraft pur, und sie heilt viele Krankheiten oder trägt einen wesentlichen Teil zur Heilung bei. Auf der Internetseite http://www.gesundevorsorge.de/ findet sich ein aussagekräftiger Vergleich zwischen einer 1985 erstellten Studie und den 1996 und 2002 in einem Lebensmittellabor ermittelten Werten in Obst und Gemüse (gängige Ware). Verglichen wurden Brokkoli, Bohnen, Kartoffeln, Möhren, Spinat, Äpfel, Bananen und Erdbeeren. Kalzium, Folsäure, Magnesium, Vitamin C, Vitamin B6 – von 1985 bis 2002 sanken sämtliche Werte um mindestens 23 Prozent bis maximal 95 Prozent. Die höheren Prozentzahlen kommen deutlich häufiger vor als Werte, die gegen 23 Prozent gehen! Ausgelaugte Böden, Kunstdünger für schnelleren Wuchs – das alles fordert seinen Preis. Ein Bauer, der für seine Erzeugnisse das Demeter-Siegel haben will, muss sein Ackerland sieben Jahre brach liegen und regenerieren lassen. Wenn Sie nicht mindestens die doppelte Menge an Obst und Gemüse zu sich nehmen wollen, sind qualitativ hohe und schadstoffgeprüfte Nahrungsergänzungsmittel eine sinnvolle Alternative. Ansonsten bleibt Eigenanbau oder Gemüse und Obst aus biologischem Anbau, das Sie vor allem in Naturkostläden, aber auch in den Bioabteilungen guter Supermärkte kaufen können.

Das Geheimnis der Biophotonen

Lassen Sie mich noch einmal zu dem Slogan »Der Mensch ist, was er isst« zurückkommen. Denkt man genauer über ihn nach, vermittelt er einen tiefen Einblick in die Natur des Lebens. Denn es ist nicht gleich, was wir essen. Nicht nur die Qualität des Anbaus oder der Tierhaltung ist entscheidend für die Qualität der Nahrung, sondern auch die spezifischen Eigenschaften, die jedes Tier und jede Pflanze in sich trägt, sowie die Frische, mit der etwas auf den Tisch kommt. Beginnen wir mit der Frage der Frische, die uns prinzipiell klar ist. Wer hat schon große Lust, ein welk herumliegendes Gemüse noch in den Kochtopf zu werfen? Viele tun es trotzdem – aus Sparsamkeit oder weil sie einen Horror davor haben, Essbares wegzuwerfen, solange es noch nicht verschimmelt ist.

Der Biophysiker Fritz-Albert Popp fand, was der Instinkt uns signalisiert. Es begann in den 1970er Jahren, als Popp entdeckte, dass jede lebende Zelle von Pflanzen, Menschen und Tieren ein zwar sehr schwaches, aber geordnetes Licht abstrahlt. »Es ist für das bloße Auge unsichtbar. Es ist so schwach wie eine Kerzenflamme in 20 Kilometer Entfernung«, erklärte Popp. Mit Hilfe von speziellen Geräten ist es jedoch möglich, diese sogenannten Biophotonen nachzuweisen. Da sich dieses Licht hervorragend für die Übertragung von Signalen eignet, vermutete der Wissenschaftler, dass die Biophotonen die Kommunikation innerhalb der Zellen eines Organismus steuern. Eine Störung in diesem Kommunikationssystem könnte für die Entstehung von Krankheiten wie Krebs verantwortlich sein. Dann würde es nicht genügen, Krebszellen zu entfernen. Es müsste auch die Kommunikationsfähigkeit in den Zellen wiederhergestellt werden, damit jede Zelle die Informationen erhält, die sie braucht, um sich zu regenerieren. Zum aktuellen Stand der Forschung ist das nicht möglich. Die Ideen Popps könnten jedoch zukunftsweisend sein.

Lange Zeit wurde Popps Entdeckung als unglaubwürdig bezeichnet, inzwischen ist die Existenz der Biophotonen jedoch weltweit anerkannt. Sie wird als »ultraschwache Zellstrahlung« bezeichnet. Vieles ist noch nicht erforscht und Fritz-Albert Popp wird weiterhin von vielen als Spinner abgetan, vor allem, was seine Schlussfolgerungen angeht. Popp und sein Team haben nämlich festgestellt, dass das Leuchten nachlässt, wenn Pflanzen verrotten oder verdaut werden. »Die Lichtspeicherfähigkeit von Nahrung nimmt im Laufe der Zeit ab«, erklärt Popp, der daraus einen einfachen und kostengünstigen Test entwickelt hat, mit dem man die Frische von Lebensmitteln bestimmen kann. 200 Lebensmittel wurden auf diese Weise überprüft. Zum Beispiel ließ Popp Gurkenkeimlinge durch Enzyme zersetzen und dabei wurde gemessen, wie viel Licht sie abstrahlen. Das Ergebnis zeigte, dass die Lichtemission sank, je älter die Keimlinge waren. Nach diesen Messungen weisen die Eier von Freilandhühnern eine höhere Leuchtkraft auf als von Hühnern aus der Legebatterie. Mit Lichtmessung lassen sich die Herkunft, Frische und Anbauweise eines Produkts erkennen, und Bio-Nahrung kann von handelsüblicher Ware unterschieden werden, denn je mehr Licht ein Lebensmittel gespeichert hat, desto frischer ist es. Damit ermöglicht die von Fritz-Albert Popp entwickelte Lebensmittelanalyse Aussagen über die Qualität von Lebensmitteln, die herkömmliche Methoden nicht leisten können.[78] Die Bedeutung des Lichts in Nahrungsmitteln spüren auch die Verbraucher: Sonnengereiftes Obst und Gemüse empfinden wir als etwas ganz anderes als Treibhausware.

Nicht aus wissenschaftlicher, sondern aus christlicher Sicht schrieb Jakob Lorber, der »Schreibknecht Gottes«, über die Wirkung des

Lichts in der Nahrung in *Die Heilkraft des Sonnenlichts*. In seiner großen Ernährungslehre berichtet Lorber außerdem, dass alle Tiere und alle Pflanzen ebenso wie Menschen bestimmte Seelenspezifika aufweisen, die ihren Charakter ausmachen. Wenn wir diese Tiere und Pflanzen essen, nehmen wir ihre feinstofflichen oder grobstofflichen, reinen oder unreinen Eigenschaften in uns auf.

Alles fühlt. Mensch, Natur und die Revolution der Lebenswissenschaften nannte Andreas Weber sein Buch, das für viel Wirbel sorgte. Darin stellt der Biologie sein Konzept der »schöpferischen Ökologie« vor. Weber hat auch Philosophie studiert, sein Wunsch, das Lebendige von Grund auf zu verstehen, trieb ihn an. Das Ergebnis seiner umfangreichen Recherchen in den unterschiedlichsten Gebieten ist die Erkenntnis: »Gefühl ist das Zentrum allen Lebens«. Alles Lebendige ist in einem komplexen Netzwerk verbunden, Organismen sind keine Uhrwerke, sondern Wesen, die »ihre Umgebung interpretieren und bewerten und nicht sklavisch Reizen folgen«. Das gilt bis hinunter in die Zelle, die wie alles Lebendige einen Lebensdrang hat – den Wunsch, fortzubestehen und weiterzuleben. Der Lebensdrang ist nicht einfach ein Überlebenskampf, wie es der Darwinismus sieht. »Organismen«, sagt Weber, »sind Wesen, denen Leben etwas bedeutet«. »Leben ist *nicht* wertfrei.« Für die Nahrung hat die Erkenntnis, dass jeder Organismus, jede Zelle das Leben subjektiv erlebt und damit etwas ganz Persönliches einbringt, eine logische Folge, die Weber so formuliert: »Die Nahrung aber, die ich zu mir nehme, wird stofflich ein Teil von mir.«

Wie Popp und viele andere wurde Andreas Weber angegriffen und verlacht, als sein Buch erschien. Auch wenn man nicht mit jeder seiner Schlussfolgerungen übereinstimmen muss, ist diese Intoleranz doch erstaunlich. Die Bedeutung des Gefühls für das Leben, das nie wertfrei, sondern immer subjektiv ist, wird von der Neurobiologie bestätigt. »Ohne Gefühl geht gar nichts!«, fasst der Hirnforscher

Gerald Hüther seine Erkenntnisse zusammen, und erklärt, dass die Wissenschaften gerade dabei sind, das Gefühl als die Basis allen Lebens zu entdecken. Auch für den US-amerikanischen Physiker Brian Greene, einen der bedeutendsten Vertreter der String-Theorie, ist Subjektivität die Grundlage des lebendigen Kosmos, wenn er davon spricht, dass wir in einem »Universum der Erfahrungen« leben.

Wenn Sie sich mit Menschen umgeben, leuchtet Ihnen die Vorstellung, dass jeder etwas anderes in Ihr Leben trägt, das gut oder schlecht für Sie sein kann, sicher spontan ein. Eine neue Idee mag sein, dass das Gleiche für Nahrungsmittel gilt. Die Tatsache, dass uns manches Essen bekommt und anderes nicht, und die Überlegung, dass der Mensch ist, was er isst, erhalten so eine tiefere Bedeutung: Wir nehmen etwas ganz Spezifisches von Tieren und Pflanzen auf, das »zu einem Teil von uns wird«, indem es verstoffwechselt und in unseren Organismus eingelagert wird. Es verändert uns, und die natürliche Abwehr gegen bestimmte Lebensmittel kann damit zusammenhängen. Es macht Sinn, sich zu überlegen, ob Sie das, was Sie essen, auch zu einem Teil von sich werden lassen möchten. Gesundheit beruht zum einen auf der Frische der Nahrung, die nur dann nährend und heilsam sein kann, zum anderen auf der Information, die sie transportiert. Allgemein bekannt ist, dass das Fleisch von Tieren, die unter schlimmen Bedingungen geschlachtet werden, Stresshormone in sich trägt, und dass genveränderte Nahrungsmittel nicht mehr das Gleiche sind wie ihre natürlichen Vorläufer. Wenn Sie auf einer medizinischen Basis wissen möchten, was Ihnen gut tut und was nicht, können Sie einen Bluttest machen lassen mit einer entsprechenden Auswertung. Solche Tests werden unter anderem von Ernährungsprogrammen wie Metabolic Balance, der Logi-Methode und Gesund-und-aktiv angeboten.

Der Säure-Basen-Haushalt: Sauer ist nicht lustig

Gesunde Ernährung, Diäten, nicht nur um schlank zu werden, sondern auch zur Stoffwechselregulation, und die unterschiedlichsten Tipps und Tricks, um sich gesund zu ernähren, sind ein Dauerbrenner in den Medien. Wer ein wenig genauer hinsieht, wird feststellen, dass die Methoden und Empfehlungen sich zum Teil gravierend widersprechen. Die einen sind für Fleisch, die anderen dagegen, die einen für Kohlenhydrate, die anderen raten ab, dann soll es nur roh sein oder nur gekocht. Nur in einem sind sich so ziemlich alle einig: Frisches Obst und Gemüse bringen Körper, Seele und Geist ins Lot.

Unterschiedlichste Ernährungsregeln sind nicht die einzige Herausforderung, der Sie sich stellen müssen, wenn Sie Ihr Immunsystem auf Vordermann bringen und Ihre Gesundheit stärken wollen. Vieles, was appetitlich verpackt in den Regalen der Supermärkte steht, ist eher eine Zeitbombe als das, wonach es aussieht. Wer die Bücher von Hans-Ulrich Grimm kennt *(Die Ernährungslüge: Wie uns die Lebensmittelindustrie um den Verstand bringt* oder *Die Suppe lügt. Die schöne neue Welt des Essens* und weitere Bücher), sich mit genmanipulierter Nahrung oder Pestizidbelastung zum Beispiel im Tee und Ähnlichem beschäftigt hat, weiß, dass nicht alles Gold ist, was mit klingenden Namen glänzt.

Doch die eigentlichen Nahrungsrisiken fangen schon viel früher an, dort, wo Nahrungsmittel als gesund gelten oder einfach zum modernen Lebensstil gehören, jedoch starke Säurebildner sind, die den Organismus angreifen. Hildegard von Bingen sprach von den »schlechten Säften«, die den Körper vergiften. Neben den Giften, die durch Stoffwechselvorgänge entstehen, belasten Umweltgifte und Schwermetalle den Körper, wenn sie in den Stoffwechsel gelangen. Schlacken sind Abfallstoffe, die während des Verdauungsvorgangs vor allem bei der Neutralisierung von Säuren entstehen. Kann der

Organismus die Menge der anfallenden Säuren nicht ausscheiden, werden sie als Schlacken im Körper eingelagert. Das Prinzip ist einfach: Ihr Organismus tut alles, um den Säure-Basen-Haushalt im Gleichgewicht zu halten. Dafür werden unter anderem die verschiedenen Mineralstoffdepots entleert. Wird der Organismus überfordert, legt er »Mülldeponien« an. Stellen Sie sich eine Müllhalde am Stadtrand vor, die immer weiter wächst, bis sie beginnt, die Stadt zu erdrücken. Ähnlich verläuft der Prozess im Körper.

Den Säure-Basen-Haushalt zu prüfen ist im Grunde bei jeder gesundheitlichen Frage sinnvoll. Denn stark Säure bildend wirken nicht nur viele Nahrungsmittel, sondern auch Stress, Krankheiten und seelische Probleme. Übersäuerung und Verschlackung sind weitaus häufiger die Ursache für schlechten Schlaf, Unwohlsein, Haarausfall und Krankheiten, als berücksichtigt wird. Zumindest treten sie begleitend zu vielen Krankheitsprozessen auf. Aus diesem Grund können eine Ernährungsumstellung und zusätzliche Maßnahmen wie eine Darm-, Leber- und Gallenreinigung [79] oder Fastentage Wunder wirken, da sie das Immunsystem stärken und helfen, Ungleichgewichte im Organismus wieder in die Balance zu bringen. Wirksame Entgiftung und eine Rundumerholung von Körper und Psyche bieten auch der indische Ayurveda[80] und die Traditionelle Chinesische Medizin (TCM).

Ein einfacher und hoch effektiver Weg, den Körper bei dem Entgiftungsprozess zu unterstützen, ist **Bürsten,** denn die Haut ist das flächenmäßig größte Entgiftungsorgan. Was diese einfache Methode bewirken kann, fand Bernard Jensen, einer der größten Ernährungswissenschaftler in den USA, heraus. Neugierig geworden durch den Gewichtheber und Wrestler Samson, der seine babyzarte Haut darauf zurückführte, dass er sie täglich trocken abbürstete, unternahm Jensen einen Selbstversuch. Er stellte sich auf ein Blatt braunes Packpapier, bürstete seine Haut und schickte das Material, das sich darauf angesammelt hatte, an ein Labor. Bei der Untersuchung fanden sich jedoch nicht nur wie erwartet eine Menge toter Hautschuppen. Da waren auch andere Stoffe, darunter Harnstoff, Natrium, Chlorid, Talg und metabolische Säuren. Jensen wurde klar, dass diese Stoffe sich in den Muskeln festsetzen, wenn sie nicht von der Haut entfernt werden. Er wurde ein glühender Verfechter des täglichen Trockenbürstens. Vielleicht ist ein tägliches Bürsten Ihnen und Ihrer Haut zu viel. Bürsten Sie ab und zu, in jedem Fall ein- bis zweimal pro Woche. Sie werden nicht nur eine schönere und weichere Haut bekommen, auch Ihr gesamtes Wohlbefinden wird sich steigern und sich positiv auf Symptome und Erkrankungen auswirken.

Wunderbar und altbewährt: die **Heißwasser-Trinkkur**. Sie stammt aus dem indischen Ayurveda und kann einfach in das normale tägliche Leben integriert werden. Beginnen Sie am Morgen vor dem Frühstück. Heißes bzw. warmes Wasser spült Ihren Organismus durch, regt den Stoffwechsel an und löst Schlacken. Hierfür nehmen Sie normales Trinkwasser aus dem Wasserhahn, kochen es 15 bis 20 Minuten lang auf dem Herd ab und füllen es am besten in eine Thermosflasche. Es reicht, wenn Sie über den Tag verteilt regelmäßig einen Schluck trinken, Sie können aber auch mehr nehmen. Die Kur löst schnell und wirksam viele positive Reaktionen im Organismus aus: Heißhungergefühle zwischen den Mahlzeiten werden gestillt, die Verdauung wird reguliert, das Hautbild verbessert sich und die Haare werden geschmeidiger. In Ruhe schlückchenweise getrunken, wirkt das Wasser beruhigend und stabilisierend auf die Psyche. Gerade nervöse, angespannte Menschen wissen diese Kur besonders schnell zu schätzen. Zur Abwechslung können Sie während des Kochens etwas frischen Ingwer in das Wasser reiben. Die Wurzel regt den Stoffwechsel noch stärker an und stärkt das Immunsystem. Die Trinkkur eignet sich auch wunderbar als Einstieg in eine Fastenkur oder ähnliche Maßnahmen zum Entgiften und Entschlacken des Organismus. Da sie grundsätzlich stärkend wirkt, kann sie bei allen Krankheitsbildern zusätzlich angewendet werden.

Intensiv entgiftend und heilend wirkt **Flor Essence,** eine Kräutermischung, die auch »Trank der Indianer« genannt wird. Das ursprüngliche Rezept des Kräutertees stammt aus der Heilkunst der Ojibwa-Indianer. Zahlreiche Berichte aus über 50 Ländern beschreiben, wie die Kräutermischung bei Krebs und anderen schweren Krankheiten half. Die zum Teil spektakulären Erfolge zeigten sich bei vielen gesundheitlichen Störungen. Bei Asthma, Allergien und Bluthochdruck, schlechtem Schlaf, Energiemangel und sogar bei Depressionen – es lohnt sich sicher, den Indianertee einmal auszuprobieren. Die heilende Wirkung des Indianertees geht vor allem auf acht Kräuter zurück: Das *Benediktenkraut* reinigt das Blut, wirkt entgiftend und stärkt die Nerven. Es wirkt antiseptisch und wundheilend, regt den Stoffwechsel an und hilft bei Durchfall, stimuliert die Bildung von Magen- und Harnsäure und aktiviert die Verdauung und die Tätigkeit der Schweißdrüsen. Bei Schwangeren verstärkt es die Bildung von Milch. Die *Braunalge* wirkt beruhigend auf die Verdauung, reguliert die Schilddrüse und schützt vor Herz- und Gefäßkrankheiten. Sie regt den Blutkreislauf an und entschlackt und entgiftet durch ihre harntreibende Wirkung. Die Hypophyse und die Nebennieren werden gestärkt. *Brunnenkresse* stärkt das Immunsystem, reinigt das Blut, entschlackt und entgiftet. Sie kann den Blutzuckerspiegel senken, wirkt positiv auf den Magen und regt die Drüsen, die allgemeine Durchblutung und den Gallenfluss an. Außerdem hat sie antibakterielle Wirkungen. Entschlackend, blutreinigend und schweißtreibend wirkt auch die *Klettenwurzel.* Sie kann den Blutzuckerspiegel senken und hilft besonders bei Gicht, Rheuma, Hauterkrankungen und

Haarausfall. Die *Rhabarberwurzel* regt den Appetit, die Verdauung und den Gallenfluss an, wirkt allgemein stärkend und reinigt die Leber. Phytoöstrogene (Pflanzenhormone) liefern die in Flor Essence enthaltenen *Rotkleeblüten*. Sie regen die Verdauung an, wirken beruhigend, entgiften und hemmen Entzündungen und die Entwicklung von Blutgefäßen, die Tumore versorgen. Eine antibiotische und antibakterielle Wirkung hat die *Rinde der Rotulme*. Sie reguliert die Verdauung und die Darmflora, hilft bei Durchfall und Magenbeschwerden und wirkt allgemein belebend. Rotulmenrinde beruhigt gereizte Schleimhäute und stimuliert die Neubildung von Zellen. Der *kleine Sauerampfer* reinigt die Blutgefäße, reguliert den Gallenfluss, stärkt das Immunsystem und die Zellmembranen und verlangsamt den Alterungsprozess. Er unterstützt die Bildung von Gewebe und die Sauerstoffaufnahme in den Zellen.

In meinem Buch *Haarausfall natürlich heilen. Das Geheimnis schöner und gesunder Haare* habe ich ausführlich über Ernährung, Übersäuerung und Entschlackung geschrieben und eine Vielzahl von hilfreichen Maßnahmen wie Basenvoll- und Fußbäder sowie entgiftende und remineralisierende Produkte wie Spirulina, Chlorella, Afa-Algen und weitere Nahrungsergänzungsmittel beschrieben.

Alles in Maßen: die Rotationsdiät

Vor mehr als 20 Jahren brachte die Ärztin Dr. Anne Calatin ein Buch auf den Markt, das noch heute vom Verein für Umweltkrankte e. V.[81] empfohlen wird: *Die Rotationsdiät. Diagnose und Hilfe bei Nahrungsmittelallergien*. Wie der Untertitel besagt, war das Buch ursprünglich dafür gedacht, Beschwerden wie Kopfschmerzen, Müdigkeit, Depressionen, Magen-, Darm- und Kreislauferkrankungen, für die keine organischen Befunde vorliegen, zu behandeln. Denn häufig sind Nahrungsmittelallergien die Ursache, die sich nicht feststellen lassen, da sie nicht durch chemische oder gar radioaktive Substanzen in der Nahrung hervorgerufen werden, sondern durch die Häufigkeit, mit der bestimmte Lebensmittel gegessen werden.

Anne Calatin entwickelte eine Diät, bei der jedes Nahrungsmittel nur einmal alle vier bis sieben Tage gegessen wird. Dadurch kann sich der Körper nicht nur an keines gewöhnen und keine Sucht danach entwickeln, es findet auch eine Entlastung statt. Unverträglichkeiten können sich gar nicht erst aufbauen. In Maßen genossen, kann der Organismus die meisten Nahrungsmittel gut vertragen. Die Grundidee dieser Diät ist auch dann hilfreich, wenn Sie keine Allergien oder undefinierte Beschwerden haben. Sie müssen dabei nicht unbedingt den vorgeschlagenen Rhythmus von vier bis sieben Tagen einhalten. Beginnen Sie einfach damit, nicht jeden Tag bestimmte Dinge zu konsumieren, von denen Sie spüren, dass Sie Ihrer Verfassung nicht allzu gut tun. Damit ist gemeint, dass Sie ruhig auch etwas essen dürfen, das nach den heutigen Ernährungsregeln vermieden werden sollte, zum Beispiel einen Kuchen, weil er Zucker enthält. Essen Sie ihn nur nicht täglich, das genügt. Eine Ausnahme bilden Erkrankungen, die eindeutig eine bestimmte Ernährung verlangen, zu denen ich auch die Übersäuerung und Verschlackung des Organismus zähle. Nach einer Kur können Sie aber in der Regel wieder Ihre Lieblingsspeisen genießen – in Maßen eben. Neben vielen wichtigen und interessanten Informationen zu Erkrankungen enthält Anne Calatins Buch einen großen Rezeptteil.[82]

Kalorienreduktion und Heilfasten

Sei mäßig in allem, atme reine Luft, treibe täglich Hautpflege und Körperübung … und heile ein kleines Weh eher durch Fasten als durch Arznei.

Hippokrates von Kos

Die lange Tradition des Fastens geht vor allem auf religiöse Bräuche zurück. Fastenzeiten gibt es in allen großen Weltreligionen. Im Christentum beginnen nach Karneval die 40 Tage Fastenzeit, die die Gläubigen auf Ostern vorbereiten sollen. Sie erinnern an die 40 Tage, die Jesus Christus fastend und betend in der Wüste verbrachte. Im Islam ist das Fasten während des Monats Ramadan eine der sogenannten fünf Säulen des Islam. Bereits im alten Ägypten war die heilende Wirkung des Fastens bekannt.

Religiöse Regeln, zu denen auch das Fasten gehört, sollten den Menschen sagen, wie sie aus der Sicht der jeweiligen Religion zu leben haben. Über die Anweisung hinaus, wie ein gottesfürchtiges Leben zu führen sei, boten sie den Gläubigen Hilfe für eine gesunde Lebensführung. Fasten unterbrach Wohlleben und Völlerei, konnte die Menschen mit sich selbst in Kontakt bringen und ideelle Werte hervortreten lassen. Der Gedanke der Enthaltsamkeit umfasste schon immer mehr als nur nicht zu essen. Verzichten Sie einmal bewusst einen Tag oder ein paar Tage auf das, was Sie normalerweise häufig tun: Lesen, Fernsehen, Freunde treffen, Telefonieren, Sport oder bestimmte Nahrungs- und Genussmittel. Wenn Sie wieder damit beginnen, sind Ihre Sinne für die entsprechenden Eindrücke sensibilisiert. Ein Krankhausaufenthalt in einem weißen Zimmer mit weißen Laken und Ärzten und Schwestern in weißen Uniformen kann Ihnen schon nach wenigen Tagen bei der Entlassung ein Farberlebnis bescheren. Auf diese Weise werden Sie auch empfänglicher für wichtige seelische Vorgänge. Fasten schärft Ihre Wahrnehmung, erhöht die

Aufmerksamkeit und Konzentrationsfähigkeit, stärkt die Willenskraft, bereitet auf Aufgaben und Herausforderungen vor, hilft, Trauer zu bewältigen und fördert das seelische Gleichgewicht. Voraussetzung für die positive Wirkung ist, dass auch beim Fasten oder einer Kalorienreduktion eine gesunde Grenze eingehalten wird. Zu strenges Fasten wirkt sich ebenso nachteilig aus wie ein Übermaß an Genuss, zu dieser Erkenntnis kamen auch die drei großen Religionsstifter: Jesus, als er 40 Tage in der Wüste fastete, Buddha, der nach einer Zeit der überstrengen Askese erkannte, dass der Weg zur Erleuchtung so nicht gefunden werden konnte, und Mohammed.

Die segensreichen Wirkungen des Fastens werden heute durch Studien belegt, die darauf hinweisen, dass eine Kalorienreduktion das Leben verlängern kann. Da der Körper weniger verstoffwechseln muss, sinken die Körpertemperatur, der Blutdruck, die Insulinwerte und der Cholesterinspiegel. Die Darmflora regeneriert sich, wodurch das Immunsystem gestärkt wird, da sich der größte Teil der Leukozyten im Darm befindet. Aus dem Binde- und Fettgewebe werden mehr Giftstoffe und Stoffwechselschlacken gelöst und ausgeschieden. Durch diese Veränderungen nimmt die Schädigung der DNS (Erbsubstanz) ab, die nach heutigem Wissensstand maßgeblich am Alterungsprozess beteiligt ist. In zahlreichen Tierversuchen wurde schon vor Längerem nachgewiesen, dass Tiere länger leben und seltener krank werden, wenn sie weniger fressen.

Fasten macht glücklich, auch wenn die ersten zwei bis drei Tage einer Fastenkur schwierig sein können. Das Gehirn schüttet zunächst Stresshormone aus, die innere Unruhe auslösen. Nach dieser Zeit werden vermehrt sogenannte Glückshormone gebildet, das Serotonin und Endorphine. Durch den verlangsamten Stoffwechsel bleiben sie länger im Blut und können geradezu euphorische Zustände erzeugen, die allerdings auch bei der Magersucht eine Rolle spielen. Außer in den Fällen, in denen eine Gewichtszunahme gewünscht wird oder in denen andere Gründe gegen eine Kalorienreduktion sprechen, dürfte es sich für die meisten Menschen positiv auswirken, einfach generell etwas weniger zu essen – Ausnahmen bestätigen die Regel. Alternativ können Sie regelmäßig fasten, zum Beispiel einen Tag in der Woche, an dem Sie nur Wasser, Kräutertees, Säfte oder wenig Gemüse zu sich nehmen.

Wasser – auf die Qualität kommt es an

»Alles Leben kommt aus dem Wasser«, heißt es im Koran. Es ist nicht gleichgültig, welches Wasser Sie trinken. Viele Menschen wollen »nur« für Wasser nicht viel Geld ausgeben – schließlich braucht man ja bloß den Wasserhahn aufzudrehen. Da ist es schon ein Luxus, wenn man sich welches in Flaschen kauft, oder? Leider zeigen Untersuchungen von Ökotest und der Stiftung Warentest, dass viele Mineralwässer schädliche Substanzen, Chemikalien und Hormone enthalten. Eine Studie der Universität Frankfurt ergab bei zwölf von zwanzig untersuchten Mineralwässern eine Belastung mit Umwelthormonen. Hormonell betrachtet habe das Mineralwasser die »Qualität von Kläranlagenabwasser«, so die Forscher. »Wir haben Mineralwasser aus Glas- und Plastikflaschen verglichen und konnten zeigen, dass die östrogene Belastung in Wasser aus PET-Flaschen etwa doppelt so hoch ist wie in Wasser aus Glasflaschen«. PET-Flaschen enthalten Weichmacher im Plastik, das sie an das Wasser abgeben. Die Stoffe sind dem Östrogen verwandt. Nur wenige PET-Flaschen erwiesen sich als stabil.

Johann Abfalter füllt Wasser in Glasflaschen, das aus der St.-Leonhards-Quelle fließt. »Lebendiges Wasser ist viel mehr als das, was man sich landläufig unter Wasser vorstellt. Es ist ein Quell der Gesundheit, denn es beinhaltet Informationen, die der Körper braucht, um gesund zu bleiben – oder gesund zu werden, wenn er aus dem

Gleichgewicht geraten ist. Die Wirkungsweise von lebendigem Wasser erkläre ich immer mit dem Stimmgabel-Effekt: Der ganze menschliche Körper – jede Körperzelle und jedes Organ – schwingt mit unterschiedlichen Frequenzen. Manchmal geschieht es, dass sich Organe wie Musikinstrumente verstimmen oder von ihrem ursprünglichen, gesunden Frequenzmuster abweichen. (...) Nachdem mir bewusst geworden ist, was lebendiges Wasser alles kann, habe ich mir zum Ziel gesetzt, eine Wasser-Apotheke aufzubauen mit dem passenden Wasser für jede Volkskrankheit«, sagt der Landwirt und beruft sich dabei auf ein Zitat des Begründers der Quantentheorie Max Planck: »Tatsächlich gibt es überhaupt keine Materie. Alles und jedes ist aus Schwingung zusammengesetzt.«

»Wasser soll Sie nicht mit Mineralien versorgen«, erklärt Peter Jentschura, dessen großes Anliegen der gesunde Säure-Basen-Haushalt ist. Auch das ist ein wichtiger Aspekt. Wasser soll helfen, Gifte und Stoffwechselprodukte auszuleiten. Wenn es bereits mit vielen Mineralien angereichert ist, kann es diese Aufgabe nicht erfüllen. Betrachten Sie Wasser als *Leben*smittel, für das Sie ebenso bereit sind, Geld zu investieren, wie für andere Produkte. Ihr Körper wird es Ihnen mit einem stärkeren Immunsystem und mehr Wohlbefinden danken.

Superfoods und Nahrungsergänzungsmittel – Vitalität für Körper und Geist

Als »Superfoods« werden alle Lebensmittel bezeichnet, die besonders gut für die Gesundheit sind. Sie besitzen einen sehr hohen Gehalt an Nährstoffen oder weisen spezielle, gesundheitsförderliche Nährstoffe auf. Superfoods werden nicht chemisch hergestellt, sondern sind bewährte Naturprodukte mit einem hohen Anteil an Proteinen, Vitaminen, Mineralstoffen, Enzymen, Antioxidantien usw., die in ihrem Herkunftsland traditionell in der täglichen Küche oder bei Erkrankungen verwendet werden. Viele sind kalorienarm und eignen sich für eine Diät, bei der Sie nicht hungern müssen. Im weiteren Sinn können Sie auch alle aus natürlichen Produkten zusammengestellten Nahrungsergänzungsmittel wie Wurzelkraft von Peter Jentschura zu den Superfoods rechnen. Anders als in chemisch hergestellten Vitamin- und Mineralstoffpräparaten sind die Vitamine und Mineralstoffe in natürlichen Produkten Teil eines Verbunds aus Proteinen, Kohlenhydraten und Lipiden. Der menschliche Körper erkennt diesen Verbund als echte Nahrung. Chemisch hergestellte Nahrungsergänzungsmittel sind dagegen meist synthetische Kombinationen, denen diese natürliche Einbindung fehlt. Sie können eine völlig andere chemische Struktur haben als die natürlichen Produkte.

Die Liste der Superfoods ist lang. Mikroalgen wie *Chlorella, Spirulina* und Afa-Algen sowie Meeresalgen gehören dazu, Sprossen und Keime, Getreidegräser, Äpfel, Brokkoli, Kiwi, die vitaminreiche Goji-Beere, die entgiftende Acai-Beere, Bienenpollen, Maca, das traditionelle Stärkungsmittel aus Peru, Hanfsamen, Bienenpollen, Camu-Camu mit seinem hohen Gehalt an Vitamin C, Blaubeeren, die vitalisierende Frucht des Noni-Baums, Sanddorn, Ginseng, aber auch grüner Tee, dunkle Schokolade, Wildlachs und viele mehr. Einige besondere Superfoods und Nahrungsergänzungsmittel stelle ich Ihnen hier vor.

Naturprodukte sind besser als alles, was Sie an chemisch hergestellten Vitamin- und Mineralstoffpräparaten kaufen können, denn bekanntlich ist das Ganze mehr als die Summe seiner Teile. In der Vielfalt der Nahrungsergänzungsmittel nehmen die Mikroalgen *Spirulina, Chlorella* und die *Afa-Algen* eine besondere Stellung ein, wobei Afa-Algen keine Pflanzen sind, sondern Cyanobakterien, die überwiegend aus Eiweiß bestehen und im Süßwasser wachsen. Ihre Fülle an Vitalstoffen macht sie zu echten *Lebens*mitteln, die nicht nur einen hohen Nährwert liefern, sondern auch heilen. Mikroalgen enthalten hochwertige Eiweiße, zu denen alle essenziellen – lebensnotwendigen – Aminosäuren gehören. Die Eiweiße sind leicht verdaulich und können gut vom Organismus aufgenommen werden. Sie haben einen hohen Gehalt an essenziellen Fettsäuren wie der Linolsäure und der sehr seltenen Gamma-Linolensäure, liefern Mineralstoffe, Spurenelemente, Vitamine, Enzyme und weitere Vitalstoffe wie Zink, Selen und Eisen, enthalten Antioxidantien – Stoffe, die die Bildung von freien Radikalen verhindern oder sie unschädlich machen – und Pflanzenstoffe wie Chlorophyll, krebshemmende Carotinoide wie das Beta-Carotin und vieles mehr. Darüber hinaus bündeln Mikroalgen Sonnenlicht, das sie in winzigen Mengen abgeben. *Spirulina* liefert besonders hochwertiges pflanzliches Protein (drei- bis viermal mehr als Fisch oder Rind) und ist sehr reich an Enzymen. *Chlorella* eignet sich speziell zur Blutreinigung und Entgiftung und ist besonders reich an Vitamin C.

Der Wunderbaum Moringa Olifeira

In seinem Ursprungsland Indien nannte man ihn den Wunderbaum: den *Moringa Olifeira.* In den Veden wurde bereits vor über 5.000 Jahren von seinen Wirkungen berichtet und im Ayurveda heißt es, dass er über 300 Krankheiten heilen könne. Inzwischen wächst der Wunderbaum auch in anderen tropischen und subtropischen Regionen der Erde. Von den 13 Arten, die sich dabei entwickelt haben, ist *Moringa Olifeira* die bekannteste. Durch den hohen Anteil an Proteinen, Vitaminen, Mineralstoffen und Aminosäuren ist der *Moringa* Nahrungsmittel, Medizin und Energiequelle. Er hat sich unter anderem auch als Tierfuttermittel, Pflanzendünger und Mittel zur Wasserreinigung bewährt. Die Blätter sind erstaunlich reich an den Vitaminen A (272 %), B und C (22 %), an Eisen (71 %), Kalzium (125 %), Magnesium (61 %), Potassium (41 %) und Proteinen (42 %). Sie enthalten siebenmal mehr Vitamin C als Orangen, viermal mehr Kalzium als

Milch, viermal mehr Vitamin A als Karotten, doppelt so viel Proteine wie Milch und dreimal so viel Potassium wie Bananen.[83] Brauchen Sie noch mehr Informationen? Erwin G. Bruhns hat alles Wissenswerte in dem Buch *Der Wunderbaum Moringa* zusammengefasst.

Aloe vera und Aloe arborescens

Ob als Gel, Saft oder Creme, die Aloe entfaltet beeindruckende Wirkungen. Ihre positive Wirkung zeigt sich vor allem bei Erkrankungen, die im Zusammenhang mit einer Immunschwäche stehen, wie Krebs, AIDS/HIV oder Multiple Sklerose, da sie das Immunsystem stärkt. Der Extrakt beruhigt und desinfiziert die Haut, lindert Husten, Juckreiz und Schmerzen, fördert die Wundheilung, stillt Blutungen, senkt Fieber und den Cholesterinspiegel, hilft bei Darmträgheit, erweitert die feinen Haargefäße und reinigt das Blut. Wissenschaftler der *Wilkes University* in Pennsylvania fanden heraus, dass Aloe den Blutzucker senkt und deshalb in der Behandlung von Diabetes eingesetzt werden kann. Auch antivirale Eigenschaften wurden nachgewiesen, wenn Aloe eingenommen wird, zum Beispiel bei der Behandlung von Herpes-Viren, bei Grippe und Windpocken. Eine Studie an der *Texas University*[84] belegte, dass Aloe-Vera-Gel den Zellerneuerungsrhythmus sechs- bis achtmal erhöht. Nach Operationen kann die Aloe zur Zellregeneration eingesetzt werden. Asthmakranke erleben eine Besserung ihres Zustandes und auch die Sehkraft verbessert sich. Das Gel dringt schnell und tief in die Hautschichten ein, spendet trockener Haut Feuchtigkeit, baut abgestorbene Zellen ab und festigt erschlafftes Gewebe. Bei älteren Menschen hat Aloe eine stärkende Wirkung auf das allgemeine Wohlbefinden. Die wunderbaren Heileigenschaften der Aloe sind ihren über 200 pharmazeutischen Inhaltsstoffen zu danken.

Eine wesentliche Eigenschaft der Aloe hat der Unternehmer und Aloe-Experte Michael Peuser entdeckt.[85] Peuser forschte zu Krankheiten wie Krebs, AIDS / HIV, Fibromyalgie, Angina pectoris und Psoriasis und entdeckte ihren gemeinsamen Nenner: Es sind die 150.000 Kilometer Kapillaren im menschlichen Körper. Gemäß seiner Kapillarenlehre haben sie einen besonderen Stellenwert bei der Versorgung der Körperzellen und sind damit entscheidend für unsere Gesundheit. Prof. Dr. med. Klopp vom Forschungszentrum für die Mikrozirkulation kam zu einem ähnlichen Ergebnis. Er bezeichnet die Kapillaren als die Hauptstraße unserer Gesundheit. Bisher haben die Medizin und die Pharmaindustrie so gut wie nichts anzubieten, um die Kapillaren zu stärken. Peuser wertete über 500 Schriften der letzten 5.000 Jahre aus, vor allem Heilungsberichte und Forschungsarbeiten, bei denen die Aloe eingesetzt wurde. In Büchern wie *Krebs wo ist dein Sieg?* und *Kapillaren bestimmen unser Schicksal* legt Michael Peuser seine Lehre dar und zeigt, wie man mit Naturheilmitteln und vor allem mit der Aloe die Versorgung der Zellen verbessern und zahlreiche Krankheiten besser heilen kann.

Von all den Arten, die die Gattung der Aloe aufweist, ist *Aloe vera* am bekanntesten. Inzwischen rückt eine weitere Art weltweit ins Blickfeld: *Aloe arborescens,* die Tintenfisch-Aloe oder Baum-Aloe. In der Klosterheilkunde Brasiliens wird sie seit Generationen bei Krebs und anderen schweren Erkrankungen angewendet. Die Einheimischen Brasiliens verwenden *Aloe arborescens,* um das Immunsystem zu stimulieren, den Magen-Darm-Trakt zu aktivieren und den Stoffwechsel anzuregen. Der brasilianische Franziskanermönch Pater Romano Zago hat die traditionelle Rezeptur erprobt und weiterentwickelt. Sie besteht aus dem Saft von Blättern der *Aloe arborescens,* nicht erhitztem und unbehandeltem Honig und einem *Aloe-arborescens*-Extrakt mit einem Prozent Alkohol. *Aloe Arborescens* enthält über 200 Prozent mehr phytotherapeutische Inhaltsstoffe als *Aloe vera.* In seinem Buch *Aloe Arborescens gegen Krebs* hat Pater Romano Zago das Rezept veröffentlicht. Sein Anliegen, schreibt er im Vorwort, sei nicht, den Medizinern in die Quere zu kommen. Vielmehr wolle er einen Beitrag zur Linderung der Leiden leisten, die durch Maßnahmen wie Operationen, Strahlentherapie und Chemotherapie entstehen. »Die Methode, um die es hier geht, ist viel billiger, schmerzlos und natürlich: Der Körper heilt sich selbst und die Aloe arborescens liefert die Nährstoffe dafür.«[86] Das Mittel können Sie gemäß Pater Romano Zagos Rezept selbst mixen oder fertig gemischt kaufen – zur unterstützenden Behandlung oder Vorbeugung.

Der Trank des Lebens

Der Weg zur Gesundheit führt durch die Küche, nicht durch die Apotheke.
Sebastian Kneipp

Gesund und fit bis ins hohe Alter – wer träumt davon nicht? Was wir dazu brauchen, ist in der Geschichte der Menschheit seit langem bekannt. Im Unterschied zur Volksweisheit und dem Wissen großer Heiler vergangener Zeiten können wir heute vieles anhand wissenschaftlicher Verfahren nachweisen und erklären, trotz aller Rätsel, die offen bleiben. Die Selbstheilungskräfte stärken, den Körper entgiften und eine gute Verdauung sind wesentliche Grundlagen, für die es in allen Kulturen Volksheilmittel gab. Mehr weiß man heute außerdem über die Rolle der Gefühle, der inneren Einstellung, der Offenheit und Lernbereitschaft, über die Wechselwirkung zwischen Innen und Außen, denn der Mensch ist ein soziales Wesen.

Für die leibliche Seite des Wohlbefindens gab es schon früh Rezepturen, Kräutermischungen und Heiltränke, die im Ruf standen, Lebenselixiere – Tränke der Unsterblichkeit – zu sein. Nach heutigem Kenntnisstand waren es Getränke aus vergorenen (fermentierten)

Lebensmitteln, von denen die Menschen instinktiv spürten, dass sie Vitalität, Gesundheit und ein langes Leben schenken können, denn die lebenswichtigen Enzyme sind vor allem in fermentierten Getränken enthalten. Bekannt wurden Kombucha aus Japan, Kefir aus dem Kaukasus und der Honigwein Met, der auch als Heilmittel gegen die unterschiedlichsten Krankheiten verwendet wurde, weiterhin Ambrosia, die mythische Speise der griechischen Götter, die ihnen auch als Salbe und Futter ihrer Rösser gedient haben soll, dazu Nektar, das Getränk der Götter. Auch in den ältesten hinduistischen Texten ist ein lebensverlängender Trank bekannt, Amrita, was im Sanskrit »Unsterblichkeit« bedeutet. Götter und Menschen brauchen den Trank gleichermaßen, heißt es. Schließlich gab es da noch Soma, den geheimnisvollsten und ältesten Trank. In den Veden wird er als Zaubertrank mit wunderbaren Eigenschaften beschrieben. Sein Rezept ging verloren, doch sicher ist, dass Soma ein fermentiertes Getränk, somit reich an Enzymen war. Noch heute gibt die Originalmischung den Forschern Rätsel auf. Überliefert ist, dass Soma die vitalen und geistigen Kräfte aktivierte, für geistige und körperliche Reinigung und Verjüngung sorgte und spirituelles Wachstum und Gesundheit verlieh.

Nach jahrelangen Forschungen entwickelte der Physiker und Ingenieur Norbert Hartwig ein Enzym-Gargetränk auf der Basis dessen, was er über Soma zusammentrug. Er nennt es »Trank des Lebens«. Er wird immer frisch zubereitet[87], sodass wertvolle Inhaltsstoffe und die Vitalkraft des Trankes vollständig erhalten bleiben, die durch eine Bearbeitung wie Pasteurisieren verloren gehen würden. Das fertige Getränk ist zu 100 Prozent enzymaktiv und kann bis zu 40 Milliarden bioaktive Mikroorganismen enthalten, die für die meisten Stoffwechselvorgänge unverzichtbar sind. Sie setzen sich aus Kefir-Kulturen, Kombucha-Kulturen, Waldbeeren-Kulturen, Saccharomyces-Hefen,

Bifidobacterium longum, Lactobacillus acidophilus und naturreinen, ursprünglichen Mikroorganismen-Kulturen zusammen, die aus Himalaja-Enzymgetränken gewonnen werden. Positive Berichte von Anwendern und Behandlern[88] bestätigen die Wirkung des Tranks bei Allergien, Darmproblemen von Verstopfung, Blähungen und Durchfall bis zu Darmverschluss und Divertikeln, bei Wechseljahresbeschwerden, Stress- und Burnout-Symptomen, Erschöpfung, Pilzbefall und Neurodermitis. Nach schweren Erkrankungen werden viele Menschen durch den Trank schneller gesund. Weitere Wirkungen sind die Verbesserung des Blutbildes, Entgiftung, eine schönere Haut und die Möglichkeit einer allgemeinen Gesundheitsvorsorge, die auch bei anderen hier vorgestellten Nahrungsergänzungsmitteln besteht.

Wunderpflanze Zistrose

Die Natur beschenkt uns mit einer Vielzahl wunderbarer Pflanzen, die uns gesund erhalten oder helfen, es wieder zu werden. Eine davon ist die Zistrose. Ihre manchmal fast schon wundersamen Wirkungen wurden erst vor einiger Zeit neu entdeckt. Noch immer ist die Zistrose – oder Cystus, wie die aus ihr gewonnenen Produkte heißen – ein Geheimtipp, den selbst viele Ärzte und Heilpraktiker noch nicht in ihr Heilmittelspektrum integriert haben. *Cistus incanus*, die Graubehaarte Zistrose, hat etwas Besonderes zu bieten: Sie ist die polyphenolreichste Heilpflanze Europas, wie das LEFO-Institut für Lebensmittel- und Umweltforschung in Ahrensburg herausgefunden hat. Polyphenole gehören zu den sekundären Pflanzeninhaltsstoffen. Ihre beeindruckenden, die Vitalität und Jugendlichkeit erhaltenden Heilwirkungen sind zum Beispiel von Rotwein und Grüntee bekannt. Nur: Die Zistrose übertrifft Rotwein mit ihrem Gehalt an antioxidativen Polyphenolen um das Vierfache und Grüntee um das Dreifache – ein wirklich beachtlicher Rekord. Hinzu kommen weitere wertvolle Inhaltsstoffe wie Cineol, ein Pflanzenöl, das unter anderem Beschwerden bei Erkrankungen der oberen und unteren Luftwege (Nase, Rachen, Bronchien) lindert, und das Pflanzenöl Eugenol, das eine stark antibakterielle, schmerzstillende und entzündungshemmende Wirkung hat.

Antioxidativ, Immunabwehr steigernd, antiviral und antibakteriell, entzündungs- und pilzhemmend, hilfreich bei Allergien, Ekzemen und Hautproblemen – die Wirkungen der Zistrose sind so umfassend, dass es sich lohnt, sich ausführlich mit ihr zu befassen. Noch immer werden weitere Anwendungsgebiete entdeckt. In der Grippe- und Erkältungszeit wird sie zum unerlässlichen Begleiter, wenn man sie einmal kennengelernt hat: Lutschtabletten lindern Halsschmerzen, der Tee steigert die Abwehrkräfte und hilft von innen. Der Sud kann aufgetragen oder als Spülung verwendet werden. Die Creme und die Salbe bekämpfen unter anderem die weit verbreiteten Herpes-Simplex-Viren, die sich bei Erkältung rund um Mund und Nase, bevorzugt aber auch an den Schleimhäuten festsetzen. Auch zur Vorbeugung eignet sich die Zistrose, etwa durch eine tägliche, die Immunabwehr stärkende Tasse Tee.

Kiefernrindenextrakt

In Europa ist der Pflanzenextrakt Pycnogenol® noch wenig bekannt. Das Naturheilmittel wird aus der Rinde der Küstenkiefer gewonnen, die in den Kieferwäldern Südfrankreichs wächst. Mit einer Höhe bis zu 40 Metern und einem Alter bis zu 300 Jahren ist die Küstenkiefer ein wahrhaft eindrucksvoller Baum. Noch eindrucksvoller ist, was sie als natürliches Heilmittel zu bieten hat: Ihre Rinde enthält die als OPC (Oligomere Procyanidine) bekannten sekundären Pflanzenstoffe[89], die durch ihre intensive antioxidative Wirkung den Körper vor freien Radikalen schützen und entzündungshemmend wirken.

Wie Studien zeigen, kann Kiefernrindenextrakt (auch: Pinienrindenextrakt) noch mehr: Er regt das Immunsystem an, hilft, die Blutgefäße zu erweitern und zu pflegen, und kann Kollagen und Elastin binden. Auch die Hautelastizität und die Sehkraft werden positiv beeinflusst. Der wasserlösliche Extrakt wird schnell vom Körper aufgenommen und hat dann eine außergewöhnliche Wirkung: Er vergrößert die Menge von Vitamin C im Körper. Da das Powervitamin auch die Psyche unterstützt, kann es hilfreiche Grundlage für fast alle Erkrankungen sein. Positive Wirkungen wurden bei einer Vielzahl von Krankheiten beobachtet wie Bluthochdruck, Diabetes Typ 2, kardiovaskuläre Erkrankungen, Lipidstoffwechselstörungen, Thrombosen und venöse Insuffizienz, Hämorrhoiden, Osteoarthritis, Erektionsstörungen und die körperlichen Belastungen, die durch Rauchen entstehen. Darüber hinaus soll Kiefernrindenextrakt Jetlag vermindern und ADHD-Symptome (Aufmerksamkeitsdefizit-/Hyperaktivitätsstörung) bei Kindern verringern. Pycnogenol® ist weltweit in mehr als 700 Nahrungsergänzungsmitteln, Multivitaminpräparaten und Gesundheitsprodukten enthalten. Der Extrakt wurde in den vergangenen 40 Jahren eingehend untersucht. Mehr als 230 veröffentlichte Studien erklären, dass Pycnogenol® sicher, ungefährlich, ungiftig und klinisch wirksam ist. Die Ärztin Liutgard Baumeister-Jesch nennt Kiefernrindenextrakt in ihrem Buch *Einblicke in die Welt der Mikronährstoffe* »die Wucht in Kapseln«.

Kann selbst gemixt werden: Kolloidales Silber

Kolloidales Silber, das ist mit Silber angereichertes Wasser. Das natürliche Antibiotikum wird seit Jahrhunderten mit erstaunlichen Erfolgen bei einer Vielzahl von Erkrankungen angewendet. Ein Labortest der *University of California School of Medicine* in Los Angeles hat nachgewiesen, dass Bakterien, Viren und Pilze innerhalb weniger Minuten sterben, wenn sie mit Kolloidalem Silber in Berührung kommen. Das »Silberwasser« hilft bei Erkältungen, Allergien, stillt den Juckreiz bei Neurodermitis und hat sich als desinfizierende Wundauflage bewährt. Mit einem Silbergenerator und destilliertem Wasser kann man die wie ein Breitband-Antibiotikum wirkende Flüssigkeit selbst zu Hause herstellen. Korrekt zubereitet hat Kolloidales Silber keine Nebenwirkungen. Die guten Darmbakterien werden nicht zerstört, was bei konventionellen Antibiotika der Fall ist. »Silber kann nicht patentiert werden«, erklärt Ethan Huff, der sich selbst als Gesundheitsrebell bezeichnet[90]. »Deshalb wird es vom Mainstream-Gesundheitswesen weitgehend ignoriert. Wenn man es nicht patentieren kann, kann man auch kein Geld damit verdienen, deshalb stellt es eine Bedrohung für das Pharmamonopol auf das Gesundheitswesen dar. Während ihre Antibiotika versuchen, ein paar wenige Bakterienstämme anzugreifen, entwickeln ständig mutierende Superbakterien eine Resistenz gegen diese Form der Behandlung. Im Gegensatz dazu bekämpft Silber die Nahrungsquelle der Bakterien und wirkt selbst gegen mutierte Formen.«[91]

Richtig essen für Leib und Seele

Was eine ungeeignete Ernährung mit Leib und Seele anstellen kann, hat eine Untersuchung der Universität in Linköping, Schweden, gezeigt. Es begann mit dem Kinofilm »Super Size Me« von Morgan Spurlock. Der amerikanische Dokumentarfilmer hatte sich 30 Tage lang ausschließlich mit Fastfood ernährt. Die Folgen waren dramatisch: Elf Kilo hatte er zugenommen, seine Cholesterin- und Leberwerte waren schlecht, die Lust auf Sex gleich Null und seine Stimmung im Keller. »Launisch, wütend und unglücklich«, so beschrieb Spurlock seine Verfassung. Interessant fand Fredrik Nyström, der Leiter der schwedischen Untersuchung, die Erlebnisse Spurlocks schon, doch ihn störte, dass es bei diesem Selbstversuch so unwissenschaftlich zugegangen sei. Zusammen mit einem Team wiederholte er das Experiment unter kontrollierten Bedingungen. 18 Medizinstudenten verdoppelten ihre Kalorienzufuhr durch Fastfood und vermieden, sich zu bewegen. Unter diesen Bedingungen hätten die Studenten massiv zunehmen müssen, doch das war nur bei einigen der Fall, die Gewichtszunahme war unterschiedlich stark. Im Schnitt legten die Studenten zehn Prozent ihres ursprünglichen Körpergewichts zu. Bei drei Männern stoppte die Gewichtszunahme jedoch nach ein paar Kilo vollständig. Ihr Stoffwechsel kam durch das Überangebot an Kalorien richtig auf Touren. Bis zu 30 Prozent hatte sich der Stoffwechsel erhöht. Damit waren die Wissenschaftler auf einen natürlichen Schutzmechanismus gegen Übergewicht gestoßen. Frederik Nyström geht davon aus, dass jeder Mensch über diesen Mechanismus verfügt, nur mit unterschiedlich starker Ausprägung. So mancher Gewichtige wäre wahrscheinlich noch viel fetter, wenn sich der Körper nicht an das Kalorienüberangebot anpassen würde, meint Nyström. Wie die Studie zeigt, kommt es also nicht nur darauf an, wie viel Kalorien man zu sich nimmt und wie viel man sich bewegt, sondern auch darauf, wie der Körper auf eine überschüssige Energiezufuhr reagiert. Weitere Studien sollen den natürlichen Schutz gegen Übergewicht entschlüsseln. Die stimmungskillende Wirkung ungesunden Essens bekam aber nicht nur Morgan Spurlock zu spüren. Alle Teilnehmer der schwedischen Studie litten unter schlechter Laune und Gereiztheit, und zwar desto stärker, je mehr sie aßen. Schuld daran könnten die in Fastfood, vor allem in Pommes frites enthaltenen Fette sein.

Sie kennen das vermutlich selbst: Schon eine kleine Magenverstimmung, Verdauungsprobleme oder ein rumorender Darm machen schlechte Laune und nicht selten sogar deprimiert. Umgekehrt kann wohltuendes Essen dafür sorgen, dass Ärger verschwindet, sich die Stimmung aufhellt und das Leben wieder viel angenehmer ist. Verschiedene Studien[92] zeigten, dass sich die Gabe von Omega-3-Fettsäuren positiv auf Depressionen, aggressives Verhalten und sogar auf Persönlichkeitsstörungen wie die bipolare (manisch-depressive) und die Borderline-Störung auswirkten. Fetter Fisch oder Omega-3-Nahrungsergänzungsmittel (zum Beispiel Fischölkapseln oder Kapseln mit Perillaöl) unterstützen demnach nicht nur viele Körperfunktionen, sie wirken auch ausgleichend auf die Psyche.

Glücklich macht auch Schokolade oder, genauer gesagt, der in ihr enthaltene Kakao. Er enthält die Aminosäure Tryptophan, die an der Bildung des Glückshormons Serotonin beteiligt ist. Depressive und Menschen in Angstzuständen haben meist einen Mangel an Serotonin. Tryptophan findet sich auch in Cashewnüssen und Sojabohnen. Außerdem enthalten Kakaobohnen geringe Mengen an Koffein und Theobromin, einer koffeinähnlichen Substanz, die anregend wirken und die Stimmung heben. Immer wieder habe ich Menschen getroffen, die unter Gürtelrose (Herpes Zoster) oder Herpes Simplex litten und vor allem dann besonders zu Schokolade oder einer Tasse Kakao griffen, wenn das Virus, das sich einkapselt, wenn das Immunsystem stark genug ist, um ihn zu kontrollieren, gerade wieder aktiv war. Das aber ist sozusagen ein Eigentor. Das Herpes-Virus »ernährt« sich von der Aminosäure Arginin, die reichlich in Kakao und Nüssen enthalten ist. Ausgehungert wird es dagegen durch die Aminosäure Lysin, die als Nahrungsergänzungsmittel in Kapselform in Apotheken erhältlich ist. Verzicht auf Kakao und Nüsse und eine Dosis Lysin über einige Tage hat schon manchem Herpesgeplagten geholfen. Was die Orthomolekulare Medizin schon lange wusste, bestätigen inzwischen auch diverse Studien.[93]

Ein Kapitel für sich ist das Thema »Milch«. Während beim Anblick von Milch und Milchprodukten noch immer das Wort »gesund« in den Köpfen der Verbraucher funkt, ist Milch längst nicht mehr das, was ihr dieses Qualitätsmerkmal verlieh. »Die Milch, die wir heute trinken, ist ganz anders als die, die unsere Vorfahren getrunken haben – und das seit 2.000 Jahren, ohne erkennbare Schädigung«, erklärt Dr. Ganmaa Davaasambuu in der *Harvard University Gazette* aus Anlass einer an der *Harvard University* durchgeführten Studie. »Die Milch, die wir heute trinken, ist wohl kaum das perfekte Lebensmittel der Natur.«

Die Untersuchung zeigte einen Zusammenhang zwischen pasteurisierter Kuhmilch aus industriellen Milchbetrieben und hormonbedingten Krebserkrankungen. Kuhmilch ist Babynahrung und als solche enthält sie eine große Menge an weiblichen Geschlechtshormonen. Das krebserregende Potenzial von natürlichen Östrogenen sei bis zu 100.000-mal höher als jenes von hormonähnlichen Substanzen in Pestiziden, führt Dr. Davaasambuu, die Leiterin der Studie, aus. Das besonders hohe gesundheitliche Risiko von pasteurisierter Milch führen die Forscher auf den industriellen Melkvorgang bei Betrieben mit Massentierhaltung zurück, der einen Hormonanstieg bewirkt. Bis zu 300 Tage im Jahr werden die Kühe gemolken. Die so gewonnene Milch enthält eine hohe Konzentration an Estronsulfat, eine Östrogenverbindung, die mit Hoden-, Prostata- und Brustkrebs in Verbindung gebracht wird. Vor allem die Milch trächtiger Kühe könnte der Auslöser für hormonbedingte Krebserkrankungen sein.

Anders die Rohmilch von artgerecht gehaltenen Weidekühen, die lediglich gefiltert wird. Vergleiche der Hormonmenge in Kuhmilch aus modernen Molkereien und in Rohmilch von Kühen, die höchstens fünf Monate im Jahr und nur zu Beginn der Schwangerschaft gemolken wurden, ergaben einen deutlichen Unterschied. Auch andere Studien zeigten, dass Milch und Milchprodukte aus industriell gewonnener und verarbeiteter Milch die Wahrscheinlichkeit erhöhen, an Krebs zu erkranken. Rohmilch, die auch Vorzugsmilch genannt wird, ist weder pasteurisiert noch homogenisiert. Nicht pasteurisierte, also nicht haltbar gemachte Milch gerinnt und wird eine genießbare Sauermilch. Bei der von Louis Pasteur entdeckten Form der Haltbarmachung wird die Milch auf 60 bis 90 Grad erhitzt und dann schnell abgekühlt. Dadurch werden nicht nur schädliche Mikroorganismen, sondern auch wichtige Milchsäurebakterien abgetötet. Inzwischen wurde das Verfahren perfektioniert: Für die vollkommen pflegeleichte H-Milch wird die Milch für wenige Sekunden ultrahocherhitzt auf bis zu 143 °C und sofort wieder auf 4 bis 5 °C heruntergekühlt. In dieser Milch lebt nichts mehr, sie ist chemisch verändert und hat mit der ursprünglichen Milch überhaupt nichts mehr zu tun. Hinzu kommt die Homogenisierung, bei der alle Milchmoleküle auf die gleiche Größe (homogen = gleich groß) gebracht werden. Während die ungleich großen Milchmoleküle zuvor nicht zu allen Bereichen des Körpers Zugang hatten, können sie sich nun im Körper verteilen. Die Zunahme an Laktoseintoleranz ist möglicherweise darauf zurückzuführen. Auffallend ist, dass Menschen mit Laktoseintoleranz Rohmilch in der Regel vertragen.

Gleich ob Rohmilch oder Kuhmilch aus Industriebetrieben, nach dem Abstillen nehmen Tiere keine Milch mehr zu sich. Die meisten Asiaten vertragen nach der Stillzeit keine Milch. Milch und Milchprodukte wurden in Südostasien erst mit der Verwestlichung eingeführt. Trotzdem spricht einiges für den Verzehr von Rohmilch: Sie enthält Kalzium und die Vitamine C und D, dazu sämtliche Aminosäuren, Omega-3-Fettsäuren, B-Vitamine, Folsäure, Enzyme und Laktase. Durch die Pasteurisierung werden diese Stoffe weitgehend zerstört. Außerdem soll Rohmilch die Verdauung verbessern und Asthma vorbeugen. Weitere positive Wirkungen wurden bei Allergien, Arthitis und Arteriosklerose beobachtet. Wenn Sie gern Milch verwenden, lohnt es sich, die sehr kurz haltbare Rohmilch zu verwenden, die von Bioläden angeboten wird. Kaffee mit Milch, ein wie ich persönlich finde wunderbares Getränk, hat leider die Eigenschaft, die Säure bildende Wirkung des Kaffees zu verstärken. Eine Alternative ist, die Kuhmilch durch Sojamilch zu ersetzen. Der Geschmack ist am Anfang ungewohnt, aber die Mischung ist sehr bekömmlich.

Der Frage, welche Fette Sie zu sich nehmen, sollten Sie einen großen Platz einräumen. In diesem Bereich werden schwerwiegende Ernährungsfehler gemacht, mit gravierenden Folgen für das Immunsystem und die Heilungsfähigkeit. Außerdem beeinflussen die Fettsäuren das seelische Gleichgewicht. Zahlreiche Forschungsergebnisse haben gezeigt, dass die Auswirkungen von Fetten im Organismus von lebenswichtiger Bedeutung sind. Ungeeignete Fette können nicht nur krank machen, sondern auch depressiv. Laut einer im März 2012 veröffentlichten Studie der Universität von Las Palmas de Gran Canaria und der Universität von Granada gibt es einen Zusammenhang zwischen der Ernährung mit kommerziell hergestellten Backwaren wie Kuchen, Croissants, Doughnuts und mit Fastfood wie Hamburger, Hotdogs und Pizza. Im Vergleich zu Personen, die davon sehr wenig oder nichts essen, liegt die Wahrscheinlichkeit, eine Depression zu entwickeln, bei den »Fastfoodlern« bei 51 Prozent.[94] Ungesunde Fette sind vor allem die sogenannten Trans-Fette. Sie sind reichlich in Fastfood, gehärteten Pflanzenölen, in Margarine und anderen gehärteten Fetten enthalten und sie entstehen, wenn Pflanzenöle mit einem hohen Gehalt an mehrfach ungesättigten Fettsäuren über 130 °C erhitzt werden. Beim Braten wird diese Temperatur deutlich überschritten.

Fette im Überblick

Gesättigte Fettsäuren sind vor allem in Butter, Sahne, Wurst und Fleisch enthalten. In großen Mengen schaden sie der Gesundheit, vor allem dem Herz-Kreislauf-System. Fette unterscheiden sich durch die Doppelbindungen, die in ihrer Struktur entstehen oder fehlen.

Man nennt Fettsäuren gesättigt, wenn (im Gegensatz zu den ungesättigten Fettsäuren) alle Kohlenwasserstoffatome mit Wasserstoffatomen verbunden sind. Es entstehen keine Doppelbindungen.

Trans-Fette sind chemisch hergestellte Fette. Die Lebensmittelindustrie härtet flüssige pflanzliche Fette, um sie fester und haltbarer zu machen und ihnen eine angenehmere Konsistenz zu geben. Durch den Vorgang der Härtung werden die gesunden ungesättigten Fettsäuren auf chemischem Wege in ungesunde gesättigte Fettsäuren umgewandelt. Bei einer vollständigen Härtung werden alle ungesättigten Fettsäuren umgewandelt. Häufig wird die Härtung jedoch bereits vorher abgebrochen, wodurch sich Trans-Fettsäuren bilden.

Einfach ungesättigte Fettsäuren sind gesund, wenn sie nicht in großen Mengen konsumiert werden, aber sehr kalorienreich. In Maßen können sie eine positive Wirkung auf das Herz-Kreislauf-System haben. Man nennt Fettsäuren ungesättigt, wenn im Unterschied zu den gesättigten Fettsäuren nicht alle Kohlenwasserstoffatome mit ausreichend Wasserstoffatomen verbunden sind, sodass Doppelbindungen zwischen den Kohlenwasserstoffatomen entstehen. Einfach ungesättigte Fettsäuren sind zum Beispiel in Nüssen, Avocados und Oliven bzw. Olivenöl enthalten.

Mehrfach ungesättigte Fettsäuren sind die gesündesten Fettsäuren mit wichtigen Funktionen für den Körper. Sie besitzen den geringsten Wasserstoffanteil und haben zwei oder mehrere Kohlenstoffatom-Doppelbindungen. Manche mehrfach ungesättigten Fettsäuren können vom Körper nicht hergestellt werden und müssen deshalb über die Nahrung aufgenommen werden. Diese sogenannten essenziellen Fettsäuren werden manchmal noch mit dem alten Namen »Vitamin F« bezeichnet. Sie heißen essenziell – lebensnotwendig –, weil einige von ihnen unverzichtbar für das Funktionieren des Stoffwechsels sind. Essenzielle Fettsäuren (vor allem Omega-3) halten die Arterien sauber, stärken die Knochen, sorgen für Muskeln, Gelenke, Augen und Haut und unterstützen das Herz-Kreislauf-System und das Gehirn. Sie werden zum Aufbau von Zellmembranen benötigt. Zu den essenziellen Fettsäuren gehören die Omega-3- und Omega-6-Fettsäuren, von denen Omega-3-Fettsäuren die wichtigsten sind.

Omega-3-Fettsäuren sind vor allem in fetten Fischsorten wie Lachs, Hering, Makrele und Aal sowie im Fett von Sardellen, Forelle und Thunfisch enthalten. Mit einem Anteil von 1,8 Prozent ist atlantischer Lachs der Spitzenreiter unter den Omega-3-Lieferanten. Bei den Ölen steht Leinsamen- bzw. Leinöl an oberster Stelle, gefolgt von Chiaöl, Perillaöl, Leindotteröl, Hanföl und Walnuss-, Raps- und Sojaöl.

Omega-6-Fettsäuren sind in höheren Mengen in Distelöl und Sonnenblumenöl zu finden, sowie in Mais-, Soja-, Raps- und Traubenkernöl. Den höchsten Anteil haben Walnüsse, Sonnenblumenkerne und Pinienkerne. Wir brauchen sowohl Omega-3- als auch Omega-6-Fettsäuren, aber insgesamt nehmen wir im Verhältnis eher zu viel Omega-6-Fettsäuren mit der normalen Ernährung auf – mit möglichen negativen Auswirkungen auf die Körperfunktionen. Dazu zählen vor allem Herzerkrankungen und Entzündungen im Körper.

Entscheidend ist das Verhältnis von Omega-6- und Omega-3-Fettsäuren. Die Empfehlungen ernährungswissenschaftlicher Institute zum optimalen Verhältnis schwanken zwischen 5:1 und 8:1 zugunsten der Omega-6-Fettsäure. Ein Grund für den höheren Anteil von Omega-6 soll sein, dass der Körper Omega-3-Fettsäuren speichert, weshalb man bereits mit einer Portion fettem Fisch den Bedarf decken könne. Vor einigen Jahren fand auf Einladung des *National Ins-*

titute of Health ein Kongress aller führenden Omega-3-Forscher statt. Das Ergebnis war eine völlig neue Richtlinie, bei der ein Verhältnis von 1:1 zwischen Omega-6- und Omega-3-Fettsäuren in der Nahrung als optimal gilt. Diese Empfehlung ist deutlich Omega-3-lastiger als die später von der Deutschen Gesellschaft für Ernährung (DGE, 8:1) oder anderen Instituten veröffentlichten Angaben.

Ein neues Denken in Bezug auf Fette und fettarme Diäten entwickelt sich. Anfang 2012 fand die *World of Healthy Flavors Conference* in Napa, Kalifornien, statt. »Es ist Zeit, den Mythos von der fettarmen Ernährung zu beenden«, erklärten Ernährungswissenschaftler von der *Harvard School of Public Health* (HSPH). Die Experten präsentierten Schlüsselzahlen zum Zusammenhang zwischen Ernährung und Erkrankungen. Sie ermutigten das Publikum, die »Fettarm-Ideologie« aufzugeben und sich über die Vorteile zu informieren, die eine Ernährung mit gesunden Fetten mit sich bringt. Nach wie vor hielten viele Experten jedoch daran fest, dass gesättigte Fettsäuren weniger gesund seien und den Cholesterinspiegel erhöhen würden. In diesem Zusammenhang weist der Ernährungsexperte Ethan A. Huff in seinem Artikel »The myth of the ›low-fat‹ diet, and why consuming healthy fats is vital to your health« darauf hin, dass bestimmte gesättigte Fettsäuren entscheidend dafür sind, gesunde Zellen, Organe und einen gesunden Körper zu erhalten. Es handelt sich dabei um Fette, so Huff, wie sie in Kokosöl und Palmölen, in Fleisch von Tieren, die auf der Weide gefüttert werden, und in Milch sowie Eiern und Butter und Käse, die aus Milch von solchen Tieren hergestellt wurden, enthalten sind.[95] Eine im *British Medical Journal* online 2012 veröffentlichte Studie belegt außerdem, dass Gebratenes kein Risiko für Herzerkrankungen ist, wenn die richtigen Öle zum Braten verwendet werden. In der mediterranen Küche wird vor allem Olivenöl verwendet, das einen höheren Anteil an einfach ungesättigten Fettsäuren enthält.[96] Zu dem Ergebnis, dass Südeuropäer trotz der fetthaltigen Kost überraschend gesund sind, waren US-Forscher bereits 2005 gekommen. Im Laborversuch zeigten sie, dass Fettsäuren die Entstehung von Krebszellen verhindern können. Der Grund für die Neubewertung gesättigter Fettsäuren liegt in dem Unterschied zwischen kurz- und mittelkettig und den langkettig gesättigten Fettsäuren, von dem beim Abschnitt zum Kokosfett noch die Rede sein wird.

Leinöl: *Leinöl macht glücklich* nannte der bekannte Ernährungskritiker Hans-Ulrich Grimm das Buch, in dem er von den segensreichen Wirkungen des »blauen Ernährungswunders« berichtet. Schon Hildegard von Bingen betonte die entzündungshemmende und schmerzstillende Wirkung des Leinsamens und wandte Umschläge mit gemahlenem Leinsamen an, um Geschwüre, Furunkel und Akne aufzuweichen. Die besonderen Eigenschaften dieses Öls wurden im letzten Jahrhundert neu entdeckt, als der britische Biochemiker Hugh Sinclair 1944 eine Expedition zu den kanadischen Eskimos unternahm. Wie er feststellte, gab es weitaus weniger Herz-Kreislauf-Erkrankungen unter ihnen als in anderen Gegenden. Weltweites Aufsehen erregte das Thema erst in den 1970er Jahren, als die dänischen Forscher Jørn Dyerberg und Hans Olaf Bang Grönland bereisten, um die Gesundheit der dort lebenden Eskimos zu untersuchen. Sie bilden nur eine kleine Bevölkerungsgruppe und nennen sich selbst Inuit, was »Mensch« bedeutet. Ihre tägliche Ernährung bestand vor allem in fettem Fisch, der reich an Omega-3-Fettsäuren ist. Die Forscher konnten so gut wie keine Herz-Kreislauf-Erkrankungen oder Todesfälle, die darauf zurückzuführen waren, feststellen. Nach monatelangen Bluttests und der Beobachtung der Lebensgewohnheiten und des Gesundheitszustandes der Inuit reisten die Forscher mit einer bemerkenswerten Erkenntnis ab: Im Blut der Inuit wurden große Mengen an EPA und DHA gefunden, zwei Omega-3-Fettsäuren, die heute für ihre gesundheitsförderlichen Wirkungen bekannt sind. Inzwischen belegen Studien, dass ungesättigte Fettsäuren, allen voran Omega-3-Fettsäure, ein wichtiger Baustein für die Entwicklung der Gehirnzellen sind. In der Evolution des menschlichen Gehirns spielten sie eine ausschlaggebende Rolle.

Die Wissenschaftler fanden auch heraus, dass eine gute Versorgung mit den geeigneten Fettsäuren die kindliche Gehirnentwicklung fördert und damit die im Kind angelegten Potenziale an Talenten und Intelligenz. Kinder, die auch nach der Geburt entsprechend ernährt wurden, zeigten eine »um zehn Prozent bessere psychomotorische Entwicklung im Alter von zweieinhalb Jahren, deutlich bessere Ergebnisse in Intelligenztests im Alter von vier Jahren sowie eine um zehn Prozent bessere Aufmerksamkeitsdauer im Alter von fünf Jahren. Umgekehrt kann eine oft hastige und auf Fastfood ausgerichtete Ernährung werdender Mütter zu Mangelsymptomen des Gehirnstoffwechsels führen. Mögliche Folgen sind Unkonzentriertheit und Lernstörungen bis hin zum ADHS-Syndrom (Aufmerksamkeits-Defizit-Hyperaktivitäts-Syndrom)«.[97] Bei Fastfood entwickelten die Kinder jedoch »Bauchfett statt Gehirnfett«.

Kaltgepresstes Leinöl wirkt nicht nur stimmungsaufhellend und kann Depressionen, Ängste und sogar Schizophrenie lindern. Wissenschaftlich erwiesen sind seine heilenden Wirkungen auch bei Allergien, Arteriosklerose, Aufmerksamkeits-Defizit-Syndrom (ADS), Bluthochdruck, Brustkrebs, Darmkrebs, Diabetes, Nierenerkrankungen, Prostatakrebs, Entzündungen, Wechseljahresbeschwerden und den Cholesterinwerten. Innerlich hilft Leinsamenschleim bei Magen- und-Darm-Entzündungen, da die Schleimstoffe die Schleimhäute mit einem schützenden Film überziehen. Die im Leinsamen enthaltenen Ballaststoffe regulieren außerdem den Stuhlgang und die Verdauung. Leinöl soll nicht erhitzt werden. Vorreiterin der Leinölbewegung war die Apothekerin Johanna Budwig, die ihre Erkenntnis, auch zur Krebstherapie, in dem Buch *Die Öl-Eiweiß-Kost* zusammenfasste.

Olivenöl – das ist der Klassiker der mediterranen Küche. Nach wissenschaftlicher Definition versteht man darunter die traditionelle Ernährungsweise in Südeuropa, vor allem in Süditalien und Griechenland. Über 150 verschiedene Olivenbaumarten bieten eine beeindruckende Geschmacksvielfalt und geben der mediterranen Küche ihre charakteristische Note. Olivenöl enthält 50 bis 80 Prozent einfach ungesättigte Fettsäuren, hauptsächlich Linolsäure, die für die Produktion von Hormonen wichtig ist, die ausgleichend auf die Durchblutung des Herzmuskels, den Herzrhythmus, den Blutdruck und die Blutgerinnung wirken. Außerdem enthält Olivenöl bis zu 20 Prozent mehrfach ungesättigte Fettsäuren. Es ist reich an den Vitaminen A und E und enthält wertvolle Mineralstoffe wie Magnesium, Kalzium, Kalium, Phosphor sowie Spurenelemente und sekundäre Pflanzenstoffe, die für die Vorbeugung gegen Krebs wichtig sind. Entscheidend ist, kaltgepresstes, hochwertiges Olivenöl zu verwenden, um sicherzustellen, dass die Inhaltsstoffe erhalten bleiben und keine Giftstoffe enthalten sind.

Zum Braten, Backen und Frittieren ist kaltgepresstes Olivenöl geeignet, wenn es bis maximal 180 Grad erhitzt wird. Inzwischen gibt es auch raffiniertes Olivenöl, das eine Temperatur von 230 Grad noch gut übersteht. Es handelt sich dabei jedoch nicht mehr um das natürliche Öl, sondern um ein industriell bearbeitetes Produkt. Besser ist, für höhere Temperaturen Fette wie das Kokosfett oder Rapsöl zu verwenden.

Das Buch *Natürlich heilen mit Olivenöl* [98] hat die Biologin Birgit Frohn ihrer Begeisterung für das bewährte Öl gewidmet. Sie hat ein einfaches Rezept, um es zu genießen: »Rösten Sie mehrere Scheiben

Weißbrot, streichen mit einer Knoblauchzehe darüber, salzen und pfeffern und tränken die so vorbereiteten Brotscheiben in reichlich erstklassigem nativem Olivenöl extra.« Der leckere Snack ist einer von vielen Tipps dazu, was Olivenöl kann. Wie wäre es zum Beispiel, wenn Sie einige Wochen mit erstklassigem Olivenöl gurgeln und schließlich feststellen, dass Ihre Zähne heller geworden sind, der Zahnstein zurückgegangen ist und Zahnfleischentzündungen verschwunden sind? Das sogenannte Ölziehen ist eine altbekannte Methode, um den Rachenraum zu entgiften. Es kann auch mit anderen Ölen wie Sonnenblumenöl durchgeführt werden. Dabei werden die Speicheldrüsen und Lymphdrüsen angeregt, Giftstoffe gelöst und im Öl gebunden. Beim Ausspucken hat das Öl eine wenig schöne Konsistenz. Im indischen Ayurveda wird diese Methode häufig angewendet. Die Anwendung mag Sie auf eine Geduldsprobe stellen: Jeden Morgen nach dem Aufstehen einen Esslöffel Olivenöl oder Sonnenblumenöl zehn bis 15 Minuten durch den Mund ziehen.

Aus den Blättern können Sie auch einen Tee brauen. Olivenblätter wirken bei Krankheiten, die durch Viren, Bakterien, Pilze und Parasiten verursacht werden. Dazu gehören Erkältungen, Grippe, Herpes simplex und Herpes zoster (Gürtelrose), Hepatitis B, Lungenentzündungen, Malaria und Dengue-Fieber, Blutvergiftung, Infektionen der Harnwege und chronische Müdigkeit.

In vielen Hautcremes und Körperlotions ist Olivenöl enthalten. Es verringert die Tiefe von Falten, weil es in die tiefere Hautschicht eindringt und dort Feuchtigkeit bindet. Sie können Olivenöl auch pur verwenden: Mischen Sie einen Esslöffel Olivenöl mit etwas Zitronensaft. Auch den Haaren tut das Öl gut. Sie können es als Packung verwenden. Mischen Sie zwei bis vier Esslöffel Olivenöl mit einem Ei, verteilen Sie die Mischung im Haar und lassen sie 20 bis 30 Minuten unter einer Kopfbedeckung einwirken. Spülen Sie danach gut aus.

Zum Braten bestens geeignet: Rapsöl und Kokosöl

Die meisten Öle sind zum Erhitzen nicht geeignet, da die ungesättigten Fettsäuren oxidieren und gesundheitsschädliche Substanzen entwickeln. Olivenöl nimmt hier eine Zwischenstellung ein, da es bis 180 Grad erhitzt werden kann. Rapsöl und Kokosöl können problemlos erhitzt werden. Der Anteil an essenziellen Fettsäuren, vor allem der Alpha-Linolensäure, ist bei Rapsöl sogar deutlich höher als beim Olivenöl. Kaltgepresstes Rapsöl ist dem raffinierten vorzuziehen, da es einen sehr viel höheren Anteil an Vitaminen, Karotinoiden und anderen Fettbegleitstoffen hat. Beim Erhitzen kann bei kaltgepresstem Rapsöl ein Beigeschmack entstehen, eine Oxidation findet jedoch nicht statt, da sie durch die im Öl enthaltenen Fettbegleitstoffe gehemmt wird. Bei –2 bis –4 Grad Celsius bildet Rapsöl eine feste, weißliche Masse.

Mein persönlicher Favorit zum Braten ist Kokosöl. Zunächst werden Sie vermutlich wie ich davon ausgehen, dass nach dem Braten alles nach Kokos schmeckt. Tatsächlich entwickelt sich beim Erhitzen ein Kokosduft, der schnell vergeht und keinen Geschmack auf dem Bratgut hinterlässt. Selbst Pfannkuchen bleiben geschmacksneutral (Erhitzung bis der Duft vergeht vorausgesetzt) und werden lecker und knusprig. Bei Raumtemperatur ist Kokosöl flüssig, im Kühlschrank wird es fest.

Schonend gewonnenes Kokosöl ist gesund. Es enthält unter anderem Laurinsäure, eine gesättigte Fettsäure, die Viren und Bakterien bekämpft. Neuere Studien belegen, dass die lang propagierte These, gesättigte Fettsäuren sollten weitestgehend gemieden werden, falsch ist[99]. Wissenschaftler haben herausgefunden, dass zwischen kurz- und mittelkettig gesättigten Fettsäuren, wie sie im Kokosfett enthalten sind, und den langkettig gesättigten Fettsäuren ein großer Unterschied besteht. Kokosfett hat trotz des hohen Anteils an gesättigten Fettsäuren einen positiven Einfluss auf den Cholesterin- und Triglyceridspiegel, ist leicht verdaulich, hat weniger Kalorien als andere Fette und kurbelt den Stoffwechsel an. Es kann daher auch zum Abnehmen verwendet werden, wenn gleichzeitig die Menge an einfachen Kohlenhydraten wie Zucker und Weißmehl gesenkt wird. Man weiß heute, dass mittelkettige Fettsäuren anders verstoffwechselt werden als andere gesättigte Fettsäuren. Im Gegensatz zu den Kohlenhydraten werden sie nur in geringem Umfang als Fettpolster eingelagert und erhöhen den Blutzuckerspiegel nicht. Das Fett ist sehr unempfindlich gegen Hitze, Licht und Sauerstoff und bildet deshalb keine freien Radikale. Darüber hinaus verhindert es, dass Fettsäuren in die gesundheitsschädlichen Trans-Fette umgewandelt werden. Deshalb kann es hoch erhitzt werden.

Kokosöl baut das Hautgewebe wieder auf und durchfeuchtet die Haut, wodurch Falten gemildert werden. Wenden Sie es innerlich und äußerlich an, um Ihre Haut zu verschönern. Als Energielieferant für die Gehirnzellen kann es die Gehirnfunktion verbessern. Das ist noch nicht alles: Das Fett verstärkt die entzündungshemmende Reaktion des Immunsystems, regt den Stoffwechsel an, verringert die Bildung von freien Radikalen in den Zellen und fördert den Sauerstoffaustausch.

Was Oma schon wusste…

Hühnersuppe für die Seele – die Geschichten der Buchreihe von Jack Canfield wärmen Herz und Seele. Was Canfield zu seinem Titel bewog, ist nun für das leibliche Wohl wissenschaftlich bestätigt: Hühnersuppe hilft, wenn die Nase läuft und der Hals kratzt. Eine Studie der *University of Nebraska* untersuchte das altbewährte Hausmittel bei Problemen mit den oberen Atemwegen. Die Ergebnisse zeigten, dass Hühnersuppe bestimmte weiße Blutkörperchen, so genannte Neutrophile, die für Entzündungsprozesse mitverantwortlich sind, blockiert. Bei Virusinfektionen wie grippalen Infekten werden Neutrophile in großen Mengen freigesetzt. Außerdem enthält die Suppe Vitamine, Eisen und große Mengen Zink in einer Form, in der der Mineralstoff besonders leicht aufgenommen werden kann, sowie die Aminosäure Cystein, die entzündungshemmend und abschwellend auf die Schleimhäute wirkt.

Bewährte Wege der Naturheilkunde

Es lohnt sich, besondere Formen der Heilkunst auszuprobieren. Mit der **Homöopathie,** der Behandlung mit **Schüssler-Salzen** und der **Phytotherapie** haben Sie vielleicht bereits Erfahrungen gesammelt. Haben Sie auch einmal die ganzheitliche Heilweise der mehr als 2.000 Jahre alten **Traditionellen Chinesischen Medizin (TCM)** und des noch älteren indischen **Ayurveda** genutzt?

Bekannt aus der TCM sind vor allem die **Akupunktur und Akupressur.** Wie in der westlichen Schulmedizin macht sich auch hier der Placeboeffekt – die Macht des Glaubens – bemerkbar. Eine große Studie an der Technischen Universität München zur Wirksamkeit von Therapien bei Rückenschmerzen mit 1.100 Teilnehmern ergab ausgesprochen positive Ergebnisse bei der Akupunktur. Die Nadelbehandlung war fast doppelt so wirksam wie die Standardtherapie, die in Bewegung, Physiotherapie und Medikamenten besteht. Allerdings gab es zwischen dem Erfolg einer Scheintherapie, bei der nicht an den vorgesehenen Meridianpunkten und nur oberflächlich gestochen wurde, und der korrekten Nadelung kaum Unterschiede. Nach der Scheinbehandlung gaben 44 Prozent der Patienten an, die Schmerzen hätten nachgelassen, und 47 Prozent der korrekt Behandelten. Die Standardtherapie half dagegen nur 27 Prozent der Patienten.[100] Ein Grund dafür könnte sein, dass bei jedem Nadelstich ein Reiz gesetzt wird, der das Immunsystem und den Energiefluss im Körper aktiviert, auch dann, wenn nicht an den als optimal definierten Punkten gestochen wird.

Lebenspraktisch ist die **Hildegard-Medizin.** Hildegard von Bingen entwickelte ein System aus Ernährungsregeln, Pflanzenheilkunde, Ausleitungsverfahren und einer Therapie mit Edelsteinen und Mineralien. Bekannt wurden Hildegards Nervenkekse und ihre Dinkelgrießsuppe, die sich ebenso einfach herstellen lassen wie sie wirksam sind. Zur Hildegard-Medizin gibt es eine Reihe Bücher, in denen Sie selbst nachlesen können, womit Sie Beschwerden behandeln können.

Eine in den 1980er Jahren entstandene Bewegungslehre und Therapieform ist die **Franklin-Methode,** die von dem Schweizer Tänzer Eric Franklin[101] entwickelt wurde. Sie baut auf der Kraft der Imagination auf, die aus Vorstellungskraft, bildhaft anschaulichem Denken und Fantasie besteht. Und das Ärztepaar Carl und Leslie Simonton wurde für seine erfolgreiche Krebsbehandlung bekannt, bei der es auch Imagination einsetzte. In der Schmerzbekämpfung wird Imagination ebenfalls erfolgreich angewandt.

Eric Franklins Methode kombiniert Imagination und erlebte Anatomie mit einer Bewegungslehre. Das klingt komplizierter als es ist. In seinem Buch *Fit bis in die Körperzellen* erläutert Franklin den Aufbau und das Innenleben der Zellen, zeigt, wie Sie mit den Zellen in einen Dialog treten, die Regeneration und Neubildung anregen können und wie Sie die Grenzen der Wahrnehmung erweitern, sodass Sie ein intensiveres Körperbewusstsein entwickeln und mehr spüren lernen. »Vitale Zellen sind das Resultat unseres Verhaltens«, erläutert Franklin. »Unsere Gene sind lebendig und anpassungsfähig und beziehen ihre Anweisungen aus unseren Verhaltensmustern. Wir sind permanent im ›Gen-Dialog‹, wir bestimmen uns selbst – so teilt uns die neue Wissenschaft mit (die Epigenetik, Anm. d. Autorin) – eine Weisheit, die in östlichen Philosophien schon lange bekannt ist. Unser Verhalten hängt wiederum von unseren mentalen Prozessen ab, von unseren Gedanken, Bildern und den Visionen, die uns bewegen.«[102]

Unkompliziert und effektiv wirkt die **Progressive Muskelentspannung nach Jacobson:** Sie spannen einen Körperteil an, so fest es geht, spüren die Anspannung, lassen dann los und spüren die Entspannung. Die Entspannung im Körper wirkt sich auf Seele und Geist aus. Probieren Sie es mit Ihrer Hand aus. Am besten legen Sie sich dazu bequem auf den Boden oder ein Sofa (es sollte nicht zu weich sein). Atmen Sie ein paar Mal ein und aus, machen Sie dann mit einer Hand eine Faust und spannen Sie dabei die Hand einen Moment so fest an wie möglich. Lassen Sie dann los und öffnen Sie dabei langsam die Faust. Die Progressive Muskelentspannung können Sie gut mit einer CD üben. **Yoga** ist die Kunst, sich gesund zu dehnen und den Körper beweglich zu halten. Die Yoga-Übungen wirken auf die Muskulatur, das Skelett, die inneren Organe sowie Geist und Seele. Schon ein, zwei oder drei kleine Übungen am Morgen helfen, den Tag positiv zu beginnen. **Tai Chi** und **Qi Gong** sind Meditation in der Bewegung. Sie haben ähnlich positive Wirkungen auf Körper, Geist und Seele. Tai Chi ist komplizierter als Qi Gong.

Haltungs- und Bewegungsfehler sind ebenso weit verbreitet wie sie den meisten Menschen nicht bewusst sind. So kann es geschehen, dass Sie glauben, Ihre Körperhaltung wäre ganz in Ordnung und aus heiterem Himmel haben Sie einen Innenmeniskusriss am Knie. Nicht etwa, weil Sie einen Unfall hatten oder sich an andere Dinge erinnern können, die Sie speziell Ihrem Knie zugemutet haben. Vielleicht ist es auch ein Fuß, der sich mit Schmerzen meldet. Dann wird operiert, werden Einlagen verschrieben, und das ist hilfreich und meist auch notwendig, wenn das Problem schon aufgetreten ist. Wenn Sie jedoch nicht noch mehr tun, wird das vermutlich nicht genügen. Denn es ist Ihre Haltung, durch die das Malheur ausgelöst wurde. Ein guter Physiotherapeut oder ein Osteopath wird die Schiefstellung Ihres Beckens und ungleich lange Beine schnell feststellen und mit entsprechenden Griffen Erleichterung verschaffen. Vielleicht müssen Sie ein Luftkissen auf Ihren Schreibtischstuhl legen, um wirklich gerade zu sitzen, und auf die schicken hohen Schuhe verzichten. Wie auch immer, viele Probleme, die an Gelenken, am Rücken, Hals oder an den Füßen auftreten, sind Spätschäden einer jahrelangen Fehlhaltung und -bewegung. Prüfen Sie Ihre Fußsohlen. Oft ist eine starke Verhornung, vor allem wenn sie nur an einem Fuß ausgeprägt ist, ein Hinweis darauf.

»Wenn du es schaffst, das Falsche nicht zu tun, tut sich das Richtige von selbst« – mit diesen Worten fasste Frederick Matthias Alexander seine Ideen zusammen. Vor mehr als hundert Jahren entwickelte der australische Schauspieler die **Alexander-Technik**. Seine Methoden erwiesen sich als so grundlegend, dass sie sich bis heute kaum verändert haben. Die Idee dazu entstand, als er an seinem Stimmproblem arbeitete, das seine Karriere bedrohte. In dieser Zeit entdeckte Alexander drei Zusammenhänge, die damals bahnbrechend waren: »Geist und Körper sind unteilbar; die Art, wie wir uns organisieren, beeinflusst die Gesundheit; Bewegung wird durch einen zentral koordinierten Mechanismus geregelt.«[103] Das klingt komplizierter als es ist. Im Grunde lehrt die Alexander-Technik, wie Sie sich richtig »benutzen« – Geist und Körper –, und verbindet dazu mentale und körperliche Übungen. Jeder Mensch hat eine individuelle Körperhaltung und bestimmte Verhaltens- und Bewegungsmuster, die er so gewohnt ist, dass sie sich »richtig« anfühlen, auch wenn sie Muskelanspannungen, Steifheit, Druck und Verschleiß hervorrufen und sich ungünstig auf das körperliche Gleichgewicht und die Koordination der Bewegungsabläufe auswirken. Wie Sie auf einem Stuhl oder im Auto sitzen, wie Sie gehen, eine schwere Tasche tragen, wie Sie Becken und Rücken halten, ist Ihnen so vertraut, dass Sie Schwachpunkte übersehen. Die Alexander-Technik hilft Ihnen, sich bewusst zu machen, was Sie tun, welche Konsequenzen es hat und wie Sie vermeiden, das Gleiche weiterhin zu tun, wenn es schadet. Anders als andere Techniken, die Geist und Körper verbinden, zeigt sie nicht einfach, was Sie tun sollten. Das Bewusstsein wird in jeder Richtung geschult und die Wahrnehmung geschärft. Die Alexander-Technik ist keine Therapie, bei der Sie passiv sind und behandelt werden, sie ist weder Gymnastikprogramm noch Körperarbeitmethode. Joe Searby nennt sie eine einzigartige persönliche Gesundheitserziehung. Sie lernen, dass Sinneswahrnehmungen täuschen können, indem Sie den Unterschied zwischen dem, was Sie fühlen, und dem, was in Ihrem Körper vorgeht, erkennen. Sie entdecken Ihre Gewohnheiten, finden Ihren Weg zwischen Anspannung und Entspannung, entdecken, wie Sie Schmerzen lindern und vermeiden können, stärken den Rücken, erfahren, was echtes Gleichgewicht ist und können Ihren Atem befreien und Energie schöpfen. Diesen bewussten Umgang mit sich selbst können Sie bei allen Aktivitäten des täglichen Lebens nutzbringend einsetzen. Die Alexander-Technik sollten Sie bei einem Lehrer erlernen. Anders als ein Buch mit vorgefertigten Übungen kann er auf Ihre persönlichen Befindlichkeiten und Bedürfnisse eingehen.

Wie Sie Schmerzen beeinflussen können

Es ist der Geist, der sich den Körper baut.
Friedrich Schiller

Laut der *European Pain Survey,* einer 2003 in 16 europäischen Ländern durchgeführten großen Schmerzstudie, leidet allein in Deutschland jeder Dritte an chronischen Schmerzen. Jeder Fünfte von ihnen verliert seinen Arbeitsplatz. Schmerzen sind ein weltweites Phänomen, das immer mehr Menschen erfasst. Schmerz verändern beginnt damit, Schmerz zu verstehen.

Zunächst hat Schmerz eine sinnvolle Funktion: Er meldet Schäden, signalisiert, wenn Sie sich um Ihren Körper kümmern sollten und lehrt, welche Situationen gefährlich und deshalb zu vermeiden sind. Ein Kind, das einmal an den heißen Ofen gefasst hat, wird das vermutlich nicht wieder tun. Menschen, die aufgrund von Hirnschädigungen keinen Schmerz mehr empfinden können, sind nicht etwa besser dran, denn ihnen fehlt der oft lebensrettende Mechanismus. Die grundsätzliche Fähigkeit, Schmerz empfinden zu können, ist deshalb sogar wünschenswert. Schmerzen können jedoch auch ein Ausdruck seelischer Nöte, ungeheilter Traumata, einer pessimistischen inneren Haltung, von Depressionen und von Autosuggestionen, bei denen Gedanken immer um die gleiche negative Vorstellung kreisen, sein. Schmerzverstärkend wirkt auch innere Passivität, durch die ein Mensch in der Körperhaltung bleibt, in der er die Schmerzen am intensivsten spürt.

Normalerweise empfinden wir Schmerzen, wenn dem Gehirn durch Schmerzrezeptoren die Information einer Verletzung oder Dysfunktion weitergeleitet wird. Es gibt aber auch eine Schmerzempfindung, für die sich keine ausreichende organische Ursache finden lässt. Diese Schmerzen nennt man psychosomatische oder somatoforme Schmerzen. Ein Beispiel sind lang anhaltende oder wiederkehrende Rückenschmerzen. Es gilt als erwiesen, dass sie nicht nur durch mechanische Überbelastung, sondern besonders durch seelischen Stress ausgelöst werden. Mit dem Rücken tragen wir eine Last: Belastende Lebenssituationen führen zu innerer Anspannung und Verspannung der Muskeln, die sich in Rücken-, Schulter- und Nackenschmerzen äußern. Schmerzen lösen außerdem selbst Stress aus und können sich dadurch verstärken. Dass Rückenschmerzen, Bandscheibenvorfall und Ischiasprobleme einen hohen psychosomatischen Anteil haben, zeigt sich auch an einer amerikanischen Studie, bei der rund 500 Patienten mit ausstrahlenden Rückenschmerzen entweder an der Bandscheibe operiert wurden oder Physiotherapie und Anleitungen bekamen, wie sie ihre Rückenmuskulatur selbst stärken können. Danach wurde zwei Jahre lang überprüft, wie stark weiterhin Schmerzen empfunden wurden, die Beweglichkeit eingeschränkt war und ob es vermehrt zu Arbeitsausfällen kam. Das Ergebnis war in beiden Gruppen gleich: Zwei Drittel der Patienten waren mit ihrem Zustand zufrieden. Vorteile, die sich in der Gruppe der Operierten zusätzlich feststellen ließen, waren so gering, dass sie statistisch nicht ins Gewicht fielen.[104]

Hirnforscher fanden heraus, dass die Intensität, mit der Schmerz empfunden wird, vor allem von der Stärke der neuronalen Aktivität in der Schmerzmatrix des Gehirns bestimmt wird. Die Schmerzmatrix kann jedoch nicht nur durch die schmerzleitenden Nerven stimuliert werden, sondern auch durch mentale Prozesse, wie sie zum Beispiel bei einer Suggestion in Hypnose stattfinden. »Suggestionen, vielleicht sogar Autosuggestionen und Imaginationen, können im Gehirn (psychosomatische) Schmerzen und die damit korrelierende neuronale Aktivität der Schmerzmatrix auslösen«, schreibt der Neurologe Johann Caspar Rüegg[105]. Gesprochene Worte können sowohl Schmerzen hervorrufen als auch lindern. Placebo-Schmerztabletten, die mit den suggestiven Worten »Das wird Ihnen helfen« gegeben werden, wirken bei fast der Hälfte aller Patienten schmerzlindernd, vorausgesetzt, sie halten das Präparat, das sie bekommen, für ein gutes Schmerzmittel. »Offenbar wird das Schmerzgefühl stark durch die Psyche beeinflusst. Ausschlaggebend ist vor allem, welche Bedeutung man dem Schmerz zuschreibt und wie sehr man auf ihn achtet«, schreibt Professor Rüegg. Die Intensität der Schmerzempfindung wird also stark davon beeinflusst, wie Schmerz bewertet wird. In diesem Zusammenhang spielt auch der Krankheitsgewinn eine Rolle. Gut gemeinte Worte können sich negativ auswirken, wenn der Mensch, der wegen seiner Schmerzen getröstet wird und besonders viel Aufmerksamkeit bekommt, darin (unbewusst) einen Gewinn sieht: zum Beispiel eine Zuwendung, die ihm sonst fehlt. Ein psychosomatischer Schmerz kann auch entstehen, wenn der körperliche Schmerz hilft, seelische Schmerzen zu verdrängen.

Schmerzen werden auf verschiedene Weisen »gelernt«: durch die Fokussierung der Aufmerksamkeit auf den Schmerz, sodass er eine zentrale und beherrschende Rolle einnimmt; durch »Katastrophisierung«, bei der die Schmerzen ein böses Omen sind oder man sich ausmalt, dass sie nie mehr vergehen werden; durch den »Gewinn«, der durch Schmerzen erzielt wird. In allen Fällen werden die Schmerzen immer schlimmer, je länger diese innere Haltung dauert. Da die Nervenzellen des Schmerzgedächtnisses genauso lernfähig sind wie die des Großhirns, graben sie sich in das Schmerzgedächtnis ein. Durch diesen Lernvorgang, der eine Kehrseite der von der Natur klug erdachten Reaktion ist, durch Schmerzsensibilisierung für das Überleben zu sorgen, verändern sich die Nervenzellen in den entsprechenden Gehirnarealen nachweislich. Schließlich kann schon ein leichter Reiz wie eine Berührung, Wärme oder Dehnung ausreichen, um als Schmerz gedeutet oder als unangenehm empfunden zu werden. Was ursprünglich ein akuter Schmerz war, wird nun chronisch. Bei dieser Art von Schmerzen braucht es keinen konkreten Auslöser mehr, der Schmerz bleibt.[106] »Für chronisch Kranke ist es wichtig, die eigene Schmerzerwartung zu unterbrechen«, sagt Carl Scheidt, Spezialist für Psychoanalytische Psychosomatik an der Universitätsklinik in Freiburg. »Kommt man nicht aus diesem Teufelskreis heraus, gilt leider: Chronischer Schmerz sagt weiteren chronischen Schmerz voraus.«[107].

Unter bestimmten Bedingungen lässt sich Schmerz wegdenken. Fakire, die sich auf ein Nagelbett legen oder sich andere Formen von Schmerzen zufügen, sind ein Beispiel für die Kraft der Gedanken, die durch Übung entsteht. Wichtig für ihre Fähigkeit, Schmerzen aushalten zu können, ist dabei das Empfinden, die Situation unter Kontrolle zu haben, indem sie die Dauer und Intensität des Schmerzes selbst bestimmen. Werden sie unerwartet mit Schmerzen konfrontiert, reagieren auch Fakire schmerzempfindlich. Die kontrollierende Kraft der Gedanken geht vom präfrontalen Cortex, der sich an der Stirnseite des Gehirns befindet, aus. Dieser Teil der Großhirnrinde (Cortex) ist mit dem limbischen System, dem emotionalen Zentrum des Gehirns, verbunden. Seine Aufgabe ist unter anderem, die Bedeutung von Emotionen zu erfassen und sie wenn nötig zu kontrollieren. Wird ein Schmerz als bedrohlich eingeschätzt, kann der Cortex die Schmerzreaktion verstärken oder sie im umgekehrten Fall reduzieren.

Die Kontrollfähigkeit des präfrontalen Cortex macht sich das Neurofeedback bei der Schmerzbehandlung zunutze. Patienten mit chronischen Schmerzen können nun mit Hilfe eines neuen bildgebenden Verfahrens lernen, ihre Schmerzen durch Willenskraft in den Griff zu bekommen. Der kalifornische Neurowissenschaftler Christopher de-Charms und sein Team untersuchten dazu Patienten mit chronischen Rückenschmerzen, die sich in einem Kernspintomografen aufhielten. Mit Hilfe von bildgebenden Verfahren konnten sie dort ihre Hirnaktivität in der Schmerzmatrix beobachten, während sie an den Schmerz dachten. Eine lodernde Flamme bildete neuronale Aktivität ab. Dann sollten die Teilnehmer versuchen, die Flamme zu verkleinern, indem sie sich ablenkten und an einen schmerzfreien Körperteil dachten. Wenn die Flamme kleiner wurde, gab das Gerät eine Rückmeldung, wie es auch bei anderen Biofeedbackverfahren geschieht. Ein im Prinzip ganz einfacher Vorgang ermöglichte den Patienten eine sofortige Erfolgskontrolle. Mit der Zeit lernten sie immer besser, ihre Aufmerksamkeit zu steuern und ihre Schmerzen zu beeinflussen. Inzwischen wurden medizinische Zentren eröffnet, die die von deCharms entwickelte Neurofeedbackmethode und entsprechende Geräte anbieten. Beeinflusst werden können neben Schmerzen unterschiedliche Symptome wie Aufmerksamkeits-Defizite, Angststörungen, Asthma, Bluthochdruck, Depressionen, Tinnitus, Gedächtnis- und Lernstörungen, Migräne, Neurodermitis, Schlafstörungen, Stresssymptome wie Burn-out und Epilepsie.

Eine lindernde Wirkung auf die Schmerzwahrnehmung haben auch Beten und Hoffen, sofern die Betreffenden daran glauben, dass Hilfe möglich ist. Dass religiöse und spirituelle Menschen, die ihrem Glauben aktiv nachgehen, Schmerz weniger wahrnehmen, hat eine 2008 an der *Oxford University* durchgeführte Studie[108] gezeigt. Dabei nahmen die gläubigen Versuchspersonen auch regelmäßig an einem Gottesdienst teil, beteten täglich und besuchten Retreats, Beichten oder übten andere religiöse Praktiken aus. Sie bewerteten einen Schmerz, der ihnen während des Tests durch Strom zugefügt wurde, als weniger stark, wenn sie zuvor ein Bild der Jungfrau Maria betrachtet hatten, als wenn sie einen Ausschnitt aus einem Gemälde von Leonardo da Vinci gesehen hatten, welcher der Darstellung der Jungfrau Maria zwar ähnelte, aber keinen religiösen Bezug hatte. In der Gruppe der Nichtgläubigen war kein Unterschied im Schmerzerleben festzustellen. Nach dem Test gaben die religiösen Teilnehmer an, sich hätten sich beim Betrachten der Jungfrau Maria ruhig und sicher gefühlt oder so, als würde sich jemand um sie kümmern. Die Wirkungen des Glaubens werden nicht nur als wirksames Mittel entdeckt, das helfen kann, Schmerzen weniger zu empfinden. Hirnforscher wie Andrew Newberg und Mark Robert Waldman haben nachgewiesen, dass religiöses Erleben das Gehirn auf eine Weise aktiviert, die auch die Vitalität, Gesundheit und das Glücksempfinden fördert (siehe Kapitel »Die Bausteine von Gesundheit, Vitalität und Glück« Seite 142).

Zusammenfassend lässt sich sagen, dass die Frage, wie stark Sie Schmerzen empfinden, davon beeinflusst wird, wie Sie mit Ihren Beschwerden umgehen und mit welcher inneren Haltung Sie Ihren Alltag gestalten, denn Sie können in vielen Situationen selbst auf Schmerzen einwirken. Eine neue Einstellung zu Ihren Symptomen und Offenheit für oft einfache Mittel können vieles verändern. Wie Studien zeigten, können bewährte »Hausmittel« helfen: Lenken Sie sich ab und sorgen Sie dafür, dass der Schmerz nicht raumfüllend wird. Achten Sie auf Ihre Gedanken und Stimmungen und machen Sie aus der Situation keine Katastrophe, indem Sie Schmerzen als Zeichen für eine unheilbare Krankheit betrachten. Tun Sie etwas, um Ihre Stimmung aufzuhellen – in einem depressiven Zustand empfinden Sie Schmerzen stärker. Optimismus, Vertrauen und gute Laune lindern den Schmerz. Nicht umsonst heißt es: »Lachen ist die beste Medizin«. Die gute Stimmung setzt im Lust- und Belohnungszentrum des Gehirns Endorphine frei, Botenstoffe, die wie Opium wirken. Endorphine werden auch »Runner's High« genannt, weil sie ein Gefühl auslösen, das dem von Langstreckenläufern auf der Piste ähnelt.

Ein echtes Lachen können Sie allerdings nicht erzwingen. Es entsteht, wenn Sie glücklich sind oder sich über etwas freuen. Menschen, die das Leben mögen, lachen gern. Beim echten Lachen werden Teile des limbischen Systems, des Gefühlszentrums im Gehirn, aktiviert. Das ist beim freundlichen Lachen auf Knopfdruck vor der Kamera nicht der Fall. Aber auch Lächeln, das Sie höflichkeitshalber aufsetzen, bleibt nicht ganz wirkungslos. Bereits die Bewegung bestimmter Gesichtsmuskeln, die für den Ausdruck von Freude, Trauer oder Wut gebraucht werden, erzeugt diese Empfindungen in gewissem Umfang. Es lohnt sich also, »Trockenübungen« des Lächelns und Lachens zu machen.

Da Menschen mit chronischen Schmerzen oft deprimiert, müde und lustlos sind, fehlt ihnen meist die schmerzlindernde Wirkung der Freude. Aus diesem Versinken im Drama der Situation kann ein Kreislauf aus Schmerz, Depression, sich weiter verstärkendem Schmerz und erhöhter Schmerzempfindlichkeit entstehen, der durchbrochen werden muss. Da Angst, Niedergeschlagenheit, Unzufriedenheit, Selbstzweifel, Sorgen und negative Zukunftserwartungen die Schmerzschwelle und die Schmerzempfindlichkeit erhöhen[109], müssen Schmerzempfindungen nicht nur lokal, sondern vor allem auch seelisch behandelt werden.

»Sprechende Medizin«

Wie Platon sagte, muss man zuerst die Seele heilen, wenn man den Körper heilen will. Psychosomatischer Schmerz reagiert am ehesten auf Zuwendung, Wärme und eine Form der Aufmunterung, die nicht beschönigt, sondern anerkennt, wie die Situation ist, und gleichzeitig einen positiven Ausblick eröffnet. Wer Schmerzen hat oder krank ist, muss auf die richtige Weise ernst genommen werden. Helfen können die heilenden Worte von Menschen, denen Sie vertrauen, Selbsthypnose und entsprechende Suggestionen anderer. Die »sprechende Medizin« ist ein neuerer gedanklicher Ansatz, der diesen Bedürfnissen gerecht werden will. Der Arzt Werner Hüttl aus Lenggries definiert ihn so: »Sprechende Medizin – das ärztliche Gespräch ganz im Mittelpunkt der Begegnung zwischen Ratsuchendem und Arzt. Sprech-stunde ist Sprech-Stunde im eigentlichen Sinn. Aufmerksamkeit und Wertschätzung begleiten die Wahrnehmung der persönlichen Situation in der körperlichen, seelischen und sozialen Dimension, werden zum Ausgangspunkt des Heilungsgespräches.«[110] »Sprechende Medizin« kann nicht im Schnelldurchlauf vor sich gehen. Sie braucht Zeit, echtes Zuhören, Interesse und Zuwendung vom Arzt, der den roten Faden in der Lebens- und Krankengeschichte eines Menschen erfassen muss. Selbstzuwendung oder Zuwendung durch andere kann auch durch Handauflegen, Gebet und Meditation geschehen. Eine weitere Hilfe zur Selbsthilfe ist das Üben mit einem Neurofeedbackgerät.

Was der 16. Karmapa über Schmerzen lehrt

Wie das Schmerz- und Krankheitsempfinden durch den inneren Zustand und den Geist bestimmt wird, möchte ich Ihnen an einem außergewöhnlichen Beispiel zeigen. Es ist nicht dazu gedacht, die Messlatte der Anforderungen, die Sie an sich stellen, auf Höchstniveau zu heben. Es soll Ihnen zeigen, was möglich ist – etwas davon für jeden von uns.

Zwei große religiöse Richtungen bestimmen das spirituelle Gesicht Tibets: die Gelug-Schule, deren Oberhaupt der Dalai Lama ist, und die Kagyü-Schule, deren ranghöchste Persönlichkeit der Karmapa ist. Im Mai 1980 traf der Arzt Mitchell Levy zum ersten Mal den 16. Karmapa, der an Krebs erkrankt war und die Erkrankung bis zu seinem Tod ohne Schmerzmittel mit liebenswürdiger Zugewandtheit zu den Menschen um ihn herum bewältigte. Dr. Mitchells Bericht wurde im Heft Nr. 37 der Zeitschrift *Buddhismus heute* veröffentlicht und ist im Internet nachzulesen[111]. Die folgenden Zeilen sind ein Auszug aus seinem Bericht.

»Er hatte Krebs und kam nach Amerika, um behandelt und auf weiteren Krebs in seinem Körper untersucht zu werden. Der Krebs kam zu einer schweren Diabetes hinzu, die er den größten Teil seines Lebens schon gehabt hatte. Ich wurde zu dieser Zeit als sein Haupt-Arzt angestellt. Als er ankam, führten wir mit ihm eine vollständige Untersuchung durch. Das war nichts Besonderes. Einige Dinge aus dieser Zeit sind mir noch besonders deutlich im Gedächtnis geblieben: Vor allem, dass hier eine Art Linie begann, die sich durch den ganzen weiteren Kontakt, den ich als Arzt mit ihm hatte, durchzog. Für Seine Heiligkeit war das alles einfach nur *business as usual.* Es war einfach eine weitere Erfahrung – die Erfahrung herauszufinden, ob sein Krebs ihn töten würde oder nicht. Für ihn machte es irgendwie keinen Unterschied, was dabei herauskommen würde. Man hätte ebenso gut über Hühnersuppe mit ihm reden können. Von diesem Moment an bis zu dem Zeitpunkt seines Todes im nächsten Jahr gab es die ganze Zeit diese kontinuierliche, grundlegende und völlig überwältigende Gegenwart. Seine Wärme und die Klarheit seines Geistes waren durch all diese Erfahrungen hindurch ohne Unterbrechung.

Es war ganz einfach. Ich fragte: ›Haben Sie hier oder dort Schmerzen?‹ Dann stellten wir sehr komplexe Fragen. Jedes Mal führte eine Reihe von Fragen dazu, dass er lächelte und antwortete: ›Nein, nein, da ist nichts.‹ Dann fragen wir: ›Gut, und wie ist es mit … ?‹, und er sagte: ›Nein‹, und wir fragten: ›Wie steht es mit … ?‹, und er wieder: ›Nein‹.

Wir liefen immer wieder in diese Weite seines Geistes. Er war nie willens, Dinge eng werden zu lassen und sich auf sich selbst zu konzentrieren. Es war so, als ob man Fragen zu seinen Meditationserlebnissen hatte und das Gefühl, sich damit im Kreis zu drehen – und er lächelte einen einfach an. Nun, genauso war es, wenn wir fragten: ›Haben Sie Schmerzen? Geht es Ihnen nach dem Essen schlecht?‹ Wir liefen in den gleichen weiten Raum hinein.«

Entspannung, Regeneration und Schlaf

Wenn Schlaf und Wachen ihr Maß überschreiten, sind beide böse.
Hippokrates von Kos

Legen Sie sich hin, wenn Sie müde sind? Oder übergehen Sie Ihr Schlaf- oder Ruhebedürfnis in vielen Fällen? In seinem Buch *Das Tao ist Stille* erzählt der Mathematiker und Philosoph Raymond Smullyan von einem Freund, der ebenfalls Mathematiker ist und jeden Tag ein Nickerchen zu machen pflegt. »Nun mache ich nie ein Nickerchen, aber ich schlafe oft beim Lesen ein – was etwas ganz anderes ist, als wohlüberlegt ein Nickerchen zu machen. Ich gleiche da eher meinen Hunden Peekaboo, Peekatoo und Trixie als dem besagten Mathematikerfreund zweiten Grades. Keiner dieser Hunde macht jemals ein Nickerchen; sie schlafen einfach ein. Sie schlafen ein, wo und wann es ihnen gefällt (was sie, nebenbei gesagt, unentwegt tun). So sind diese Hunde die wahren Weisen.«[112]

Auch wenn wir kaum auf diese Art weise sein können, da Menschen andere Notwendigkeiten, Ziele und Wünsche haben als Hunde, könnten doch viele von einer Lebenshaltung profitieren, die einfach ein Ausdruck von Grundbedürfnissen ist. Denn laut einer Umfrage des Forsa-Instituts ist jeder zweite Deutsche der Ansicht, er würde zu wenig schlafen. Bei den Frauen sind es 54 Prozent, bei den Männern 49 Prozent. Optimal ist eine Schlafdauer von sieben bis neun Stunden, der individuelle Bedarf variiert, auch in Bezug auf Lebensphasen und Alter. Regelmäßig und ausreichend schlafen ist lebensnotwendig. Im Schlaf regeneriert der gesamte Organismus, vor allem der Stoffwechsel und das Immunsystem. Schlaf stärkt das Gedächtnis, fördert die Kreativität und die gute Laune. Der Tag-Nacht-Rhythmus wird durch Hormone reguliert: Zur Schlafenszeit wird Melatonin ausgeschüttet und gegen Ende der Nacht Cortisol. Stress,

Sorgen, kreisende Gedanken, Leistungs- und Erwartungsdruck angesichts des kommenden Tages und Krankheiten können diesen Rhythmus durcheinanderbringen. Immer mehr Menschen können nicht abschalten. Auch das Empfinden, »keine Zeit« zu haben, macht Schlafen schwierig: Man möchte dem Tag mehr oder weniger bewusst mehr Stunden abtrotzen.

Schlafstörungen können unterschiedliche Formen und Ursachen haben. Die häufigste ist die Insomnie, bei der es schwer fällt, ein- oder durchzuschlafen. Daneben gibt es ein stark erhöhtes Schlafbedürfnis, die Hypersomnie, die Parasomnie, Schlafprobleme, die mit auffälligem Verhalten wie Schreien im Schlaf, Schlafwandeln, Zähneknirschen, einhergehen und meist mit Ein- und Durchschlafschwierigkeiten verbunden sind, Atmungsstörungen im Schlaf wie die Schlafapnoe, Bewegungsstörungen wie das Restless-Legs-Syndrom und zirkadiane Rhythmusstörungen, bei denen die innere Uhr verstellt ist.

Zu wenig Schlaf kann gravierende Folgen haben. Das Risiko steigt, an Diabetes Typ 2 zu erkranken, da der Blutzuckerspiegel ansteigt, oder aufgrund des verlangsamten Stoffwechsels Übergewicht zu entwickeln. Viele Menschen essen nach einer schlechten Nacht mehr und bewegen sich weniger. Schlafmangel wirkt sich ungünstig auf den Blutdruck und den Cholesterinspiegel aus, erhöht das Risiko für einen Herzinfarkt oder Schlaganfall und macht fahrig und vergesslich. Eine Studie des *Brigham and Women's Hospital* (BHW) in Boston, Massachusetts, zeigte, dass 40 Prozent der Polizisten an Schlafstörungen litten, die mit dem Schichtdienst zusammenhängen[113]. Hinweise auf chemische Abläufe im Gehirn, die zu einer Übererregung (Hyperarousal) und Schlaflosigkeit führen, fanden John Winkelman und sein Forscherteam. Die Produktion von GABA, einem Botenstoff, der für gutes Schlafen wichtig ist, war verringert.[114]

Was können Sie tun, wenn Sie schlecht schlafen? Schlafstörungen, die länger als vier Wochen anhalten, vor allem wenn es zwischendurch keine guten Nächte gibt, oder Besonderheiten wie die Schlafapnoe sollten unbedingt mit einem Arzt oder Heilpraktiker besprochen werden. Medikamente, vor allem Benzodiazepine, führen zu einer Gewöhnung und machen abhängig. Sie sind keine Dauerlösung und sollten nur ab und zu und keinesfalls länger als drei bis vier Wochen häufig bis regelmäßig genommen werden. Wer nicht schlafen kann, entwickelt meist Angst vor der Nacht. Schlaf lässt sich nicht erzwingen, aber Sie können ihn fördern, indem Sie die Nacht entsprechend vorbereiten. Hier sind einige Tipps:

Lassen Sie den aktiven Teil des Tages langsam ausklingen. Machen Sie abends nichts, was Sie aktiviert oder sogar belastet. Dazu kann ebenso ein brutaler oder dramatischer Film gehören wie Diskussionen über schwierige Themen. Essen Sie zwischen 18 und 19 Uhr, damit Ihnen das Essen nicht im Magen liegt. Diese Uhrzeit entspricht auch der Organuhr aus der TCM (Seite 173).

Machen Sie einen Verdauungsspaziergang oder ein basisches Fußbad am Abend. Bewegen Sie sich auch tagsüber an der frischen Luft.

Gehen Sie möglichst immer zur gleichen Zeit ins Bett. Es kann helfen, dann gleich das Licht auszumachen, statt noch zu lesen. Das setzt das Signal »im Bett wird geschlafen«. Probieren Sie es aus.

Hören Sie vor dem Zubettgehen oder zum Einschlafen leise Musik, möglichst immer die gleichen Stücke über einen längeren Zeitraum. Sehr empfehlenswert sind Werke von Wolfgang Amadeus Mozart und Johann Sebastian Bach, aber auch Entspannungsmusik oder eine Schlaf-CD kann Gutes bewirken. Gut geeignet sind von Mozart die Klavierkonzerte Nr. 20 KV 466 und 22 KV 482 sowie das Klarinettenkonzert in A-Dur KV 622. Sie wirken beruhigend und ordnend auf das Gehirn und Nervensystem.

Wenn Sie zum Grübeln oder zu Ängsten neigen, suchen Sie sich im Geist einen sicheren Ort, an dem Sie sich wohl und geborgen fühlen und stellen Sie sich so lebendig wie möglich vor, Sie seien dort. Vielleicht gibt es an diesem Ort einen Wasserfall, unter den Sie sich stellen können, oder einen See, in dem Sie baden. Spüren Sie, wie das Wasser all Ihre Sorgen wegspült. Sie können sich auch vorstellen, dass Sie Ihre Kümmernisse in ein Buch schreiben. Dann legen Sie das Buch in eine Kiste, schließen den Deckel und stellen die Kiste in eine entfernte Ecke bis zum nächsten Morgen. Es gibt viele schöne Visualisierungen, die Ihren Geist beschäftigen und gleichzeitig beruhigen können.

Nehmen Sie es an, wenn Sie wach liegen. Dagegen ankämpfen nützt nichts und kann Sie in einen Teufelskreis bringen. Machen Sie sich Ihre Glaubenssätze zu Schlaf bewusst, von »Ich werde wieder nicht schlafen« über »Morgen wird ein schlechter Tag, wenn ich jetzt nicht einschlafe« bis zu »Ich werde krank, wenn ich nicht schlafe«.

Sorgen Sie dafür, dass Sie grundsätzlich Stress abbauen und sich entspannen. Dazu eignen sich neben Spaziergängen in der Natur einfache Entspannungstechniken wie die Progressive Muskelentspannung nach Jacobson (PMR), die Dehn- und Bewegungsübungen des Yoga, Qi Gong und Tai Chi, die Klopfakupressur (EFT), Biofeedback und andere. Sie können sich auch eine Entspannungshypnose bei einem Therapeuten gönnen.

Meditation kann ein gewisses Maß an Schlaf ersetzen. Die dabei entstehenden Gehirnwellen fördern ebenfalls die Regeneration und sorgen für Entspannung. Suchen Sie sich eine einfache Meditationsform, die Sie auch zum Einschlafen praktizieren können, wie das Wahrnehmen des Atems.

Zurück zur Natur: Heilen durch Erden

Erden ist die wohl am wenigsten komplizierte Form, die Selbstheilungskräfte zu aktivieren. Der Gedanke, dass wir den Kontakt zur Erde brauchen, scheint völlig selbstverständlich und deshalb nichts Besonderes zu sein. Viele Menschen wollen sich mit der Erde verbinden, was für sie bedeutet, spazieren zu gehen, im Garten zu arbeiten, zu zelten – in der Natur zu sein oder etwas im Freien zu tun. Clinton Ober, Stephan Sinatra und Martin Zucker haben das Erden neu entdeckt und sie verstehen etwas anderes darunter. In ihrem Buch *Earthing. Heilendes Erden* schreiben sie: »Die ›Wiedervereinigung‹ mit der Erde, mit der wir uns in diesem Buch beschäftigen, ist aber etwas anderes. Mit diesem ›Erdkontakt‹ meinen wir, dass wir Schuhe und Strümpfe ausziehen und barfuß auf dem Boden sitzen, stehen oder laufen, also etwas, was absolut kostenlos und überall möglich ist (natürlich nur, wenn es sicher und bequem ist). Wiederverbindung kann aber auch mit einschließen, dass wir leitfähige ›Bettlaken‹ (Schlafunterlagen) oder Bodenmatten verwenden, die über eine elektrische Leitung mit einem Erdleiter außerhalb unseres Hauses oder Büros verbunden sind oder mit einem modernen Erdungssystem an eine Steckdose angeschlossen werden.«

So merkwürdig es klingen mag, sich über eine leitfähige Matte oder Unterlage oder gar über eine Steckdose an die Erde anzuschließen, eine ähnliche Vorgehensweise war schon im alten Indien bekannt. John Gray, der Autor des Buches *Männer sind anders, Frauen auch*, fühlt sich vom Konzept des Erdens sehr angesprochen. Als er in Indien die Meditation erlernte, empfahlen ihm seine Lehrer, auf einem Rehfell zu schlafen und zu meditieren, das auf dem Boden lag. Durch diese Yogi-Tradition würde er bessere Ergebnisse erzielen. John Grays Lehrer waren davon überzeugt, dass Energie von oben auf die Erde strömt und in die Menschen hineinfließt, wenn sie mit der Erde verbunden sind. Die Yogis schliefen auf kleinen Auflagen, die sie auf den Boden legten. Dazu hatte John Gray wenig Lust und so berichteten die Yogis ihm noch von einer anderen Möglichkeit, welche die Könige angewandt hätten. Sie schliefen in einem Bett mit einer dünnen Kupferauflage, die mit einem Kupferstab verbunden war, der im Freien in der Erde steckte. John Gray besorgte sich eine entsprechende Ausrüstung und schlief darauf. Nach einer Weile stellte er fest, dass die Schmerzen weg waren, die er mehrere Jahre wegen einer Schleimbeutelentzündung in der Schulter gehabt hatte.[115]

Clinton Ober, Stephan Sinatra und Martin Zucker erklären die Möglichkeit, sich auch in geschlossenen Räumen mit der Erde zu verbinden, so: »Was wir da tun, ähnelt dem, was in der Elektrotechnik als ›Erdung‹ bezeichnet wird, nämlich der gängigen Vorgehensweise, Geräte mit der Erde zu verbinden, um sie vor Erschütterungen, Kurzschlüssen und Störungen zu schützen. Auf Menschen übertragen schützt das Erden den empfindlichen bioelektrischen Kreislauf vor elektrischen Ladungen und vor Störungen. Am wichtigsten aber ist: Es fördert die Aufnahme freier Elektronen sowie der stabilisierenden elektrischen Signale und der Energie der Erde.«[116]

In den 1960er und 1970er Jahren führte das Max-Planck-Institut in Deutschland Experimente zur Bedeutung von Erdkontakt für den Menschen durch. Freiwillige wurden monatelang in unterirdischen, elektrisch abgeschirmten Räumen von den Rhythmen des elektrischen Feldes abgeschnitten. Die Körpertemperatur, Schlafentwicklung, Urinausscheidung und andere physiologische Eigenschaften wurden überwacht. Bei allen Teilnehmern entwickelten sich anormale, chaotische Muster. Der Schlaf-wach-Rhythmus und die Hormonproduktion gerieten aus dem Gleichgewicht, die allgemeine Körperregulation brach zusammen.[117] Die heilsame Wirkung der Erde bei unterschiedlichen Beschwerden und Krankheiten wurde inzwischen von zahlreichen Menschen bestätigt und teilweise in Studien belegt. Entzündungen, Fibromyalgie, Ischias, Schlafapnoe, Krampfadern und Autismus, aber auch Jetlag sind nur einige der Bereiche, in denen Erden sich heilsam auswirkt. Wesentliche Eigenschaften des Erdens sind der Abbau von Stress durch die Regulierung des Stresshormons Cortisol und ein tieferer Schlaf. Eine von Clinton Ober und dem Anästhesisten Dr. Ghaly mit zwölf Versuchspersonen unternommene Pilotstudie bestätigte, dass geerdetes Schlafen die Cortisolausschüttung reguliert und den natürlichen tageszeitabhängigen Rhythmus wieder herstellt. Darüber hinaus stieg der für den Tag-Nacht-Rhythmus wichtige Melatoninspiegel bei acht Studienteilnehmern zwischen zwei und 16 Prozent an, bei drei Personen fand keine Veränderung statt und bei einer Person ging er um sechs Prozent zurück.

Der Erfolg des Erdens ist abhängig von der Zeit, die im Kontakt zur Erde verbracht wird. Viele moderne Materialien wie Plastik oder Gummi wirken isolierend. Deshalb die Empfehlung der Earthing-Experten: »Laufen Sie barfuß auf der Erde, am besten auf feuchtem Boden oder Gras, wodurch die Leitfähigkeit erhöht wird. Setzen Sie sich eine halbe Stunde lang hin und stellen Sie dabei die nackten Füße auf die Erde. Viele Menschen haben bestätigt, dass sie kräftiger und gesünder wurden, indem sie sich mehrmals am Tag mit der Erde verbanden. Physiologische Veränderungen konnten schon nach 30 bis 40 Minuten gemessen werden. Untersuchungen haben gezeigt, dass die Körperfunktionen bei ›geerdeten‹ Menschen besser arbeiten als bei ungeerdeten.«[118]

Die alte Kunst des Handauflegens neu entdeckt

Machen Sie einen kleinen Test: Halten Sie Ihre Hände so, als würden Sie sie wie bei einem Gebet zusammenlegen wollen (nicht falten). Lassen Sie zunächst einen größeren Raum dazwischen und bewegen Sie die Hände dann langsam aufeinander zu. Spüren Sie dabei in Ihre Hände hinein. Sie werden ein Energiefeld oder einen Energiestrom spüren, der sich verdichtet, je mehr sich Ihre Hände annähern. Wenn sie sich schließlich berühren, verändert sich dieses Energiefeld und Sie haben andere Empfindungen in Ihren Händen. Typische, individuell unterschiedliche Empfindungen, die dabei auftreten, sind ein Prickeln, Strömen oder eine Wärme- oder Kälteempfindung. Experimentieren Sie eine Weile mit der Entfernung zwischen Ihren Händen und lassen Sie die Sensibilität wachsen, mit der Sie die Energie wahrnehmen.

Was Sie bei dieser Übung empfinden, ist die Grundlage einer der ältesten Heilmethoden der Welt: des Handauflegens. Es ist ganz natürlich, die Hand auf eine schmerzende oder verletzte Stelle zu legen. Die meisten Menschen tun es instinktiv. Ähnlich wie bei der Übung, die Sie vielleicht gerade durchgeführt haben, können Sie dabei mit der Entfernung »spielen«. Viele Menschen empfinden den Energiefluss stärker, wenn die Hand in einiger Entfernung über die betreffende Stelle gehalten wird, nicht zu weit weg und nicht zu nah. Probieren Sie es aus.

Dr. Nobuo Shioya, von dem im Kapitel »Atmen – der Rhythmus des Lebens« die Rede war (Seite 170 f.), begann in seiner eigenen Arztpraxis damit, seinen Patienten die Hände aufzulegen. Die Idee wurde geboren, als er während eines Nachtdienstes in der Klinik die plötzlichen starken Schmerzen eines Patienten erfolgreich mit Handauflegen behandelte. Er nannte diese Vorgehensweise »Lebensstrahlen-Therapie«. Diese »Erfahrungsmedizin ohne theoretisches Fundament«, wie Dr. Shioya das Auflegen der Hände nennt, heilte die Beschwerden vieler Menschen, die zu ihm kamen. Heiler legen die Hände auf, stellen einen Zustand der inneren Leere her und lassen die Heilenergie durch sie fließen. Sie verbinden keine besondere Absicht damit und lassen die Energie einfach strömen. Je nach Methode legen sie dabei die Hände direkt auf den Körper oder heilen im Energiefeld eines Menschen, in seiner Aura. Die energetische Arbeit mit den Händen ist auch eine der Grundlagen der Quantenheilung.

Die heilende Berührung der Hände geht völlig anders vor sich als der heute noch häufige Arztbesuch, bei dem der Patient sich nach fünf Minuten mit einem Rezept vor der Tür wiederfindet. Sie ist ein sehr persönlicher Prozess, bei dem Arzt und behandelte Person in eine innere, energetische Verbindung treten, und sie wird nicht funktionieren, wenn beide oder einer von beiden an den Besuch von Tante Martha, seine Finanzprobleme oder das Programm für den nächsten Tag denkt. Handauflegen ist deshalb keine Fließbandmethode des Heilens, und der Erfolg wird sich unterschiedlich stark und auch einmal gar nicht einstellen. Wenn Menschen, die sich mögen, sich umarmen, streicheln, massieren oder küssen, wird das Hormon Oxytocin ausgeschüttet, es wird deshalb als »Kuschelhormon« bezeichnet. Berührung ist ein Geschenk der Zuwendung und Aufmerksamkeit. Oxytocin erzeugt Verbundenheit und Geborgenheitsgefühle, das mag ein Grund für die Magie des Handauflegens sein.

Die Kunst der heilenden Berührung ist auch im Westen längst nicht mehr nur eine Domäne von Geistheilern, Schamanen oder Privatleuten. An der Ärzteakademie für Geistiges Heilen (ÄfGH)® in Siegburg lernen Ärzte, Heilpraktiker und Menschen aus Heilberufen die Grundlagen Geistigen Heilens, zu denen auch das Handauflegen gehört. Sie wurde von der Heilerin Teresa Schuhl und dem Arzt und Heiler Dr. Wolfgang Bittscheidt gegründet. »Die Ärzteakademie vermittelt die Grundlagen Geistigen Heilens ausschließlich oder überwiegend an bisher ›schulmedizinisch‹ arbeitende Ärzte und Psychotherapeuten aller Fachrichtungen und will sie damit an die Prinzipien des umfassenden Heilens mit den Kräften des Bewusstseins heranführen. Dabei werden auch die Ebenen berücksichtigt, die uns in unserer rein auf das Materielle ausgerichteten Medizin abhanden gekommen sind«, heißt es im Erläuterungstext zur Ärzteakademie[119]. »Betrachten wir die Entwicklung der westlichen Kultur und ihrer Medizinsysteme seit Beginn der Moderne, so zeigt sich ein schmerzhafter Verlust aller Ebenen, die oberhalb dessen liegen, was wir falscher Weise für die einzig gültige Realität halten. So ist auch der Körper des Menschen der nahezu einzige Bereich, der von unserer konventionellen Medizin ernst genommen und der Behandlung für wert gehalten wird. Geist, Bewusstsein, Seele, Umwelt, Ängste, Einsamkeit und Verzweiflung eines Patienten werden nicht mehr gesehen, und die Behandlung findet allein im Bereich der äußerlich sichtbaren Symptome statt. Die Unzufriedenheit der Patienten mit einem solch schmalen Spektrum einer ›Anwendungsmedizin‹ kann sich nur ändern, wenn wir wieder zu einem System zurückfinden, das auch wesentliche Merkmale einer ›Zuwendungsmedizin‹ enthält.«

Energetisch heilen mit EFT – Klopfen Sie sich frei

EFT *(Emotional Freedom Techniques;* Techniken zur Erlangung emotionaler Freiheit) haben, wie der Name besagt, die emotionale Befreiung zum Ziel – von Ängsten, Sorgen, Stress, Erinnerungen sowie anderen inneren Blockaden und Hindernissen, die uns davon abhalten, das Leben zu führen, das wir uns wünschen. Die Methode basiert auf der Entdeckung, dass Ungleichgewichte und Blockaden im Energiesystem des Körpers tief greifende Auswirkungen auf die Psyche haben. Gary Craig, der Entwickler der Methode, vergleicht EFT mit der amerikanischen Unabhängigkeitserklärung: »Ich weiß, der Bogen ist weit gespannt, aber diese Techniken können in ihrer Bedeutung mit der Unabhängigkeitserklärung verglichen werden. Für viele ist es die Unabhängigkeitserklärung. Mit Unabhängigkeit meine ich ›frei sein von negativen Emotionen‹. Das ist die Freiheit, die es Ihnen erlaubt, aufzublühen und zu wachsen, ohne unsichtbare Schranken sich zum vollen Potenzial zu entfalten. Ich meine die Freiheit von Selbstzweifeln … oder sich selbst ablehnen … oder innere Kritik … oder Trauer wegen des Verlustes eines geliebten Menschen … oder Ärger … oder belastende Erinnerungen wie Missbrauch oder Beschimpfungen. Ich meine die Freiheit, mehr Geld zu verdienen, die Geschäftskontakte zu knüpfen, sein eigenes Geschäft zu eröffnen, sein Handicap beim Golf zu verbessern, das Idealgewicht zu erlangen, mit Leichtigkeit Kontakte zu knüpfen oder ein hervorragender Redner, Sänger oder Schauspieler zu werden. Ich meine die Freiheit von der Angst, die Sie dazu treibt, Medikamente zu nehmen, Alkohol zu trinken, Zigaretten zu rauchen oder den Kühlschrank zu plündern. Ich meine die Freiheit, seine wahren Gefühle zum Ausdruck zu bringen und ein Leben voller Anmut und Würde zu führen. Ich meine die Freiheit von starken Ängsten, Sorgen und Befürchtungen … oder Phobien … oder Panikattacken … oder Albträumen … oder Zwängen … oder Suchtmitteln … oder Depressionen … oder Schuldgefühlen … oder … oder … oder …«

Die Grundlagen des EFT bilden die Traditionelle Chinesische Medizin (TCM), Angewandte Kinesiologie, Techniken aus dem NLP (Neurolinguistischen Programmieren), Übungen zur Koordination der rechten und linken Gehirnhälfte und insbesondere die Arbeiten von Roger J. Callahan. Der amerikanische Psychologe übertrug die Kinesiologie auf Angsterkrankungen, die nach seinen Untersuchungen durch Probleme bei der Energiezirkulation in den Meridianen, den Energiebahnen des Körpers, ausgelöst werden.

Ähnlich wie bei der Akupunktur und Akupressur behandelt Roger J. Callahan Phobien durch die Stimulation bestimmter Punkte auf dem Körper. Der Unterschied liegt darin, dass keine Nadeln oder eine Druckmethode angewendet werden, sondern ein Beklopfen der entsprechenden Stellen. Der Patient denkt während der Behandlung an die Angst auslösende Situation und dann werden die entsprechenden Punkte beklopft. Durch diese Stimulation wird der Energiestau aufgelöst und die Angst oder Phobie kann geheilt werden.

Mit EFT sollen Lebensfragen geklärt, eingefahrene Verhaltensweisen, Gewohnheiten, einschränkende Annahmen und innere Vereinbarung geklärt werden. Die Behandlung eines Symptoms wie Tinnitus steht dabei nicht im Vordergrund, sondern die seelischen Zusammenhänge, die möglicherweise hinter den Ohrgeräuschen stehen. Gary Craig selbst sagt zu Tinnitus: »Unsere Erfolge mit Tinnitus variieren sehr. Manchmal scheint der Tinnitus sehr hartnäckig zu sein und es benötigt viele Sitzungen, um Fortschritte zu machen. In anderen Fällen verschwindet er sofort.«

Inzwischen gibt es eine Reihe Varianten, wie die Klopftechnik je nach individueller Situation angewandt werden kann, von der Erzähltechnik über die Zetteltechnik bis zur Entscheidungstechnik. Jeder kann mit den unterschiedlichen Techniken experimentieren, denn über die Grundmethode hinaus gibt es keinen festgelegten Rahmen, der eingehalten werden muss. Zwei Punkte, die Sie ausprobieren können, stelle ich Ihnen hier vor: den Handkantenpunkt und den Punkt in der Mitte unterhalb der Nase, der in einer Vertiefung liegt. Der Handkantenpunkt liegt an der äußeren Kante der Hand, dort wo sich eine Falte bildet, wenn Sie eine Faust machen. Klopfen Sie mit drei Fingern (Zeige-, Mittel- und Ringfinger) mit dem Ihnen angenehmen Druck auf die Handkante. Der Zeigefinger liegt dabei auf der Falte, die anderen Finger darunter. Wählen Sie einen beruhigenden, erleichternden Satz, der eine positive Botschaft enthält, und sprechen Sie ihn laut oder im Geist während des Klopfens. Der Punkt an der Nasenwurzel ist ein genereller Notfallpunkt. Er kann immer gedrückt oder beklopft werden, wenn Stress oder Ängste abgebaut werden sollen. Durch seine Verbindung mit dem Nierenmeridian soll dieser Punkt besonders wirksam bei der Verteilung des von Geburt an in uns befindlichen Qi sein. Deshalb wird diesem Punkt eine regulierende und steuernde Funktion zugesprochen. Zu EFT gibt es zahlreiche Bücher mit Abbildungen der Punkte, Technikerklärungen und Vorschlägen für Behandlungen und Sätze sowie DVDs. Einige davon sind in der Bibliografie aufgeführt.

Die Energiepsychologie von Dr. Fred Gallo

Weniger spektakulär in den Medien, jedoch nicht weniger interessant ist der Ansatz der Energiepsychologie von Dr. Fred Gallo, der als einer der weltweit führenden Experten auf dem Gebiet der Kurzzeitpsychotherapie gilt. Dr. Gallo entwickelte die Energiepsychologie und -psychotherapie aus Elementen der Ericksonschen Hypnotherapie, des NLP, der Kinesiologie und Akupunktur, um Stress, Ängste, Phobien, Panikzustände, Schmerzen und Depressionen zu behandeln. Negative Affekte und Muster sollen gelöscht, die Gehirnhälften ausbalanciert und Stress abgebaut werden. Die Therapie basiert auf der Überzeugung, dass jedem Symptom eine Störung des bioenergetischen Systems zugrunde liegt. Bei der Behandlung werden die Akupunkturpunkte auf den Meridianen stimuliert. Darüber hinaus arbeitet Dr. Gallo mit der Körperhaltung und mit Bewegung. Von seinen Ausbildungsseminaren am Milton-Erickson-Institut Heidelberg gibt es eine DVD-Aufnahme.

Quantenheilung – Heilen im Energiefeld

> *In der Medizin der Zukunft wird es darum gehen, die energetischen Schwingungen im Körper zu beeinflussen.*
> *Professor William Tiller,* Stanford University

Zuerst heile den Geist nannte der englische Heiler Tom Johanson sein Buch, in dem er seine Einsichten in das Geistige Heilen vermittelte. Erschienen war es 1986 in englischer Sprache unter dem Titel *First Heal the Mind.* Dort legte er dar, dass Geistiges Heilen nichts mit intellektuellem Wissen und dem Anwenden von Gelesenem oder Gehörtem zu tun hat, sondern das Ergebnis jahrelanger, intensiver Meditation ist. Ebenso gehören Mitgefühl und die Bereitschaft zum Dienen dazu. Was heute unter dem Begriff »Quantenheilung« bekannt ist, ist letztlich nichts anderes: Geheilt wird im feinstofflichen Bereich, der vom Geist eines Menschen bestimmt wird. Um diese seelisch-geistige Dimension zu benennen, wird auch im Deutschen häufig der Ausdruck »Mind« verwendet, denn mit »Geist« ist in der Regel eher das Denken eines Menschen gemeint, ohne sich auf seine Gefühle und seelische Atmosphäre zu beziehen.

Quantenheilung greift altes Wissen wieder auf, das mit den heutigen wissenschaftlichen Methoden neu beleuchtet werden kann. Geistheilung, schamanisches Heilen und Wunderheilungen – so unterschiedlich sie auf der konkreten Ebene stattfinden, haben sie doch gemeinsam, dass die Heilung auf einer energetischen Ebene geschieht, die sich, wenn überhaupt, am besten durch die Quantenphysik verstehen lässt. »Things are falling into place« ist das wunderbare Bild der englischen Sprache dafür, dass die Dinge mühelos und wie von selbst in Ordnung kommen. Sie nehmen wieder den Platz ein – oder erstmals –, an den sie gehören. Wenn Quantenheilung geschieht, ordnet sich das Energiefeld neu und mit ihm der menschliche Körper, der nichts anderes als Energie ist, auch wenn wir ihn als feste Materie erleben. Wenn man von Quantenheilung als modernem Heilungsweg, wie er von verschiedenen Personen entwickelt wurde, einmal absieht, ist Heilung an sich ein Vorgang auf der Ebene der Quanten, denn das ist der Ort, an dem alles beginnt.

Dank der Quantenphysik wissen wir, dass es mehr als die vier Dimensionen gibt, die wir im Allgemeinen kennen: Nicht nur Länge, Breite, Höhe und als vierte Dimension die Zeit bestimmen unser Dasein. Wir leben in einem multidimensionalen Universum und wir sind multidimensionale Wesen. Dieser Vielfalt und Komplexität können wir allein mit dem Verstand und der Logik nicht begegnen. Wir brauchen einen offenen Geist und einen »Möglichkeitssinn«, wie ihn Robert Musil in seinem Roman *Der Mann ohne Eigenschaften* beschreibt. Er ist der Gegensatz zum Realitätssinn, der dem Menschen hilft, sich in dem, was er als Wirklichkeit erlebt, zurechtzufinden.

Quantenheilung als tägliche Übung

Sie können Quantenheilung als einfache tägliche Übung praktizieren: Trainieren Sie Ihren Möglichkeitssinn, indem Sie sich fragen, ob das, was Sie glauben oder wahrzunehmen meinen, nicht auch anders sein könnte. Dass es vielleicht nur eine andere Perspektive braucht, um neue und hilfreiche Erkenntnisse zu gewinnen, sowohl für körperliche, seelische als auch praktische Probleme? Könnte es sein, dass Ihr Symptom oder Ihre Erkrankung entgegen aller Annahmen und

Behauptungen heilbar ist? Robert Musil bezeichnet die Menschen, die den Möglichkeitssinn ausprägen, als die Träumer und die Kreativen. Wie der Mann in der Geschichte *Der Träumer* auf Seite 284 lassen sie sich von Rückschlägen und der Meinung anderer nicht entmutigen. Wenn Sie zum Beispiel auf der körperlichen Ebene schon viel versucht haben, um gesund zu werden, kann es hilfreich sein, auch andere Ebenen einzubeziehen. Ebenso kann eine Heilmethode, die Sie schon ausprobiert haben und die nicht erfolgreich verlief, zu einem anderen Zeitpunkt genau das sein, was Sie dann brauchen. Denn Sie sind nicht mehr genau der gleiche Mensch wie damals, haben neue Erkenntnisse, vielleicht eine andere Form der Offenheit, oder sind fester entschlossen. Es lohnt sich immer, einen Weg nochmals zu gehen. Sie werden ihn in jedem Fall mit anderen Augen sehen, anders erleben und vielleicht auch ein anderes Ergebnis erzielen. Halten Sie es einfach für möglich und geben Sie einer Methode, die Ihnen im Grunde zusagt, nochmals eine Chance!

Heilendes Bewusstsein

Quantenheilung beruht auf der Erkenntnis, dass wir nicht etwa ein Körper sind, der mit Bewusstsein ausgestattet ist, sondern wir sind Bewusstsein, das sich in einem Körper manifestiert. Das bedeutet, dass Sie Ihren inneren Zustand – sowohl den, der Ihnen bewusst ist, als auch den, der Ihnen nicht bewusst ist – an Ihrem Körper ablesen können. Nicht alle Signale Ihres Körpers sind so offensichtlich wie Herzrhythmusstörungen, Durchfall oder ein schmerzendes Kniegelenk. Ihre Psyche – Ihr Geist und Ihre Seele – drückt sich oft auf viel subtilere Weise aus, angefangen von der Spannung Ihrer Muskeln über individuelle, nur für den Profi erkennbare Formen der Körperhaltung bis zur Beschaffenheit der Haut, der Nägel, Knochen, Augen usw.

Heilung ist ein multidimensionaler Prozess, in dem die körperliche, die energetische, die mentale, die intuitive und die transzendentale Ebene zusammenwirken, auch wenn uns das meist nicht bewusst ist. Für Sie bedeutet das, dass Sie jeder Ebene geben müssen, was sie braucht:

Versorgen Sie Ihren Körper mit einer geeigneten Ernährung, mit Bewegung, Behandlung, Medikamenten usw.

Nähren Sie Ihr Energiefeld durch energie- und schwingungsbezogene Behandlungen und förderliche zwischenmenschliche Kontakte.

Erweitern Sie Ihren Geist durch hilfreiches Denken, Lösen von problemerzeugenden Gedankenmustern, Sinnfragen und Visionen.

Befreien Sie Ihre Psyche, indem Sie Ihre wichtigen Lebens- und Krankheitszusammenhänge begreifen, und indem Sie Ihre Verbindung mit dem Kosmos spüren; praktizieren Sie Spiritualität, Religiosität, Glauben und den kreativen Ausdruck der inneren Schöpferkraft, die in jedem Menschen vorhanden ist. Auch Kuchenbacken kann spirituell sein[120].

Die Idee, den Gesundungsprozess seiner Patienten durch Arbeit auf diesen verschiedenen Ebenen anzuregen, hat Andreas Diemer in seinem Buch *Die fünf Dimensionen der Quantenheilung* dargelegt, in dem Sie auch Angebote für jede dieser Dimensionen finden, aus dem Sie auswählen können. Seine Erkenntnisse setzt der Arzt für Naturheilverfahren und Physiker in seiner Praxis in Gernsbach um[121]. Zusammen mit seiner Frau Christina Diemer führt er die Akademie für Lebenskunst & Gesundheit.[122]

Bekannt durch Quantenheilung wurden der Chiropraktiker und Erfinder der Quantenheilungsmethode Quantumentrainment®, Dr. Frank Kinslow, und der Naturheilarzt Dr. Richard Bartlett, der *Matrix Energetics* und die Zwei-Punkt-Methode entwickelte. Auf der Internetseite http://quantumentrainment.com/downloads.html können Sie Übungen von Frank Kinslow auf Englisch herunterladen und auf http://www.quantenheilung.info/ Übungen in deutscher Sprache.

Die offizielle deutsche Internetseite zu Matrix Energetics ist: http://www.matrix-energetics.net/.

Bereits 1985 hatte Dr. Stephen Wolinsky die Quantenpsychologie begründet. Sie verbindet westliche Psychologie, asiatische Lehren, Quantenphysik, Neurowissenschaften und Selbstfindungselemente. Heilung auf allen Ebenen geschieht durch das Quantenbewusstsein, wie Stephen Wolinsky in seinem 1994 erschienenen gleichnamigen Buch erstmals darlegte.

Quantenheilung ist einfach

Quantenheilung heilt durch Bewusstsein und setzt kein Wissen über Quantenphysik voraus. Alles, was Sie brauchen, ist Unvoreingenommenheit einem Weg gegenüber, der Ihnen vermutlich nicht vertraut ist. Die Methoden unterscheiden sich in der Form, ihre gemeinsame Grundlage ist das Arbeiten im Energiefeld. Sie sind unkompliziert und wirken so einfach, dass sich auf den ersten Blick die Frage aufdrängt: »Und das soll helfen?« Genauer betrachtet ist anzunehmen, dass sie ähnliche Prozesse anregen können, wie sie sich wohl bei einer Spontanheilung vollziehen. Drei Methoden, die Sie selbst anwenden können, möchte ich Ihnen hier vorstellen.

Der Healing Code des Dr. Alex Loyd

Probleme des Herzens (von der modernen Wissenschaft auch Zellgedächtnis, Unbewusstes, Unterbewusstes und Ähnliches genannt) sind der Schlüssel für jede Heilung.
Dr. Alex Loyd

Ursprünglich war Dr. Alex Loyd ordinierter Pfarrer. Zehn Jahre arbeitete er in diesem Beruf, dann erwarb er seine beiden Doktortitel in naturheilkundlicher Medizin und Psychologie. Zwölf Jahre lang reiste er rund um den Globus, um die klinische Depression seiner Frau zu heilen. »Depression ist nicht gleich Depression«, erklärt Dr. Loyd in einem Interview[123], das auf *Youtube* zu sehen ist. Die Depression seiner Frau sei eine gewesen, von der man wusste, sie würde bis zum Ende ihres Lebens damit zu kämpfen haben. Sie tat alles, versuchte alle erdenklichen Methoden und Medikamente, doch nichts half. Es waren zwölf Jahre des erfolglosen Kampfes, bis Alex Loyd 2004 den *Healing Code* entdeckte, eine »6-Minuten-Heilmethode«, die seitdem einen Siegeszug angetreten hat. Sie half seiner Frau, ihre Depression zu überwinden, und der Krebsspezialist Dr. Ben Johnson wurde von der Nervenlähmung ALS geheilt, die als unheilbar gilt.

Der *Healing Code* beruht auf einer ebenso einfachen wie grundlegenden Erkenntnis: Unsere Probleme kommen alle von Stress, und zwar von innerem Stress, nicht von äußeren Stressfaktoren. Es ist der Stress, in den wir durch Ängste, innere Unruhe, Leistungsdenken, Getriebensein geraten, durch Sorgen um die Finanzen, den Job, die Beziehung, die medizinische Versorgung, den Zustand der Welt und anderes mehr. Wenn der Stressschalter in uns umgelegt ist, sehen wir die Welt aus einer negativen, bedrohlichen Perspektive. Dies geschieht im Alltag, ohne dass wir wissen, woher diese Stimmungsänderung kommt. »Über Jahrzehnte haben wir den äußeren Stress bekämpft, doch das funktioniert nicht«, sagt Alex Loyd. Wir müssen an die Wurzel gehen, dorthin, wo alles seinen Ausgang genommen hat: zu den Problemen des Herzens, die die Ursache für unsere Leiden und der Schlüssel zur Heilung sind. Im Zellgedächtnis gespeicherte Erinnerungen erzeugen einen Stress, der seelisch und körperlich krank machen kann. Sie sind in Form von inneren Bildern abgelegt, die wir mit Titeln versehen können: »Ich kann es nicht«, »Ich werde immer arm sein«, »Ich bin nicht attraktiv«, »Ich bin nicht gut genug«. Die falschen Glaubenssätze sind in den Zellerinnerungen eingebettet und prägen das Bewusstsein und das Unterbewusstsein. Erfahrungen, die wir als Bild abgespeichert haben, sind festgefügt und lassen keinen frischen Wind herein. Sie erzeugen immer wieder das gleiche Bild, sobald eine Situation geeignet ist, den Auslöseknopf zu drücken. Was dann geschieht, ist ein automatisch ablaufender Mechanismus. Es ist das Startsignal für Ärger, Wut, Ohnmachtgefühle, Angst, Verwirrung, Schuldgefühle, Hoffnungslosigkeit, Eifersucht und alles andere, was uns unter Druck setzt und zu Verhaltensweisen und Handlungen veranlasst, die wir unter anderen Umständen nicht an den Tag legen würden.

Für sich genommen sind diese Erkenntnisse nicht revolutionär und vielleicht haben Sie sich beim Lesen zurückgelehnt und gedacht, dass Sie das doch schon wissen. Was Marc Victor Hansen, den Autor von *Hühnersuppe für die Seele*, veranlasste, den *Healing Code* als die ultimative Heilmethode zu bezeichnen, als den »einfachsten Weg, gesund zu werden und es zu bleiben«, war etwas anderes: zum einen die Unkompliziertheit der Methode, aber auch die Verbindung psychologischen Wissens mit biochemischen Vorgängen und der Möglichkeit, konkreten Einfluss darauf zu nehmen.

Lange Zeit glaubte man, Erinnerungen würden im Gehirn abgespeichert, doch Tests zeigten, dass Erinnerungen nicht nur im Gehirn, sondern im ganzen Körper, in den Zellen, abgelegt werden. »Zellerinnerungen fangen destruktive energetische Schwingungen auf und erzeugen Stress im Körper«, erklärt Ben Johnson in dem Buch *Der Healing Code*, das er zusammen mit Alex Loyd geschrieben hat. »Die Medizinische Fakultät der *Southwestern University* publizierte im September 2004 eine bahnbrechende Studie, der zufolge das heilende Steuerungsinstrument des Körpers sehr wohl in seinem Zellgedächtnis zu suchen sein könnte – nicht nur bei Menschen, sondern auch bei Tieren und Pflanzen. Man entdeckte, dass Zellerinnerungen sich im Zustand des Organismus spiegeln. Ein Mensch, ein Tier oder eine Pflanze mit destruktiven Zellerinnerungen wird es selbst unter günstigen äußeren Bedingungen nicht leicht haben. Ein Mensch mit gesunden Zellerinnerungen kann sich prächtig entwickeln und großen Erfolg haben, selbst wenn die äußeren Bedingungen nicht so beschaffen sind, dass mit herausragenden Leistungen zu rechnen wäre. Der Vergleich, den die Autoren der *Southwestern-Study* bemühten, lautete: ›Die Zellerinnerungen sind wie kleine Post-it-Zettel, die der Zelle sagen, was sie zu tun hat – und nur, wenn es destruktive Zellerinnerungen gibt, sagen die Zettel den Zellen, dass sie das Falsche tun sollen‹.«[124] Die Studie, die zuerst in der *Dallas Morning Post* publiziert wurde, erregte großes Aufsehen. Sie kommt zu dem Schluss, »dass die Zukunft der Heilung von als unheilbar geltenden Krankheiten und Leiden darin liegen könnte, dass man den Weg zur Heilung von Zellerinnerungen findet«.[125]

Positives Denken kann Zellerinnerungen nicht heilen, denn es gibt Mechanismen in unserem Unbewussten, die verhindern, dass diese Erinnerungen geheilt werden. Aus gutem Grund, denn sie dienen als Warnsystem, um uns vor weiteren, ähnlichen Verletzungen zu schützen. Der Vorteil dieses Bollwerks ist gleichzeitig sein Nachteil: Es verhindert, dass die destruktiven Bilder erreicht und geheilt werden können. Es genügte nicht zu denken, dass man jeden Tag stärker und stärker wird, um eine tief verwurzelte Angst und Ohnmacht zu heilen. Geheilt werden müssen die Wurzeln des Problems, erklärt Alex Loyd. Sie liegen in destruktiven Zellerinnerungen.

Herzstress ist messbar. Mit Hilfe eines Elektrokardioporträts wird die Herzfrequenzvariabilität gemessen. Sie beschreibt die Fähigkeit des Herzens, den zeitlichen Abstand von Herzschlag zu Herzschlag laufend zu verändern, um sich inneren und äußeren Belastungen anzupassen. Wenn »Gas« und »Bremse« des Körpers, Sympathikus und

Parasympathikus, in einer guten Balance sind, ist auch die Herzfrequenzvariabilität gut. Die Ergebnisse von Tests, die mit Anwendern des *Healing Code* gemacht wurden, belegen eine positive Stressbilanz des autonomen Nervensystems.

Um sich die energetische Dimension des *Healing Code* zu verdeutlichen, bieten Ihnen Alex Loyd und Ben Johnson eine einfache Übung an: »Denken Sie an die freudigste, liebevollste Erinnerung Ihres Lebens. Nehmen Sie sich einen Augenblick Zeit, um diese Erinnerung nochmals zu durchleben. Was spüren Sie? Fühlen Sie sich nicht wunderbar? Erleben Sie das Ereignis nicht – wenigstens bis zu einem gewissen Grad – noch einmal neu, auch wenn es schon Jahre zurückliegt? Warum ist das so?«[126] Sie brauchen nur nachzuspüren, was in Ihrem Körper geschieht, um diese Frage zu beantworten. Die Schwingung der positiven Gefühle strömt wie eine Welle durch Ihren Körper. Wie neurobiologische Untersuchungen zeigen, von denen einige in diesem Buch erwähnt werden, haben gute Gefühle eine heilende Wirkung, die sogar eine beschädigte DNS erreichen kann, wie Studien des *Institute of HeartMath* zeigten.[127] Schmerzliche Erinnerungen und destruktive Gefühle senden ebenfalls Schwingungen durch den Körper. Was das auf der zellulären Ebene bedeutet, zeigen die Forschungen der Epigenetik. Ihr bekanntester Vertreter, der Zellbiologe Bruce Lipton, sagt dazu, dass unser Leben nicht von unseren Genen bestimmt wird, sondern von unseren Zellmembranen, die auf unsere Gedanken reagieren. »Zellen sind Miniaturausgaben von Menschen«, erklärt Dr. Lipton und weist darauf hin, dass die meisten Biologen es weit von sich weisen würden, Zellen als menschenähnlich zu bezeichnen.[128]

Der *Healing Code* verändert das Energiemuster im Körper. Er heilt, indem er »das zugrunde liegende destruktive Energiemuster eines destruktiven Bildes in ein gesundes Energiemuster umwandelt«.[129]

Die Erfahrungen von Alex Loyd, Ben Johnson und vielen Anwendern weisen darauf hin, dass nicht nur schwere Krankheiten geheilt werden können, sondern auch persönliche Schwierigkeiten wie Beziehungsprobleme oder berufliche Probleme. Wie das geht? Setzen Sie Ihre Hände ein.

Die Heilung anregen mit dem Healing Code

> *Ein* Healing Code *funktioniert, ohne dass wir uns der destruktiven Bilder, Glaubenssätze, Gedanken und Gefühle, die geheilt werden, bewusst werden müssen.*
> *Dr. Alex Loyd*

Sechs Minuten dreimal täglich – das ist nicht viel Zeit für die Chance, ein grundlegendes Problem zu heilen. Der *Healing Code* besteht aus vier einfachen Handhaltungen, welche die vier Heilungszentren aktivieren.

Die vier Heilungszentren sind:

Die »Brücke« in der Mitte zwischen Nasenwurzel und der Mitte der Augenbrauen

Der Kehlkopf (eine Stelle direkt über dem Kehlkopf)

Der Kiefer (an beiden Seiten des Kopfes hinter dem Kieferknochen)

Die Schläfen (an beiden Seiten des Kopfes, etwa einen Zentimeter oberhalb der Schläfen und einen Zentimeter Richtung Hinterkopf).

Jedes der vier Zentren wird mit beiden Händen aus einer Entfernung von fünf bis sieben Zentimetern »bestrahlt«. Wenn Sie die Brücke bestrahlen, halten Sie beide Hände vor die Nasenwurzel und zwar so, dass die Fingerspitzen darauf weisen. Die Finger können bei jeder Übung gestreckt oder gebeugt sein, wie es Ihnen angenehmer ist. Danach halten Sie beide Hände vor den Kehlkopf bzw. etwas oberhalb davon, ebenfalls so, dass die Fingerspitzen darauf weisen. Als Nächstes bestrahlen Sie den Kiefer, indem Sie die Hände links und rechts davon halten. Dann sind die Schläfen an der Reihe, ebenfalls indem Sie die Hände links und rechts davon halten. Machen Sie einen oder mehrere Durchgänge, je nachdem, welchen Rhythmus Sie bevorzugen, bis etwa sechs Minuten vergangen sind. Sie können auch länger üben, wenn Sie das Bedürfnis haben. Das kann sinnvoll sein, wenn Sie Ihr Problem auf einer Skala (siehe unten) auf über fünf eingestuft haben.

Neben dieser aktiven Handhaltung gibt es eine Ruhehaltung, bei der die Hände aufgelegt werden. Sie ist weniger effektiv und sollte deshalb länger durchgeführt werden. Generell ist es nicht wichtig, den genauen Punkt des Heilungszentrums zu finden. Wichtiger ist die aufrichtige Absicht, zu heilen. Eine genaue Beschreibung beider Handhaltungen mit Abbildungen finden Sie in dem Buch *Der Healing Code,* das Sie auf jeden Fall lesen sollten, wenn Sie mit der Heilmethode arbeiten wollen.

Suchen Sie sich eine destruktive Erinnerung aus, bevor Sie mit dem Üben beginnen, und bewerten Sie auf einer Skala von 1 bis 10, wie schlecht Sie sich damit fühlen. 10 stellt die höchstmögliche Form des Unwohlseins dar. Spüren Sie dann nach, welches Gefühl oder welche Gefühle mit dieser Erinnerung verbunden sind. Wenn möglich finden Sie auch einen oder mehrere einschränkende Glaubenssätze. Machen Sie sich dann auf die Suche nach der Geschichte dieses Gefühls. Wann haben Sie sich schon einmal so gefühlt? Wann haben Sie eine ähnliche Angst, Wut, Verzweiflung oder was auch immer es ist gespürt? Sie brauchen nicht in Ihrem Inneren zu wühlen. Warten Sie einfach einen Moment, ob etwas in der Erinnerung hochkommt und was es ist. Das Gefühl ist ein durchlaufender »roter Faden« in Ihrem Leben. Sie haben es immer wieder gefühlt, wenn auch unter vielleicht ganz unterschiedlichen Umständen. Gehen Sie in der Erinnerung so weit zurück wie möglich und nehmen Sie die früheste Erfahrung, die Ihnen zugänglich ist, um sie als erste zu heilen. Es kann auch eine spätere Erfahrung sein, wenn Sie sie als stärker erleben.

Sprechen Sie nun ein Heilungsgebet. In diesem Gebet bitten Sie darum, dass alle Ihnen bekannten und unbekannten Bilder, negativen Glaubenssätze und körperlichen Beschwerden, die durch die Erinnerung in Ihnen entstanden sind, gefunden und geheilt werden mögen, indem das Licht, das Leben und die Liebe Gottes Sie erfüllen. Den genauen, von Alex Loyd empfohlenen Wortlaut finden Sie im Buch. Lassen Sie alle Probleme in Ihr Gebet einfließen, die mit dieser Erinnerung und mit allen ähnlichen verbunden sind. Beginnen Sie dann mit der ersten Handhaltung an der Nasenwurzel und lassen Sie die anderen folgen. Neben den vier *Healing-Code*-Handhaltungen gibt es die *Instant-Impact*-Übung, mit der Sie in zehn Sekunden Alltagsstress reduzieren können. Der *Healing Code* kann auch bei anderen Symptomen und Erkrankungen angewendet werden.

Ungeachtet des großen Erfolgs weisen Alex Loyd und Ben Johnson ausdrücklich darauf hin, dass der *Healing Code* kein Ersatz für eine medizinische Behandlung ist. Wenn Sie krank sind oder ungeklärte Symptome haben, sollten Sie in jedem Fall einen Arzt, Heilpraktiker oder Therapeuten aufsuchen. Ebenso wie andere in diesem Buch vorgestellte Techniken können Sie den *Healing Code* zusätzlich und aus eigener Verantwortung anwenden, wenn Ihnen die Methode zusagt.

Matrix-Quantenheilung und die Zwei-Punkt-Methode

Wenn du nicht bereit bist, dein Leben zu ändern, kann dir nicht geholfen werden.
Hippokrates von Kos

Durch Heilung auf geistigem Weg Körper und Geist in Einklang zu bringen, sodass Sie vielleicht sogar nie mehr zum Arzt gehen müssen, ist das Ziel der beiden Geistheiler Monika Walbert und Thomas Lang[130]. Sie selbst ließen sich in England an der *National Federation of Spiritual Healers* (NFSH) ausbilden. Sie arbeiten mit Matrix-Quantenheilung, die geistiges Heilen mit den Erkenntnissen der modernen Quantenphysik verbindet und eine Transformation des Bewusstseins bewirken soll. Matrix-Quantenheilung ist eine Synthese aus den bekannten Methoden wie Quantumentrainment® nach Dr. Frank Kinslow und *Matrix Energetics* nach Dr. Richard Bartlett, der die 2-Punkte-Methode entwickelt hat.

»Für die Bewusstseinstransformation (Quantenheilung) gibt es kein festes Konzept«, erklären Walbert und Lang in ihrem Buch *Quantenheilung. Medizin der neuen Zeit*, »somit sind wir für alle Möglichkeiten offen, die sich aus dieser Methode entwickeln können«. Die Zwei-Punkt-Methode, die ich Ihnen hier vorstellen möchte, stellt eine Verbindung zwischen drei Punkten her. Dieses »magische Dreieck« ordnet Disharmonien im Schwingungs- und Bewusstseinsfeld eines Menschen, die die Ursache für Leiden und Krankheit sind. Die Zwei-Punkt-Methode ist ein einfacher Weg, um blockierte Energie wieder in Fluss zu bringen. Sie wird seit Jahrtausenden von Urvölkern wie den hawaiianischen Kahunas praktiziert.

Beginnen Sie die Übung damit, sich ein Thema auszusuchen, an dem Sie arbeiten wollen. Es kann Ihre Gesundheit und andere körperliche Themen betreffen, Gefühle oder ein bestimmtes Denken, Erfahrungen und Lebenssituationen, auch solche, die noch bevorstehen wie eine Prüfung, und andere Lebensthemen. Formulieren Sie nun Ihre Absicht in positiven Worten. Monika Walbert und Thomas Lang bieten Formulierungsmöglichkeiten an wie »Ich bitte um die vollkommene Heilung von …«, »Ich bitte um vollkommene Ordnung in meinen Finanzen« oder »Ich bitte um Frieden und Harmonie in meiner Partnerschaft«.

Beobachten Sie nun nur noch Ihren Körper. Stellen Sie sich vor, Ihre Bitte sei bereits erfüllt. Auch wenn Sie dieses Gefühl von Erfüllung nicht als völlig real empfinden können, fördert diese Vorstellung den Energiefluss.

Legen Sie intuitiv eine Hand auf eine Stelle Ihres Körpers. Denken Sie nicht darüber nach, welche es sein müsste. Folgen Sie einfach Ihrem Impuls. Die andere Hand findet einen Platz in Ihrem Energiefeld, etwa einen halben Meter von Ihrem Körper entfernt. Spüren Sie in beide Hände hinein. Lassen Sie Gedanken und Erwartungen gehen. Bleiben Sie mit Ihrer Aufmerksamkeit bei dem, was Sie in den Händen spüren. Schauen Sie irgendwo hin, ohne etwas zu fokussieren. Stellen Sie sich vor, Ihr Körper bestünde aus einer Wolke von Licht. Bewegen Sie dann ganz langsam die Hand im Energiefeld hin zu Ihrem Körper. Während Sie Ihre Hand wie in Zeitlupe bewegen, baut sich eine Welle auf. Wenn Sie sie spüren oder sehen, beenden Sie die Übung. Wenn Sie nichts wahrnehmen, können Sie frei entscheiden, ob und wie lange Sie die Übung weiterführen wollen. Der durch diese Übung aufgebaute Bewusstseinsimpuls wirkt noch einige Tage nach. Wiederholen Sie die Übung, bis Sie das gewünschte Ergebnis erreicht haben.[131]

Weitere Möglichkeiten, die Zwei-Punkt-Methode anzuwenden, auch ohne Hände und für andere Menschen, finden Sie in dem bereits erwähnten Buch *Quantenheilung. Medizin der neuen Zeit.* Denken Sie daran, dass Sie auch dann an der Heilung eines Symptoms oder einer Krankheit arbeiten, wenn Sie darum bitten, ein nicht gesundheitsbezogenes Thema möge geheilt werden.

Quantenenergie in der Praxis

»Harmonisierung – Das reine Bewusstsein – Wahrnehmung – Synchronisation – Selbstheilung – Heilung für andere« – sechs Schritte führen im Quantenheilungssystem des Heilpraktikers Wolfgang Zimmer zur Heilung. Sein Ansatz ist ebenso unkompliziert wie spannend: Zimmer arbeitet mit dem Ausgleich unterschiedlicher Energiezustände und stellt so die Harmonie im Organismus wieder her. In seinem Buch *Quantenenergie in der Praxis* beschreibt er genau, wie es geht, und bietet Übungen an. Die größte Herausforderung dabei ist, zwei Körperbereiche gleichzeitig wahrnehmen zu können. Spüren Sie dazu einmal in Ihre rechte Hand hinein und wenn Sie die Empfindungen darin gut wahrnehmen können, machen Sie dasselbe mit Ihrem linken Fuß. Natürlich können Sie auch andere Bereiche nehmen, zum Beispiel beide Hände oder beide Hüften oder eine Schulter und eine Hand. Wenn es einen schmerzenden oder kranken Körperteil gibt, können Sie diesen nehmen, Sie müssen es aber nicht. Die Konzentration auf diesen Bereich kann die Wahrnehmung des gesunden Bereichs auch erschweren. In jedem Fall werden Sie Unterschiede spüren: Die Hand ist vielleicht warm, der Fuß eher kühl, in einem Körperteil prickelt es, der andere wirkt schwer …

Wenn Ihnen auch die Empfindungen in Ihrem Fuß gut bewusst sind, gehen Sie nochmals zu Ihrer Hand und versuchen Sie dann, Hand und Fuß gleichzeitig wahrzunehmen. Das erfordert anfangs etwas Übung. Setzen Sie die Wahrnehmung beider Körperbereiche fort, bis Sie bemerken, dass sich die Empfindungen angleichen – sich synchronisieren. Üben Sie etwa 20 Minuten. Üben Sie nicht nur einmal. Wie Sie wissen, macht Übung den Meister. Gleich welcher Art Ihre Beschwerden sind, durch den Ausgleich der Empfindung in unterschiedlichen Teilen des Körpers wird der Energiefluss im Körper harmonisiert, was sich grundsätzlich heilend auswirkt. Eine wichtige Rolle für den Erfolg spielt das Bewusstsein, mit dem die Übung ausgeführt wird. Dieses reine Bewusstsein lässt sich durch bestimmte Fragen entwickeln, die den Gedankenfluss zur Ruhe bringen.

Wie Geist und Seele Ihre Selbstheilungskräfte stärken können

Definieren Sie Gesundheit und Krankheit neu

Wann können wir sagen, dass wir gesund sind? Laut Weltgesundheitsorganisation (WHO) ist Gesundheit »ein Zustand des vollständigen körperlichen, geistigen und sozialen Wohlergehens und nicht nur das Fehlen von Krankheit oder Gebrechen«. Wenn es Ihnen also ebenso körperlich wie auch geistig und in Ihren zwischenmenschlichen Beziehungen *vollständig* gut geht, sind Sie nach dieser Definition gesund. Vielleicht geht es Ihnen beim Lesen wie mir: Ich musste mich unwillkürlich fragen, wer unter diesen Bedingungen als gesund zu bezeichnen ist. Wie es scheint, sind wir alle zumindest ein bisschen krank. Diese Definition wiederholt in maximierter Form, wie die meisten Menschen Gesundheit sehen: als den Zustand, in dem sie sich wohlfühlen und in dem ihr Körper möglichst beschwerdefrei und reibungslos funktioniert.

In der Medizin ist Gesundheit eng mit der Frage der Labor- und anderer Messwerte verknüpft, die schlecht sein können, auch wenn Sie sich gut fühlen. Aus medizinischer Sicht sind Sie dann nicht gesund. Umgekehrt betrachten viele Mediziner Sie als gesund, wenn Ihre Blutwerte stimmen, auch wenn Sie sich schlecht fühlen. Gute oder schlechte Werte sind Richtwerte, die Gesundheit und Krankheit anzeigen können, verlassen sollte man sich nicht allein auf sie. Zum einen kommen generell Messschwankungen vor, zum anderen schwanken die Ergebnisse je nach Tagesverfassung, außerdem spielt Ihre persönliche Disposition eine Rolle. Manche Menschen leben glücklich, fit und zufrieden mit einem Blutdruck, mit dem andere nur noch liegen könnten. Wenn Sie sich krank fühlen und man findet mit den üblichen Untersuchungsmethoden nichts, heißt das eben auch nicht, dass es keinen Krankheitsprozess im Körper geben kann, und das ist vielen Ärztinnen und Ärzten, Heilpraktikerinnen und Heilpraktikern auch klar. Die Bestimmung von Gesundheit und Krankheit ist komplexer als meist angenommen, unter anderem, weil der individuelle Mensch mit den standardisierten Verfahren nur begrenzt erfasst und behandelt werden kann. Dies soll Sie nicht davon abbringen, medizinische Hilfe zu suchen. Wenn Sie jedoch an einem langfristigen Symptom oder einer Erkrankung leiden, wenn Sie häufig krank oder immer erschöpft und müde sind, kann es ein wichtiger erster Schritt sein, eine umfassendere Definition für Gesundheit zu finden, die über Beschwerdefreiheit und die Erfüllung von Messwerten hinausgeht.

Wir leben in einer Kultur, in der Krankheit als etwas Störendes empfunden wird, das uns daran hindert, zu tun oder zu sein, was wir wollen. Der Körper funktioniert nicht, wie er soll, also wird ein Medikament gegeben, das die Funktion wieder herstellt. Diese Art des Vorgehens ist nicht nur bei vielen Medizinern noch immer der Fall, auch wir selbst sollten uns fragen, ob auch wir vielleicht nur das Symptom »weg haben« wollen und glauben, wir seien dann gesund. Ob einer Ärztin, einem Arzt das gelingt, ist dann der Maßstab für ihr Können.

In früheren Zeiten und in anderen Kulturen gab und gibt es ganz andere Auffassungen von Krankheit: Dort wird Krankheit als ein Weg zur Heilung angesehen. In dieser Sichtweise ist nicht die Krankheit das Übel, sondern etwas im Menschen, das ihn unheil macht und das über den Weg der Krankheit verbessert oder geheilt werden kann. Denn die Krankheit weist auf das innere Ungleichgewicht hin und sorgt gleichzeitig für einen Ausgleich. Was wir in unserem Inneren, durch persönliches Wachstum nicht leben und lernen, wird durch die Krankheit gelebt und gelernt. Gesundheit und Krankheit sind aus dieser Sicht Ausdruck des Lebensweges und seiner Aufgaben. Wenn Sie sich also nicht einer vorrangig auf den Körper bezogenen Sichtweise anschließen wollen, sollten Sie sich fragen, was Gesundheit und Krankheit für Sie persönlich bedeuten. Einige Beispiele, was andere, die sich eingehend mit dem Thema befasst haben, dazu denken, stelle ich Ihnen hier vor.

Mike Adams[132], der »Health Ranger«, bietet eine sehr persönliche und inspirierende Definition für Gesundheit an. Für ihn ist Gesundheit Lebensqualität: »Nachts gut schlafen zu können, ohne Schmerzen laufen, das Essen genießen, ein gut funktionierendes Gedächtnis und Dinge im Leben tun zu können, die uns etwas bedeuten. Gesundheit bedeutet, Zeit mit der Familie verbringen zu können, ein Spaziergang im Wald, eine positive Sicht der Zukunft und die Fähigkeit, mit Stress umzugehen ohne auszurasten. Gesundheit bedeutet, den Körper mit Respekt zu behandeln und die Freude zu erleben, wenn er wieder gut funktioniert. Gesundheit bedeutet eine lebendige, vibrierende Energie, täglichen Optimismus und auch gute sexuelle Energie – und noch vieles mehr.« Eine ähnliche Ansicht vertritt der Motivationstrainer und Autor Bodo Schäfer in seinem Buch *Die Gesetze der Gewinner:* »Gesundheit ist viel mehr als die Abwesenheit von Krankheitssymptomen. Gesundheit bedeutet Vitalität, Energie, Lebensqualität und Lebensfreude.« Der Philosoph Friedrich Nietzsche hat dagegen eine weitaus bescheidenere Definition für Gesundheit. Sie ist »dasjenige Maß an Krankheit, das es mir noch erlaubt, meinen wesentlichen Beschäftigungen nachzugehen«.

Die spirituelle Lehrerin Safi Nidiaye sieht Krankheit als einen Erweiterungsversuch unseres tieferen Selbst, dem wir nicht nachkommen. Sie fordert auf, Krankheit nicht als etwas Falsches, als einen Fehler zu beurteilen, denn dann nehmen unsere Selbstheilungsversuche eine falsche Richtung: »Wenn du dein Leben einmal poetisch betrachtest anstatt sachlich, gewinnst du eine andere Sichtweise auch in Bezug auf deine Krankheit. Ist Gesundheit nicht ein Wohlklang – hochgestimmt, friedlich oder sanft –, und ist Krankheit nicht eine Dissonanz? Und wenn du die Sinfonie deines Lebens mit Abstand betrachtest: Ist die Dissonanz nicht notwendig innerhalb des Ganzen? Und welches ist die spezielle Musik deiner Erkrankung? Kannst du sie hören?« – »Symptome«, sagt Safi Nidiaye, »sind weder richtig noch falsch; sie sind einfach, was sie sind. Sie sprechen eine Sprache, die nur du wirklich verstehen kannst: Sie sind die Art, wie deine Seele sich in deinem Fleisch ausdrückt«.[133]

Was würde sich für Sie verändern, wenn Sie Gesundheit und Krankheit einmal nicht als Gegensätze betrachten, von denen nur eine Seite gut und die andere schlecht ist? Wenn Sie Ihre Krankheit als einen Selbstheilungsversuch Ihres Körpers, genauer gesagt Ihres Körper-Seele-Geist-Systems, sehen? Könnte Krankheit ein Symptom für etwas Seelisches sein, das Ihr Körper auszugleichen versucht? Welche Art von Dissonanz bringt Ihre Krankheit oder Ihr Symptom in Ihr Leben? Vielleicht haben Sie eine ähnliche Form von Dissonanz schon früher einmal erlebt, nur nicht als Krankheit, sondern zum Beispiel in Ihren zwischenmenschlichen Beziehungen? Wenn Ihre Erkrankung Sie von anderen Menschen trennt, ist sie möglicherweise die Fortsetzung eines altbekannten, sich wiederholenden Gefühls, von anderen getrennt zu sein, nur mit anderen Mitteln. Wie würde Ihre spezielle Musik der Gesundheit klingen? Gibt es ein Stück, das diese Musik repräsentiert? Würde es sich nicht lohnen, Ihr Symptom oder Ihre Krankheit einmal als Wachrüttler zu betrachten? Ein Signal, das Ihre Aufmerksamkeit auf sich ziehen und Sie auffordern will, Gewohnheiten zu unterbrechen und etwas anders zu machen? Fänden Sie es eine gute Idee, ein solches Signal einfach mit einem Mittel zu beseitigen, ohne die darin enthaltene Botschaft zu hören?

Denken Sie darüber nach, was Gesundheit und Krankheit für Sie bedeuten. Lassen Sie sich von den Beispielen anregen, Ihre eigenen

Definitionen zu finden. Übertragen Sie Ihre Definitionen in Ihren Tagesablauf, indem Sie folgende Fragen beantworten: »Wie müsste mein Tag verlaufen, wozu müsste ich in der Lage sein, um mich als gesund oder gesund genug zu erleben? Welches Lebensgefühl gehört dazu? Welche innere Einstellung?«

Forschen Sie nach den Ursachen

Niemand wird Krankheiten heilen können, der nicht die wirklichen Ursachen kennt.
Aurelius Cornelius Celsus

Krankheiten vergehen – und sie kommen wieder, in der gleichen Form oder verschoben auf ein anderes Symptom, wenn Sie die Gründe, die Sie krank werden lassen, nicht erkennen. Der Maler, Dichter und Philosoph Khalil Gibran sagte einmal: »Um das Herz und den Verstand eines Menschen zu verstehen, schaue nicht darauf, was er erreicht hat, sondern wonach er sich sehnt.« In Anlehnung daran möchte ich sagen: »Um Ihre Krankheit zu verstehen, schauen Sie nicht darauf, was Sie erreicht haben (und welche Diagnose man Ihnen gibt), sondern wonach Sie sich sehnen.«

Eine Medizin einzunehmen und sich behandeln zu lassen ist in vielen Fällen wichtig oder unerlässlich. Behandlungen können außerdem Ihr Bewusstsein für krankmachende Verhaltensweisen steigern, die tiefen Wurzeln Ihrer Erkrankung erreichen sie nicht. Auch Formeln wie »Mir geht es von Tag zu Tag besser und besser« oder »Meine Kraft wächst jeden Tag mehr« können zwar in gewissem Umfang helfen, weil sie dazu beitragen, Sie innerlich auf einen besseren Zustand auszurichten, eine wirkliche Bewusstseinsöffnung für die ausschlaggebenden inneren Vorgänge bewirken sie nicht. Die meisten Menschen spüren, dass oft keine echte, gefühlte Wirklichkeit hinter diesen Sätzen steht. Der Arzt und Hypnotherapeut Gunter Schmidt sagt dazu in seiner humorigen Art: »Na ja, man glaubt es sich manchmal nicht …«.

Heilung ist ein innerer Prozess, bei dem Sie auf einer tiefen Ebene einwilligen, gesund zu werden. Das mag Ihnen paradox erscheinen, doch die tatsächlichen Gründe für ein Symptom oder eine Krankheit sind Ihnen vermutlich nicht bewusst, und solange Sie diese Ursachen nicht kennen, werden sie gebraucht. *Krankheit ist die Chance, etwas Wesentliches ins Bewusstsein treten zu lassen, das Ihnen fehlt, das Sie noch brauchen.* Sie müssen bereit sein, sich damit auseinanderzusetzen, sich zu konfrontieren wenn nötig, auch wenn es unbequem ist, auch wenn es schmerzt. Erst wenn Sie erkennen, was in Ihnen vorgeht, was Sie ändern müssen, und es auch tun, kann eine fundamentale Heilung eintreten. Meist gibt es offensichtliche Gründe wie »ich hatte einen Unfall«, wenn man sich verletzt oder einen Knochen bricht, oder »ein Grippevirus geht um«. Die Frage, ob Sie vielleicht überlastet sind und deshalb einen solchen Unfall »aufsuchen« oder sich durch eine Grippe Ruhe verordnen, stellen Sie sich vielleicht nicht. Selbst hinter einer Begründung wie »ich habe zu viel Kaffee getrunken« oder »ich ernähre mich nicht gut« kann eine tiefer liegende seelische Ursache zu finden sein, zum Beispiel, dass Sie sich zu Leistungen antreiben und das nur mit Kaffee schaffen oder sich deshalb keine Zeit für gute Ernährung nehmen. Möglich ist auch, dass Ihnen echte Lebensfreude und Genuss fehlen, die Sie durch Konsum überdecken. Ursächliche Zusammenhänge gibt es viele, und wer verstehen möchte, weshalb bestimmte Dinge in seinem Leben geschehen, und gesund werden will, ist aufgerufen, sich und seine Lebensweise immer wieder einmal und vor allem bei gesundheitlichen Anlässen wohlwollend und aufrichtig zu prüfen.

Gehen Sie davon aus, dass Ihre Erkrankung eine Botschaft für Sie hat, die Sie entschlüsseln können, indem Sie sich anschauen, welcher Bereich Ihres Körpers betroffen ist. Safi Nidiaye, die Krankheit als einen Erweiterungs- und Erneuerungsversuch unserer Körper-Seele-Geist-Ganzheit sieht, sagt dazu: »In welchem Bereich deiner selbst die zur Überschreitung fällige Grenze und das zu erobernde Neuland liegt, zeigt dir der Ort, an dem das Symptom sich abspielt. Bezieht deine Symptomatik den ganzen Körper mit ein, so handelt es sich bei dem Thema, in dem Erweiterung ansteht, um ein dein ganzes Leben in allen seinen Bereichen umfassendes Thema. Spielt sich das Symptom in einem bestimmten Bereich des Körpers ab, zum Beispiel in den Beinen, den Armen, im Herzen, im Urogenitaltrakt, im Kreislauf- oder Atemsystem oder im Verdauungstrakt, so handelt es sich bei dem Thema, in dem es um Grenzüberschreitung und Erweiterung geht, um etwas, das mit einem bestimmten Lebensbereich zusammenhängt. Betrachte die betroffenen Gliedmaßen oder Organe als Teile deiner selbst, die innerhalb eines Gesamtsystems einen bestimmten Themenbereich repräsentieren, erfasse, um welchen Themenbereich es sich jeweils handelt, und du wirst verstehen, in welchem Bereich deines Lebens eine Erneuerung und Erweiterung ansteht.«[134]

Zahlreiche Bücher befassen sich mit den Zusammenhängen zwischen körperlichen Symptomen und seelischen Hintergründen und bieten Deutungen dazu an. Einige sind in der Bibliografie dieses Buches aufgeführt. Heilpraktiker und immer mehr Ärzte versuchen, die Psychosomatik ihrer Patienten zu erfassen. An Safi Nidiayes Definition ist die Idee wertvoll, dass wir nach seelischem Wachstum streben und krank werden, wenn wir dem Bedürfnis nach Veränderung, Erneuerung und Wachstum nicht nachkommen. Krankheit ist nicht nur eine Antwort auf ein Problem oder eine Belastung, der wir uns nicht gewachsen fühlen, sondern ein intuitiver Lernprozess, der über den Körper stattfindet: Krankheit als ein Vorgang, der uns heilt oder heilen kann, indem er ausgleicht, was wir nicht bewusst tun. Aus dieser Sicht lehrt uns jedes Symptom etwas auf einer nichtanalytischen Ebene – oder versucht es zumindest.

Lassen Sie sich nicht von allzu vereinfachenden Deutungen Ihrer Symptome einfangen, nach dem Motto: »Sie haben Schmerzen in den Knien? Dann sind Sie zu stolz und wollen sich nicht beugen.« Das Leben und die Wahrheit sind viel komplexer. Wir sind komplexe Wesen, trotz unseres Bedürfnisses nach einfachen Lösungen, die uns eindeutig sagen sollen, wie etwas ist und was die einzig richtige Methode ist, um mit einem Problem umzugehen. Wenn Ihre Knie schmerzen, können Sie Abnutzungen durch Fehlhaltungen, Übergewicht oder andere Überbelastungen haben, die mit Stolz und Demut in keiner Weise etwas zu tun haben. Vielleicht sind sie sogar ganz im Gegenteil das Ergebnis von tief verwurzelten Überzeugungen, die Sie glauben lassen, Sie könnten nicht standhalten. Haben Sie Schmerzen beim Laufen, geht es vielleicht um die Frage, ob Sie sich in Ihrem Leben auch innerlich fortbewegen, ob Sie etwas oder jemanden zurücklassen sollten und was Sie daran hindert. Ebenso ist es möglich, dass Sie lange Zeit die falschen Schuhe getragen haben und sich fragen sollten: »Wie gehe ich mit mir um?«

Ausgesprochen erhellend kann sein, wenn Sie an die Zeit denken, die Ihrer Erkrankung unmittelbar vorausging. Was ist geschehen, bevor Ihre Ohrgeräusche einsetzten? Was war vor dem Herzinfarkt, vor dem Ausbruch der Krebserkrankung? In welcher Situation waren Sie, als Sie Ihr Symptom, die Schmerzen oder die Krankheit zum ersten Mal wahrnahmen? Was geschah in den Tagen oder Wochen zuvor? Was hat Sie belastet, verletzt, wütend gemacht, Ihnen Angst eingejagt? Ihnen ein Gefühl von Hilflosigkeit gegeben? Sie traurig gestimmt? War es eine Situation, die Sie schon öfter in ähnlicher Form erlebt haben? Etwas, das immer wieder in Ihrem Leben vorkam und das Sie noch heute schmerzt? Die Antwort auf diese Fragen ist Ihr Leitfaden zu den Wurzeln Ihrer Symptome.

Betrachten Sie Ihre Heilung als einen Weg zu sich selbst, den Sie geduldig und mit liebevoller Hinwendung gehen. Ihre Erkrankung ist mit der Zeit entstanden, die Wurzeln gehen vermutlich weit zurück. Aus Ihren Erfahrungen hat sich eine Lebensgeschichte entwickelt, die sich wie ein roter Faden durch Ihr Leben zieht. Was das bedeutet, hat der Neurologe Oliver Sacks in einem seiner Bücher über die ungewöhnlichen Fallgeschichten seiner Patienten beschrieben:

> *Wenn wir etwas über einen Menschen wissen wollen, fragen wir »Was ist seine Geschichte? – seine wirkliche, innerste Geschichte?« – denn jeder von uns ist eine Biographie, eine Geschichte. Jeder von uns ist eine einzigartige Erzählung, die fortlaufend zusammengesetzt wird, unbewusst durch, mit und in uns – durch unsere Wahrnehmungen, unsere Gefühle, Gedanken, Handlungen; und, nicht zuletzt, unsere Rede, unsere gesprochenen Erzählungen. Biologisch gesehen unterscheiden wir uns nicht so sehr voneinander; historisch gesehen, als Erzählung, ist jeder von uns einzigartig.*

Welche Wahrnehmungen, Gefühle, Gedanken und Handlungen ziehen sich durch Ihr Leben? Wie drücken Sie das aus, was Sie denken, und worüber sprechen Sie besonders häufig? In welcher Form tun Sie das? Welche Lebensanschauung steht dahinter? Was für ein Ort ist die Welt für Sie? Und welche Auswirkungen könnte das auf Ihre Gesundheit haben?

Einen großen Teil dieser Selbsterforschung können Sie allein gestalten, vielleicht auch da und dort mit Hilfe einer guten Freundin oder eines Freundes. Befassen Sie sich mit Heilung in all ihren Aspekten, richten Sie Ihr Bewusstsein darauf aus. Denken Sie darüber nach, fragen Sie andere, was Sie über Heilung denken, lassen Sie sich davon anregen, aber bleiben Sie in Ihren Ansichten unabhängig. Auch Bücher und Vorträge, die Ihnen mehr Einblick in die Psyche und in Zusammenhänge zwischen Gehirn und Körper, zwischen Geist und Psyche geben, können Ihnen wertvolle Anregungen liefern. Weiterhelfen können ein therapeutisches Gespräch und »sprechende Medizin«. Heilung ist ein Prozess, der sich entfaltet, wenn Sie Ihr Bewusstsein dafür öffnen.

Vergessen ist nicht gelöst

Der Schmerz, den wir uns heute zu fühlen geweigert haben, wird sich morgen bei einem anderen Anlass wieder melden.
Safi Nidiaye

In vielen Fällen hilft, einfach einmal nichts zu unternehmen und die Dinge sich selbst regeln zu lassen, aber eben nicht in allen und auch nicht auf Dauer. Das gilt vor allem, wenn es sich nicht in erster Linie um äußere Umstände handelt, mit denen Sie sich arrangieren, sondern um etwas, das Sie selbst innerlich bewältigen müssen. Hier hilft auch der Rat, eine schwierige Entscheidung oder ein Problem nochmal zu überschlafen, häufig nicht so gut wie erhofft. Wie Rebecca Spencer und ihre Kollegen von der *University of Massachusetts* in Amherst herausgefunden haben, verankern sich negative Erlebnisse im Schlaf stärker im Gedächtnis, besonders wenn sie als traumatisch erlebt wurden[135]. Besser sei, länger wach zu bleiben, dann ist die Erinnerung weniger negativ. Die Wissenschaftler vermuten, dass aus Sicht der Evolution durch die Festigung angsteinflößender Erlebnisse im Gedächtnis während des Schlafs das Überleben in ähnlichen Situationen gerettet werden kann.

Die Ergebnisse des Forscherteams bieten Anlass zu einer weiteren, spekulativen Überlegung. Wenn Sie wach bleiben, kann eine andere, bewusste Art der Verarbeitung von Erlebnissen stattfinden. Fehlt diese Auseinandersetzung mit dem Erlebten, werden vor allem die Emotionen gespeichert, ohne den kognitiven Anteil einer Verarbeitung, mit dessen Hilfe Sie Erlebnisse durchdenken, verstehen und gegebenenfalls relativieren können, sodass es möglich ist, sich wieder stärker als Herr der Lage zu erfahren. Wenn Sie vermuten, dass sich ein solches Erlebnis auf Ihren Gesundheitszustand auswirkt, kann dieses Forschungsergebnis Ihnen zeigen, dass eine bewusste Auseinandersetzung mit Erlebtem hilfreich für Sie sein kann. Wie das Gedächtnis negative Erlebnisse im Schlaf speichert, in dem Sie gewissermaßen das Bewusstsein verlieren, so speichert Ihr Unterbewusstsein eindrückliche, vor allem schmerzhafte Erlebnisse und Traumata im Langzeitgedächtnis. An der Oberfläche haben Sie diese Dinge oft vergessen, und es kann größere Zeiträume in Ihrem Leben geben, in denen Sie sie nicht bemerken und sie scheinbar keine Auswirkungen in Ihrem Leben haben. Eventuelle Symptome und Krankheiten bringen Sie nicht in Verbindung damit. Doch jeder Fluss hat seine Quelle. Im menschlichen Leben ist der Ausgangspunkt, die Quelle, zeitlich gesehen vorbei. Was immer Sie in der Kindheit, in der Jugend und auch später erlebt haben, ist definitiv vorbei. In Ihrem Denken und Fühlen kann die Erinnerung an Vergangenes jedoch noch so präsent sein, dass sie bestimmende Wirkungen in Ihrem Leben, Ihren Beziehungen, Ihrem Berufsweg und auf Ihre Gesundheit hervorbringen kann. Stellen Sie sich vor, dass es Ihre in die Gegenwart projizierte Vergangenheit ist, die Ihnen Probleme verursacht: ein übermenschlicher Leistungsdruck, den Sie schon als Kind aufgebaut haben und der Ihnen damals als die einzig mögliche Lösung vorkam, ein notorischer innerer Zeigefinger, der Ihnen das Leben vergällt und Sie nicht tun lässt, was Sie wollen, Verlassenheitsängste, die Sie zu Kompromissen veranlassen, die Sie unter anderen Umständen nie eingehen würden, Existenzängste, Todesängste, der Wunsch, um jeden Preis attraktiv sein zu müssen, der Sie zu einem lieblosen Umgang mit sich selbst treibt, Enttäuschungen, Wut und Hass, die zerstörerisch in Ihrem Organismus toben, überzogener Ehrgeiz, der Ihnen der Preis für Anerkennung und Liebe zu sein scheint ... die Liste ließe sich noch lange fortsetzen. Welches Erlebnis, welches innere Drama könnte so viel Gewicht haben, dass es sich über Ihren Körper ausdrücken muss?

Achten Sie auf »somatische Marker«

Nicht das Denken, sondern das Herstellen von Beziehungen ist lebenslang die wichtigste Aufgabe des Gehirns. Wie Sie einen Menschen, eine Situation, etwas, das Sie sehen oder tun oder das ein anderer tut, bewerten, wie Sie das, was zwischen Ihnen und anderen vorgeht, einschätzen – welche Bedeutung Sie den Dingen geben –, entscheidet darüber, welche Verbindungen in Ihrem Gehirn geknüpft werden und wie Ihr Bezug zu sich selbst und zum Leben aussieht. Diese Ausprägungen beginnen bereits im Mutterleib, sowohl auf der körperlichen als auch der seelischen Ebene. Jedes Leben beginnt damit, dass die Zellen miteinander kommunizieren, um die im Körper des Embryos ablaufenden Prozesse zu steuern und zu koordinieren. Das sich entwickelnde Gehirn lernt, Beziehungen innerhalb des sich ausbildenden Körpers herzustellen, indem es Eindrücke von außen mit den eigenen körperlichen Reaktionen darauf verbindet. Auf diese Weise werden die frühesten Erfahrungen im Körper verankert und bewertet. Da dies geschieht, bevor das Kind sprechen lernt, handelt es sich um einfache, aber oft ausgesprochen starke Empfindungen, die sich als »angenehm, unangenehm, bedrohlich« abbilden lassen.

In dieser Zeit entstehen die ersten »somatischen Marker«, wiederkehrende Körperempfindungen, die sich in bestimmten positiven oder negativen Situationen herausgebildet haben. Sie lösen ein bestimmtes Verhalten und Handeln aus oder geben zumindest ein Signal in diese Richtung. Dieses Signal kann wie ein Startknopf oder wie ein Stoppsignal wirken: Ich tue es oder ich lasse die Finger davon – beides automatisch oder intuitiv. »Somatische Marker« haben einen wesentlichen Anteil an Ihren Entscheidungen und sie teilen Ihnen etwas darüber mit, wie Sie Situationen erlebt haben. Gerald Hüther veranschaulicht diesen Zusammenhang so: »Wenn Sie zum Elternabend gehen und die Schule betreten, und der Geruch von Bohnerwachs steigt Ihnen in die Nase, und Ihre Knie werden weich, dann ist das ein somatischer Marker, den Sie erhalten haben.« Es ist die Angst vor der Schule, die sich im Körpergedächtnis eingeprägt hat.

Immer wenn Sie eine Situation erleben, die Sie an ein früheres Erlebnis erinnert, werden die Empfindungen von damals wach. Als Erstes reagiert Ihr Körper und ruft den damals entstandenen »somatischen Marker« auf – die weichen Knie, das Herzflattern, die Angst im Bauch, den Kloß im Hals oder den Druck auf der Brust. Auch glückliche Erlebnisse werden körperlich verankert. Körperreaktionen, die bei positiven Erfahrungen entstanden sind, bilden Ressourcen, die Sie als Hilfestellung nutzen können, um sich Ihrer Stärken bewusst zu werden. »Somatische Marker« können Ihnen zeigen, wo Sie suchen müssen, um die inneren Ursachen Ihrer gesundheitlichen Verfassung zu finden. Folgen Sie der Spur Ihrer Körperempfindungen. Sie führt Sie zu den oft weit zurückliegenden Erlebnissen, die für Sie zentral und lebensbestimmend waren.

»Das persönliche Geheimnis der Heilung«, schreibt Joachim Faulstich, »führt nur selten in ein neues Gebiet, das vollkommen unbekannte und noch von niemandem entdeckte Muster birgt. Die meisten Menschen werden in Landschaften fündig, die sie schon lange kennen, wenn auch die Erinnerungen manchmal verzerrt oder sogar vollständig verschwunden waren: Es sind die Landschaften ihrer Kindheit, die Ebenen der frühen Erfahrungen, in denen sich die uralten Bilder lange vergangener Epochen verbergen. Diese Bilder sind manchmal zum Greifen nah, denn sie finden sich in den Märchen, Legenden und Mythen, und sie warten darauf, gleichsam aus dem Dornröschenschlaf zu erwachen und wieder lebendig zu werden.«[136]

Fragen Sie Ihren Strudelwurm

»Strudelwurm« – so nennt Maja Storch die liebenswürdige Figur, die für das steht, was im Volksmund »Bauchgefühl« heißt und in der Psychoanalyse »das Unbewusste«. Weil die Figur an der Universität Zürich in der Schweiz entwickelt wurde, wird sie auch gern das »Würmli« genannt. Das Würmli hilft, komplizierte Vorgänge in der menschlichen Psyche leicht verständlich und humorvoll darzustellen, und genau das tut Maja Storch in ihrem Buch *Machen Sie doch, was Sie wollen! Wie ein Strudelwurm den Weg zu Zufriedenheit und Freiheit zeigt.*[137]

Das Würmli ist das Bild für die im Gedächtnis gespeicherten Gefühlserfahrungen. Schon ab der fünften Woche verarbeitet der Embryo unbewusst Informationen und legt sie im emotionalen Erfahrungsgedächtnis ab. Sie werden mit »somatischen Markern« versehen, von denen im vorangegangenen Kapitel »Achten Sie auf ›somatische Marker‹« die Rede war. Der Ausdruck kommt von »somatisch«, körperlich, im Körper stattfindend, und von »markieren«. Die Gefühle, die mit Erfahrungen verbunden sind, hinterlassen Spuren im Körper, sie »markieren« bestimmte Körperbereiche. Je intensiver das Gefühl, desto stärker ist der »somatische Marker«. Immer wenn ein bestimmtes Körpergefühl auftaucht, ist auch die dazugehörige Erfahrung aktiviert und gleich noch alle anderen Erfahrungen, die in Ihrer Wahrnehmung in die gleiche Kategorie fallen. Mit Hilfe Ihres Körpergefühls, das zwar häufig, aber nicht immer in der Bauchregion sitzt, können Sie wichtige Erinnerungen entdecken, in denen Leben und Gesundheit bestimmende Zusammenhänge verborgen sind. Brust, Hals und andere Bereiche kommen ebenfalls vor. Vielleicht ist Ihnen nun schon klar, was Ihnen das Wissen vom Strudelwurm nützen kann. Lesen Sie noch weiter, wir kommen in Kürze zur praktischen Anwendung.

Herz und Verstand, Bauchgefühl und rationales Denken, Wünsche und Vernunft – Ihr Leben, Ihre Entscheidungen und Ihre Gesundheit kreisen darum, beides in Einklang zu bringen und beidem gerecht zu werden. Das ist schon nicht einfach, wenn es nur um einen Zwiespalt zwischen diesen beiden großen Bereichen geht. Schwieriger wird es, wenn der Wurm-Anteil und damit Ihre Gefühle gespalten sind und sich in einer Zwickmühle befinden. Seien Sie versichert: Auf die eine oder andere Art gewinnt immer der Wurm. Sie können sich mit dem Verstand disziplinieren, sich dazu zwingen, in einer unangenehmen Lage auszuhalten oder Dinge zu tun, die Sie nicht tun wollen, am Ende wird sich Ihr Gefühl durchsetzen. Und wenn es über Symptome und Krankheiten geschieht. Waren Sie schon einmal in einer Situation, in der Sie feststellten: Ich wollte es nicht, aber ich konnte nicht anders? Oder haben Sie umgekehrt erlebt, dass Sie etwas unter allen Umständen tun wollten, und es ging nicht? Dieses »es«, das einfach machte, was es wollte, und loslegte oder die Lage beharrlich boykottierte, ist Ihr Wurm. Ihm fehlt etwas Wichtiges und Sie können es sich lange verkneifen, der Wurm wird sich holen, was er braucht, wenn Sie keine Form finden, in der Sie ihn zufriedenstellen können:

Ebenso wenig wird er Sie loslegen lassen, wenn wichtige Gründe für ihn dagegensprechen. Ihr Bauchgefühl ist, was die konkreten Maßnahmen angeht, durchaus verhandlungsbereit. Denn wichtig ist ihm oft an erster Stelle, überhaupt einmal gesehen und ernst genommen zu werden. Wenn Sie viel um die Ohren haben, nervös, ärgerlich, frustriert oder gereizt sind, wenn grundlegende Bedürfnisse nicht erfüllt sind, Sie mit starken Reizen zu tun haben (zum Beispiel bei Instinkt- und Genussfragen), aber auch wenn Sie gelangweilt, träge und unterfordert sind, gewinnt der Wurm.[138]

Hören Sie also der »Stimme Ihres Herzens« zu, befragen Sie Ihren »Kloß im Hals« und schenken Sie Ihrer »Wut im Bauch« bewusste Aufmerksamkeit. »Wut«, schreibt Julia Cameron in *Der Weg des Künstlers im Beruf*, »ist eine Stimme, ein Schrei, eine Bitte, eine Forderung. Wut verlangt nach Respekt. Warum? Weil Wut eine Landkarte ist. Wut zeigt uns, wo unsere Grenzen sind. Wut zeigt uns, wohin wir gehen möchten. Sie lässt uns erkennen, wo wir gewesen sind, und lässt uns wissen, wenn es uns nicht gefallen hat. Bei Wut geht es darum, dass man ihr zuhört.« Julia Camerons Worte gelten für alles, was das Würmli Ihnen zu sagen hat, was nicht bedeutet, dass Sie immer das tun müssen, was es von Ihnen will. Doch Ihre seelische und körperliche Gesundheit ist mit dem Maß verbunden, indem der Strudelwurm sich entspannt zurücklehnt, weil er seine elementaren Bedürfnisse auf eine Weise befriedigt sieht, mit der er sehr gut existieren kann.

Das Wurm-Log

Auf dem Weg zur Gesundheit und um Ihre Gesundheit zu erhalten, hilft Ihnen ein Wurm-Log[139]. Das ist ein Mini-Tagebuch, in dem Sie vier Wochen lang eintragen, wie es Ihrem Wurm – Ihrem emotionalen Anteil – geht. Sie können das Tagebuch in einem Heft, auf einem

Blatt Papier und genauso in einem Smartphone anlegen. Es hat zwei Spalten: Eine dafür, was Ihrem Wurm gefällt, was ihn entspannt und glücklich stimmt und was ihm unangenehme Dinge erleichtert. In die andere Spalte tragen Sie ein, was dem Würmli nicht gefällt, wann es mit Bauchgrimmen, Missmut oder Kummer reagiert und was ihm Angenehmes vermiest. Schauen Sie am Ende der Zeit, wie gut es Ihrem Strudelwurm geht und wo wichtige Bedürfnisse offen sind und Aufmerksamkeit brauchen. Prüfen Sie auch, wann er richtig lag oder eine wichtige Information für Sie hatte und wann er Unrecht hatte. Dann suchen Sie sich eine Situation heraus, die Sie als Erstes verändern wollen. Sie kam vermutlich mehr als einmal in diesen vier Wochen zumindest in ähnlicher Form vor und wenn Sie ein wenig nachdenken, werden Sie noch andere ähnliche Situationen in Ihrer Lebensgeschichte finden. Bringen Sie diese Erkenntnisse mit Ihrem Symptom oder Ihrer Erkrankung zusammen. Gehen Sie dabei einfühlsam, vorsichtig und liebevoll mit sich um. Ihr Wurm-Log kann sehr tief gehende und schmerzvolle Dinge zutage fördern. Es kann eine gute oder sogar notwendige Idee sein, das Wurm-Log mit einer Therapeutin oder einem Therapeuten zu bearbeiten.

Ihr Unterbewusstsein weiß mehr: die Glas-Wasser-Methode

Stellen Sie am Abend ein Glas mit Wasser an Ihr Bett. Denken Sie mit Ruhe an das, worüber Sie mehr erfahren wollen. Trinken Sie dann die Hälfte des Wassers und bitten Sie Ihr Unterbewusstsein um mehr Informationen.

Wenn Sie am nächsten Morgen aufwachen, trinken Sie den Rest des Wassers. Denken Sie dabei nochmals kurz an das, was Sie beschäftigt und was Sie wissen wollen. Beginnen Sie den Tag dann wie gewohnt. Am besten ist es, nun nicht angespannt darauf zu warten, was sich ereignet. Tun Sie alles so, wie Sie es auch ohne das Wassertrinken getan hätten, und lassen Sie sich überraschen. Viele, die diese Methode ausprobiert haben, berichten, dass ihnen wichtige Informationen wie zufällig begegneten: in Form eines Freundes, der etwas zu berichten hatte, das weiterhalf, in einer Fernsehsendung, in einem Buchladen, in dem ihnen das passende Buch auffiel, als Erinnerung, die unvermutet auftauchte. Seien Sie offen und neugierig. Das ist die beste Haltung für Erfolg. Die Methode kann Ihnen übrigens auch bei allen anderen, nicht auf die Gesundheit bezogenen Fragen weiterhelfen. Das Glas Wasser ist dabei nur ein Hilfsmittel, mit dem Sie Ihrem Unterbewusstsein Ihren Wunsch und Ihre Offenheit signalisieren. Wenn Sie am anderen Morgen die zweite Hälfte des Wassers trinken, verstärken Sie den Auftrag an Ihr Unterbewusstsein und setzen einen Anker, mit dem Sie in den Tag hineingehen.

Symptome und Krankheiten als kompetente Leistung Ihres Körpers

> *Ich glaube, dass Krankheiten Schlüssel sind,*
> *die uns gewisse Tore öffnen können.*
> *Denn ich glaube, es gibt gewisse Tore,*
> *die nur die Krankheit öffnen kann.*
> *André Gide*

Symptome und Krankheiten als eine kompetente Leistung Ihres Körpers? Wie kann das sein? Je schlechter es Ihnen geht, desto schwieriger wird es sein, einen solchen Gedanken zuzulassen. Leichter ist es, sich vorzustellen, dass Symptome und Krankheiten ein Feedback Ihres Körpers sind, dass Ihnen etwas fehlt. Wenn Sie nun zusammen mit dem Arzt und Hypnotherapeuten Gunter Schmidt einen Schritt weiter gehen und dieses Feedback einmal als eine kompetente Leistung Ihres Körpers betrachten, wird sich vermutlich einiges für Sie ändern. Kompetente Leistungen verdienen Würdigung, ob einem das schwer fällt oder nicht.

Gunter Schmidt vergleicht dieses Feedback mit dem Ertönen einer warnenden Hupe, das Sie ja sicher auch ernstnehmen und sich danach richten. Es hat eine wertvolle Funktion. Ich möchte Sie einladen, innerlich einen Schritt zurückzutreten und sich zu fragen: »Was würde sich für mich ändern, wenn ich meine Krankheit einmal aus dieser Perspektive betrachte? Was würde mir meine Krankheit sagen, wenn sie eine kompetente Leistung meines Körpers wäre?« Geben Sie sich Zeit für die Antwort. Es kann eine gute Idee sein, diese Fragen in sich aufzunehmen und mit ihnen in den Tag hineinzugehen. Während Sie Ihrem gewohnten Tagesablauf nachgehen, arbeiten die Fragen in Ihnen. Sie signalisieren Ihrem Unterbewusstsein, dass Sie bereit sind, über Ihre bisherigen Lösungsversuche hinauszugehen und neue Einsichten zu gewinnen, die Ihnen helfen, das zu verändern, was Ihr Symptom oder Ihre Krankheit auslöst.

Aus der Perspektive einer kompetenten Leistung des Körpers werden viele Erkrankungen zu einer Notbremse oder zu einem Alarmsignal. Viele Formen von Krebs weisen auf eine Verzweiflungsreaktion des Organismus hin, mit der seelischer Verzweiflung Ausdruck verliehen wird. Der Arzt und Hypnosetherapeut Henning Alberts bot einmal eine ganz andere Sicht von Krebszellen an. Er bezeichnete sie als »junge unbekümmerte Zellen, die sich nicht an die Regeln halten«. Diese aufschlussreiche und herausfordernde Definition weist darauf hin, dass in Krebspatienten vielleicht etwas wachsen möchte, das die herrschenden Gesetze überschreiten will: Erwartungen oder moralische Vorgaben von Eltern oder anderen Autoritätspersonen, der Gesellschaft oder sozialen Schicht, in der man lebt, eigene einengende Vorstellungsgrenzen oder eine Rolle, die als entwürdigend erlebt wird. In jedem Fall lohnt es sich, wenn Betroffene das eigene Leben darauf hin untersuchen, wo sie sich, meist aus Angst, selbst beschränken. Wenn eine Alarmglocke schrillt, betrachten wir das problemlos als eine »kompetente Leistung«. Was aber, wenn die Alarmglocken in den Ohren tönen?

Wenn Sie körperliche oder psychosomatische Beschwerden haben oder momentan eine Zeit erleben, die eine Krise für Sie darstellt, sehen Sie das Leben und alles, was geschieht, aus einer bestimmten Perspektive. Gunter Schmidt nennt sie eine »Problemtrance«, um deutlich zu machen, dass das Blickfeld eingeschränkt ist. Der »Tunnelblick« führt dazu, dass nur noch eine Perspektive gesehen wird, und die ist meist wenig erfreulich. Die Problemtrance wird von Glaubenssätzen, Ängsten und Vorstellungen aufrechterhalten, was geschieht, wenn man sich »falsch« verhält bzw. das Falsche tut. In einer solchen Phase haben Sie in der Regel keinen Zugriff auf Fähigkeiten, die in Ihnen angelegt sind und die Ihnen helfen könnten, die Situation erfolgreich zu lösen.

Innere Krisen und die damit eventuell verbundenen körperlichen Beschwerden kommen meist von sogenannten Zwickmühlen: Auf der einen Seite gibt es Erwartungen, die Sie selbst an sich oder andere an Sie richten, und andererseits stehen dem bestimmte starke Bedürfnisse entgegen. Die Entscheidung fällt häufig zugunsten der Pflicht oder der Erwartungen aus und gegen die Bedürfnisse des Organismus. Zwickmühlen können zum Beispiel zwischen Arbeit und Freizeit oder Ruhebedürfnis entstehen, zwischen familiären Verpflichtungen und persönlichen Wünschen oder zwischen widersprüchlichen Bedürfnissen in Ihnen selbst wie dem Bedürfnis nach Harmonie und nach Durchsetzung bestimmter Wünsche und Ziele gegenüber anderen, die dieser Harmonie entgegenstehen.

Um mit dieser Situation zurechtzukommen, suchen Sie bewusst und unbewusst Lösungen, die Sie jedoch unter Stress setzen, da der Widerspruch nicht einfach auflösbar ist. Ein Symptom oder eine Krankheit kann ein deutlicher Hinweis auf eine ungelöste, Stress erzeugende Zwickmühle sein, der Sie Aufmerksamkeit entgegenbringen müssen. Vielleicht sind Sie dem Thema bisher ausgewichen oder haben an dieser Stelle resigniert, zum Beispiel, wenn Bedürfnisse, die Ihnen wichtig sind, und die Ihres Partners oder Ihrer Partnerin sich nicht damit vereinen lassen. In Paarbeziehung ist Sexualität oft ein Thema, das derartige Konflikte auslöst. Die eine Person will etwas anderes als die andere, mehr Sex, weniger Sex, anderen Sex. Menschen hängen jedoch auch aus vielen Gründen aneinander und ein Sexproblem allein genügt oft nicht für eine freundschaftliche Trennung, bei der jeder versucht, woanders das zu bekommen, wonach er sich sehnt. Ehen werden aufrechterhalten, während ein Partner sich nimmt, was er möchte, und der andere versucht, gegen seine Wünsche mit der Situation zurecht zu kommen: Das perfekte Szenario für psychosomatische Reaktionen aller Art bis hin zu ernsten Erkrankungen. Die Aufmerksamkeit der Person, deren Bedürfnisse gravierend nicht erfüllt werden, ist auf das Problem fokussiert: Trotz Ablenkung und des Versuchs, sich innerlich zu distanzieren, steht es bewusst oder unbewusst im Zentrum der Aufmerksamkeit. Indem immer wieder die gleichen Gedanken gedacht, die gleichen Gefühle gefühlt, die gleichen Erinnerungen aufgerufen werden, hypnotisiert sich der Mensch sozusagen selbst. Er ist der Hamster im Laufrad, die Nadel, die in der Rille der Schallplatte hängt. Negative Gedanken und Gefühle werden zu einem Ritual, mit dem der Tag ausgefüllt wird.

Sieht man Symptome oder Probleme aus dem Lebenszusammenhang eines Menschen heraus, »zeigt sich schnell, dass z. B. Symptome bzw. Probleme (…), *verstanden werden können auch als sehr kompetente, anerkennenswerte Lösungsversuche unter schwierigen Zwickmühlen-Bedingungen,* z. B. um wichtigen Loyalitäten gerecht zu werden (also als Lösungen mit sehr hohem Preis für die Beteiligten)«, erklärt Gunter Schmidt.[140] Leid erzeugende Symptome und Probleme sind aus dieser Sicht »unbewusste, selbsthypnotische Leistungen«, die in konstruktive Lösungen umgewandelt werden können. Vereinfacht ausgedrückt bedeutet das, dass wir uns selbst in Problemzustände hinein»hexen«, indem wir mit Lebenssituationen immer nur auf eine bestimmte Art umgehen. Stellen Sie sich einen fast vollständig luftdicht verschlossenen Raum vor, in dem eine Pflanze wachsen möchte. Wie groß sind ihre Chancen und was wird mit ihr geschehen?

Dem eingeengten, selbsthypnotischen Bewusstseinsfeld der Problemtrance steht die Lösungstrance gegenüber. Sie öffnet Fenster und Türen für bisher nicht gesehene Wege, durch die ausweglos erscheinende Situationen neu betrachtet und gelöst werden können, und zwar sowohl in der Innenwelt als auch in der äußeren Welt. Eine Lösungstrance kann damit beginnen, dass Sie Ihren Möglichkeitssinn aktivieren. Halten Sie es für möglich, dass Ihr Problem gelöst werden, Ihre Krankheit geheilt werden, Ihr Symptom verschwinden kann – auch entgegen allem, was man Ihnen dazu sagt oder was Sie darüber lesen?

Nutzen Sie die Erkenntnisse der Neurobiologie

Wer sich nicht mehr wundern kann, ist seelisch bereits tot.
Albert Einstein

Die Welt, in der Sie und ich und alle Menschen leben, beginnt im Kopf. Wenn sich Dinge in Ihrem Leben wiederholen, die Sie gern ändern würden, wenn Ihre Gesundheit Ihnen zu schaffen macht, wenn Ihre Gedanken und Gefühle oft in denselben Bahnen kreisen, erinnern Sie sich daran, dass Sie sich vermutlich an einer wesentlichen Stelle in einer Problemtrance befinden, und zwar nicht nur vorübergehend wie ein Mensch, der auf einer Parkbank vor sich hindöst und sich in einem mehr oder weniger angenehmen Trancezustand befindet. Wie alle Gefühle und Empfindungen erzeugt die Problemtrance Bahnungen im Gehirn, die Sie in Ihrem Krankheitszustand halten. Schaffen Sie die Voraussetzungen für neue neuronale Netzwerke, löst sich die Problemtrance auf. Das geht nicht über Nacht. Die bisherigen Verknüpfungen in Ihrem Gehirn haben Sie, ohne es zu bemerken, über Jahre geschaffen. Was Sie eingeübt haben, braucht Zeit, um ausgeübt zu werden. Entwickeln Sie die Eigenschaften, die Ihnen helfen, Ihr Gehirn zu verändern: Neugier, Begeisterung, Offenheit. Öffnen Sie sich für neue Eindrücke, auch wenn sie Ihnen im ersten Moment banal oder uninteressant vorkommen. Verändern Sie Ihre Körperhaltung und Mimik. Beginnen Sie, auch das Unmögliche für möglich zu halten. Wenn Ihnen das schwer fällt, lesen Sie Bücher über Spontanheilungen und die erstaunlichen Erfolge von Geistheilern und Schamanen. Befassen Sie sich mit der Macht des Glaubens. Eine Geschichte kann Ihnen vielleicht dabei helfen, darauf zu vertrauen, dass viel mehr möglich ist, als wir heute für möglich halten. Es ist die Geschichte eines Träumers, den alle verlachten.

Es war einmal ein Mann, der träumte vor sich hin. Er dachte: »Es muss doch möglich sein, 10.000 Kilometer weit zu sehen.« Und: »Es muss doch möglich sein, Suppe mit der Gabel zu essen.« Und: »Es muss doch möglich sein, auf dem eigenen Kopf zu stehen.« Und er dachte sich auch: »Es muss doch möglich sein, ohne Angst zu leben.«
Die Leute sagten zu ihm: »Das alles geht doch nicht, du träumst doch nur! Mach deine Augen auf und akzeptiere die Wirklichkeit! Es gibt Naturgesetze, die lassen sich nicht ändern!«
Aber der Mann sagte: »Es muss doch möglich sein, unter Wasser zu atmen. Es muss doch möglich sein, dass alle zu essen haben. Es muss doch möglich sein, dass alle das lernen, was sie lernen wollen. Es muss doch möglich sein, in seinen eigenen Magen zu schauen.«
Und die Leute sagten: »Nun hör aber auf, das wird es nie geben. Du kannst nicht einfach sagen: ›Ich will es so und dann wird es so sein.‹ Die Welt ist, wie sie ist, daran lässt sich nichts ändern.«
Dann wurde das Fernsehen erfunden und die Röntgenstrahlen, und der Mann konnte 10.000 Kilometer weit sehen und auch in seinen eigenen Magen. Aber keiner sagte: »Na gut, du hast ja doch nicht Unrecht gehabt.« Auch nicht, als das Gerätetauchen erfunden wurde, sodass man problemlos unter Wasser atmen konnte.
Aber der Mann dachte sich: »Na also. Vielleicht wird es sogar einmal möglich sein, ohne Kriege auszukommen.«[141]

Und vielleicht wird es sogar möglich sein, dass Sie von einem hartnäckigen Symptom oder einer als unheilbar eingestuften Krankheit ganz oder soweit genesen, dass Sie gut damit leben können.

Aktivieren Sie die Gießkanne der Begeisterung

»Gönne dich dir selbst! Ich sage nicht: ›Tu das immer.‹ Aber ich sage: ›Tu es immer wieder einmal. Sei wie für alle Menschen auch für dich selbst da.‹«
Bernhard von Clairvaux, Zisterzienserabt

Jedes Mal, wenn Sie etwas mit Freude und Begeisterung tun, läuft in Ihrem Gehirn ein selbst erzeugtes Doping ab, das nicht nur dafür sorgt, dass Sie wacher, intelligenter, zufriedener und glücklicher werden, sondern auch gesünder. Doch das Geheimnis liegt nicht nur darin, etwas zu finden, das Sie fasziniert. Es geht auch darum, etwas mit anderen gemeinsam machen zu können, denn wir Menschen sind soziale Wesen. »Shared attention«, geteilte Aufmerksamkeit, nennt Gerald Hüther dieses gemeinsame Lernen und Erfahrungen machen. Vor allem Kinder brauchen die Erfahrung, dass sie gemeinsam mit den Eltern und anderen Kindern etwas gestalten oder lernen können. Wenn Sie etwas gemeinsam mit anderen tun, wiederholen Sie, gleich in welchem Alter, die beiden Grund- oder Urbedürfnisse, die am Anfang Ihres Lebens standen: »Verbundensein« und »Wachsen«, die heilsam für die Seele und so auch heilsam für den Körper sind.

Die heilenden Kräfte positiver Gedanken und Gefühle werden nicht einfach durch das Wiederholen von Affirmationen wirksam. Sie entfalten ihre Wirkung durch die Gefühle, die sie begleiten. Wenn Affirmationen sich mit Ängsten, Frustration, Ärger oder Wut mischen, können sie kein wünschenswertes Ergebnis hervorbringen. Doch auch wenn von allen Seiten empfohlen wird, einen Wunsch wie den nach Gesundheit nicht nur zu formulieren, sondern auch zu fühlen und das möglichst intensiv, lässt sich dieses Fühlen nicht einfach herbeizitieren. Über den Umweg, etwas zu tun, das uns Freude macht, das uns auf gute Weise in seinen Bann zieht, geht in unserem Gehirn die Gießkanne der Begeisterung und der Heilung ganz von allein an.

Lernen Sie etwas Neues oder suchen Sie sich eine Tätigkeit, ein Ehrenamt vielleicht. Nicht Geld verdienen ist hier wichtig. Es geht um das Gefühl, einen sinnvollen Beitrag zu leisten, gebraucht zu werden, aktiv sein zu können, etwas für und mit anderen tun zu können und gefordert zu werden, herausgeholt aus dem »Sumpf« einer möglichen Problemtrance. Die Problemtrance einer Frau, ich nenne sie Gerda, die eine Vielzahl von Nahrungsmitteln nicht vertrug, bestand zum Beispiel darin, dass sie den ganzen Tag nur noch darüber nachdachte, was sie essen konnte und was sie essen würde. Zunächst waren es nur bestimmte Tageszeiten, zu denen sie diese Gedanken beherrschten. Nach und nach geriet sie aber immer mehr unter den Einfluss dieses Problems, für das kein Arzt ein wirklich funktionierendes Mittel wusste. Nach vielen Medikamenten und Therapien fand sie den Schlüssel zu ihrer Verfassung: Sie hatte ihr Unternehmen verkauft, das sie über viele Jahre sehr stark in Anspruch genommen hatte. Die Nahrungsmittelunverträglichkeiten hatten schon vorher in geringerem Umfang bestanden, was vermutlich mit der schwierigen geschäftlichen Situation zu tun hatte, in der sie sich befunden hatte. Zuerst war sie froh, dem Druck entflohen und Rentnerin zu sein, dann aber dehnten sich die Tage in die Länge nach all den Jahren, die rund um die Uhr mit Arbeit ausgefüllt waren. Der Gang zum Kühlschrank, das ständige Nachdenken über das Essen wurden zu einer Beschäftigungstherapie, wenn auch zu einer leidvollen.

Wenn Sie wenig Geld haben, wägen Sie ab, wie viel Sie wirklich brauchen und wie viel Sie an Lebenszeit und Lebensqualität einsetzen wollen, um Geld zu verdienen, vielleicht ohne Freude daran zu haben. Prüfen Sie auch, ob Sie einer Nebentätigkeit, die Sie ausüben, um Ihr Budget aufzustocken, vielleicht doch etwas abgewinnen können, wenn Sie sie anders betrachten.

Seien Sie mit dem Herzen dabei

> *In dem Augenblick, in dem wir irgendetwas unsere volle Aufmerksamkeit schenken, wird es zu etwas Geheimnisvollem, Ehrfurchtgebietendem, eine unbeschreiblich großartige, in sich vollkommene Welt.*
> *Henry Miller*

Es gibt eine einfache Formel für gute Gefühle und Glück. Sie lautet: »Tun Sie, was Sie tun, mit voller Aufmerksamkeit und aus ganzem Herzen.« Vielleicht sind Sie in Ihrem Leben oder bei Ihrer beruflichen Tätigkeit im Augenblick nicht gerade auf dem Gipfel Ihrer Träume angelangt, vielleicht beeinträchtigt Sie eine Krankheit oder ein Symptom wie Tinnitus, Hautjucken oder Herzrhythmusstörungen. In Augenblicken, in denen Sie ganz von dem in Anspruch genommen sind, was Sie tun, werden Sie die Beschwerden oder Schmerzen nicht mehr oder viel weniger bemerken. Der Glücksforscher Mihály Csíkszentmihályi veröffentlichte 1995 sein Buch *Flow: Das Geheimnis des Glücks* und schrieb damit Geschichte. *Flow*, von englisch »fließen, strömen« wurde zu einem geflügelten Wort. Doch von dem Wert der völligen Vertiefung und dem Aufgehen in einer Tätigkeit, des Eins seins mit dem, was man tut, wusste schon der heilige Benedikt von Nursia im 6. Jahrhundert zu berichten. »Ora et labora«, bete und arbeite, ist der Grundsatz des von ihm begründeten Benediktinerordens. Der vollständige Text der Regel lautet: »Ora et labora et lege, Deus adest sine mora« – Bete und arbeite und lies; Gott steht dir unverzüglich bei[142]. Ähnliche Gedanken finden sich in dem berühmten

Buch *Der Prophet* des libanesisch-amerikanischen Philosophen und Dichters Khalil Gibran, in den Schriften des christlichen Mystikers Jakob Lorber und in den Schriften der russischen Ostkirche, in denen diese Art des Lebens und Arbeitens »werktätiges Beten« genannt wird. Ist das nicht ein schöner Begriff? Was werktätiges Beten bedeutet, erklärt der Eremit Theophanos in *Das immerwährende Herzensgebet* so: »Nimm jede Arbeit wie aus Gottes Hand.« Wenn Sie jede Tätigkeit so verrichten, als habe sie Ihnen Gott aufgetragen, werden Sie anders zu fühlen beginnen und erfolgreich sein. Nennen Sie Gott, wie immer Sie ihn nennen wollen: das Universum, das höchste Wesen, das Tao oder aber eben Gott. So zu arbeiten und zu leben bedeutet, innerlich gesammelt zu sein und sich nicht von dem Vielen um Sie herum ablenken zu lassen. Tun Sie jede Arbeit aufmerksam, beständig und ohne Hast. Bleiben Sie so lange dabei, bis Ihre Aufgabe erfüllt ist. Im Zen-Buddhismus heißt es schlicht: »Tue, was du tust.«

Wenn Sie voll und ganz bei dem sind, was Sie tun, sind Sie im heilsamen Zustand des *flow*. Jede Form von hingebungsvollem Fühlen ist ein Gebet. Ihre Arbeit, Ihre alltäglichen Verrichtungen, alles kann so zu einem Gebet werden, das Sie aussenden. Fühlen Sie Dankbarkeit dafür, dass Sie in der Lage sind, etwas konzentriert zu tun. Diese heilsame Form des Lebens können Sie auch ohne alle religiösen und spirituellen Überzeugungen für sich nutzen. Ihre Wirkungen lassen sich messen: Wer im *flow* ist, ist im Alpha-Zustand, dem leichten Entspannungszustand, in dem unser Gehirn sich im Frequenzbereich von acht Hz bis zwölf Hz bewegt und wir auf besondere Weise konzentriert und aktiv sein können. Den Alpha-Zustand erreichen Sie durch Entspannungsübungen, beim Spazierengehen, wenn Sie in der Sonne dösen und wenn Sie meditieren. *Flow* ist noch etwas Zusätzliches: Er entsteht, wenn Sie eine Aufgabe meistern und das, was Sie tun, mit ganzem Herzen tun. Seien Sie neugierig, lassen Sie sich faszinieren, suchen Sie sich Aufgaben, die Sie herausfordern. Ihr Gehirn reagiert darauf äußerst positiv, denn, Sie erinnern sich: Ihr Gehirn wird so, wie Sie es benutzen.

Geben Sie Ihrem Leben einen Sinn

> *»Woher komme ich und wohin gehe ich?« Das ist die große, unergründliche Frage, die für jeden von uns gleich lautet. Die Wissenschaft kennt die Antwort darauf nicht.*
> *Max Planck, Begründer der Quantenphysik*

Es war das Verdienst des 1997 verstorbenen österreichischen Neurologen und Psychiaters Viktor E. Frankl, die Frage nach dem Lebenssinn wieder in die Psychologie zurückzubringen. Seine zentrale Botschaft lautete: »Ein Mensch kann nur glücklich sein, wenn sein Leben einen Sinn hat.« Menschen streben nicht einfach nur nach Glück als Lustgewinn – sie wollen einen Grund haben, glücklich zu sein, und dieser Grund liegt in einem sinnerfüllten Leben. Denn wer nach Glück und Freude an sich strebt, wird genau das nicht finden, was er sucht. Strebt er dagegen nach der Ursache des Glücks – dem Empfinden, dass das, was er tut, einen Sinn hat –, anstatt nach dem Glück zu suchen, stellt es sich von selbst ein. Für Viktor E. Frankl zählt das Bedürfnis nach Sinn zu den menschlichen Grundbedürfnissen. Wird es nicht erfüllt, können psychische Krankheiten auftreten und sich auch in körperlichen Symptomen und Erkrankungen manifestieren. Ersetzen Sie in Gedanken in Frankls folgenden Worten einmal das Wort »Glück« durch »Gesundheit« und lassen Sie den Text dann auf sich wirken:

»Je mehr er (der Mensch) nach Glück jagt, umso mehr verjagt er es auch schon. Um dies zu verstehen, brauchen wir nur das Vorurteil zu überwinden, dass der Mensch im Grund darauf aus sei, glücklich zu sein; was er in Wirklichkeit will, ist nämlich, einen Grund dazu zu haben. Und hat er einmal einen Grund dazu, dann stellt sich das Glücksgefühl von selbst ein. In dem Maße hingegen, in dem er das Glücksgefühl direkt anpeilt, verliert er den Grund, den er dazu haben mag, aus den Augen, und das Glücksgefühl selbst sackt in sich zusammen. Mit anderen Worten, Glück muss er-folgen und kann nicht er-zielt werden.«

Mit der von ihm entwickelten Logotherapie sprach Viktor E. Frankl direkt aus seinem eigenen Leben. Der Sohn einer jüdischen Beamtenfamilie wurde 1942 zusammen mit seiner Frau und seinen Eltern in das Ghetto Theresienstadt deportiert, wo sein Vater starb. Seine Mutter wurde in der Gaskammer in Auschwitz ermordet und auch seine Frau starb in einem Konzentrationslager. Frankl selbst verbrachte drei Jahre in Konzentrationslagern und wurde schließlich 1945 von der US-Armee befreit. Seine Erlebnisse beschrieb er in dem Buch *... trotzdem Ja zum Leben sagen. Ein Psychologe erlebt das Konzentrationslager,* dessen englischer Titel die Grundidee wiedergibt: *Man's Search For Meaning,* die Suche des Menschen nach Sinn. Prägend war für Frankl die Erfahrung, dass es auch unter den schlimmsten Bedingungen möglich ist, einen Sinn im Leben zu sehen. Er beobachtete, dass die Inhaftierten, die ein starkes Sinnempfinden hatten, auch die besten Überlebenschancen hatten. Für manche lag der Sinn darin, einen Menschen wiederzusehen, der auf sie wartete, für andere war es ein Ziel, das sie nach der Haft erreichen wollten, etwas Bedeutsames, das sie unbedingt noch tun wollten. Frankl selbst hielt die Absicht aufrecht, dass er nach der Haft Vorlesungen über die Auswirkungen des Konzentrationslagers auf die Psyche halten würde. Dabei ging es ihm nicht um Hass und Rache. Er war der Ansicht, dass Versöhnung der einzig sinnvolle Weg sei, um die schrecklichen Ereignisse und den Zweiten Weltkrieg zu verarbeiten. Viktor E. Frankl hat die Menschen nie aufgefordert, den Sinn des Lebens an sich zu finden. Es ging ihm um den persönlichen Sinn, den jeder für sich selbst entdecken muss, um gesund und glücklich zu sein.

Die Kraft der Hoffnung und das Empfinden, eine Aufgabe zu haben, hielten auch Nelson Mandela aufrecht. 27 Jahre verbrachte der führende Anti-Apartheid-Kämpfer und erste schwarze Präsident Südafrikas als politischer Häftling im Gefängnis. Am selben Tag, an dem Mandela freigelassen wurde, hielt er eine Rede vor 120.000 Menschen über seine Politik der Versöhnung und lud alle, die der Politik der Apartheid nicht mehr folgen wollten, dazu ein, an einem »nichtrassistischen, geeinten und demokratischen Südafrika mit allgemeinen, freien Wahlen und Stimmrecht für alle« mitzuwirken. Es war seine Vision einer Aufgabe, die noch vor ihm lag, die ihn durch diese Jahre brachte.

Sie brauchen keine großartige, die Gesellschaft prägende Aufgabe, um ein sinnerfülltes Leben zu leben. Der Sinn Ihres Lebens, der Ihnen hilft, gesund zu bleiben, zu werden oder mit Einschränkungen, mit denen Sie vielleicht leben müssen, besser zurechtzukommen, kann sozusagen gleich um die Ecke liegen. Falls es Ihnen schwerfällt, etwas zu finden, das Ihnen das gute Gefühl von Sinnhaftigkeit gibt, überprüfen Sie deshalb Ihre Bewertungen darüber, was sinnvoll ist und was nicht.

Eine kleine Geschichte kann Ihnen zeigen, dass nicht nur die ganz großen Dinge bedeutungsvoll sind und dass Sie genau dort etwas Bedeutungsvolles leisten können, wo Sie sich gerade befinden, mit Ihren Fähigkeiten und körperlichen Möglichkeiten.

Ein Paar wanderte den Strand entlang. Es hatte mehrere Tage gestürmt und die Küste war so dicht mit Meerestieren, Tang und Ge-

röll übersät, dass die beiden kaum Platz zum Auftreten fanden. Quallen, Seesterne, Krebse und anderes Seegetier bedeckten den Strand und kämpften mit dem Tod.

Während sie so dahin wanderten, sahen sie einen alten, wettergegerbten Mann, der immerzu in das Wasser hinein und wieder heraus watete. Sie blieben stehen, um sein merkwürdiges Verhalten zu beobachten. Er bückte sich, hob eines der Meerestiere auf, wiegte es sanft in seiner Hand, watete ins Meer und gab es sanft seiner Heimat zurück.

Das Paar begann zu lachen. Als sie näher kamen, fragten sie: »Was machst du da, alter Mann? Siehst du nicht, wie fruchtlos das ist, was du tust? Der Strand ist mit Tausenden von toten und sterbenden Tieren bedeckt. Deine Bemühungen werden daran nichts ändern.«

Der Mann hob einen Tintenfisch auf, der schon ganz leblos wirkte. Liebevoll wiegte er ihn in seiner Hand und lief zurück ins Meer, als ob er das Paar nicht bemerkt hätte. Er brachte den Tintenfisch vorsichtig ins Wasser, wusch den Sand und den Seetang von ihm ab, der sich um seine Tentakel geschlungen hatte. Dann senkte er seine Hände mit dem Tier langsam tiefer und ließ es die Liebkosung des Wassers spüren. Als der Tintenfisch sein heimatliches Element fühlte, breitete er seine Arme aus. Der alte Mann ließ ihn vorsichtig los und der Tintenfisch brachte nun die Kraft auf, sich selbst wieder fortzubewegen. Der alte Mann stand da, mit einem leichten Lächeln auf seinem Gesicht, als er beobachtete, wie ein weiteres Lebewesen sich wieder sicher auf seinen Weg begab.

Erst dann drehte er sich um und ging ans Ufer zurück. Er blickte auf, sah dem Paar in die Augen und sagte: »Für dieses Tier hat es mit Sicherheit etwas geändert.«

Seien Sie geduldig

Sie brauchen nur die richtige Tablette – und in vielen Fällen bessert sich Ihr Zustand im Handumdrehen. Kopfschmerzen verschwinden, die Nieren arbeiten wieder normal, das Herzflimmern lässt nach. Solche Erfahrungen machen den Griff nach der Medizin verlockend. In der Schnelllebigkeit des Alltags ist es einfacher, auf diese Weise Abhilfe zu schaffen, als die langwierigeren alternativen Methoden auszuprobieren oder Verhaltensgewohnheiten zu ändern. Oft ist das Problem allerdings nicht aus der Welt geschafft. Es kommt zurück und manchmal gibt es eine »Symptomverschiebung«: Der seelische Auslöser einer Erkrankung sucht sich einen anderen Weg, über den er sich ausdrücken kann. Das ist vor allem bei stark symptomunterdrückenden Medikamenten wie Cortison der Fall. Umgekehrt erleben viele Menschen immer wieder Enttäuschungen, wenn sie auf die – baldigen – Wirkungen einer Medizin oder Behandlung hoffen. Ärzte und Heilpraktiker, deren Ziel es ist, auch die tiefer liegenden Ursachen zu behandeln, können oft keine schnellen Erfolge vorweisen. Als ich 16 Jahre alt war, bekam ich nach einer nicht ausgeheilten Grippe eine Nierenbeckenentzündung. Der Arzt, der mich behandelte, tat etwas für mich Überraschendes: Er gab mir kein Antibiotikum, sondern ein pflanzliches Mittel. Außerdem sollte ich drei Monate lang salzlos essen. Drei Monate! In diesem Alter scheint das eine Ewigkeit zu sein. Meine Mutter besorgte salzlose Wurst und kochte extra für mich und ich stellte fest, dass das Essen gar nicht so übel schmeckte. Nach den drei Monaten waren meine Werte hervorragend und alle weiteren Untersuchungen, die ich im Abstand von einigen Jahren immer wieder einmal machen sollte, verliefen ohne weitere Probleme.

Wenn Sie chronisch oder sehr krank sind, mag Ihnen meine Geschichte ein wenig einfach vorkommen. Die alternative Behandlung war sicher nicht der einzige Grund für meine vollständige Genesung. In diesen drei Monaten bekam ich viel Zuwendung und so konnte sich nicht nur mein Körper erholen, auch die Kümmernisse, die mich beschäftigten, begannen zu heilen. Wenn krankmachende seelische Zustände wie Leid und Depression, Wut, Ängste und Stress hinter Unfällen, Krankheiten und Symptomen stehen, sind sie nicht in einem Tag entstanden. Sie sind das Ergebnis vieler Jahre, in denen bestimmte Erfahrungen auf eine bestimmte Art erlebt und eingeordnet wurden. Die sich daraus entwickelnden inneren Konflikte und die Anspannung werden zu einem Programm, das immer wieder den gleichen Film abspult, sobald ein Erlebnis den »Startknopf« drückt.

Stellen Sie sich vor, der Teil in Ihnen, der sich von einer bestimmten Sicht- oder Verhaltensweise nicht lösen kann, wäre ein kleines Kind. Sicher würden Sie dieses Kind nicht schelten oder ihm Vorwürfe machen, ihm sagen, dass es dumm ist und sich nur einmal zusammenreißen müsste. Sie würden dieses Kind auch nicht teilnahmslos in der Ecke liegen lassen. Ich denke, Sie würden sich liebevoll um dieses kranke Kind kümmern, nach seinen Bedürfnissen fragen und ihm helfen, wieder Vertrauen zu fassen. Und Sie würden ihm Zeit geben, sich zu erholen. Ein Teil Ihrer Seele braucht vielleicht Ruhe, Verständnis und Zeit, um sich zu finden und zu erholen, selbst dann, wenn sich die krankmachenden Muster schon weitgehend aufgelöst haben. Rudolf Walter hat in seinem Buch *Gelassenwerden* dazu eine schöne indische Geschichte erzählt. Sie heißt »Bis die Seele nachkommt«.

Ein Biologe hatte für eine Himalaja-Expedition eine Gruppe indischer Träger angeheuert. Der Forscher war in großer Eile, denn er wollte schnell an sein Ziel kommen. Nachdem die Gruppe den ersten großen Pass überschritten hatte, erlaubte er den Trägern eine kurze Rast.

Nach einigen Minuten rief er aber wieder zum Aufbruch. Die indischen Träger blieben aber einfach auf dem Boden sitzen, als hätten sie ihn gar nicht gehört. Sie schwiegen und ihr Blick war zu Boden gerichtet.

Als der Forscher die Inder schärfer aufforderte, weiterzugehen, schauten ihn einige von ihnen verwundert an. Schließlich sagte einer: »Wir können nicht weitergehen. Wir müssen warten, bis unsere Seelen nachgekommen sind.«

Und falls Sie öfter denken: »Es geht nicht ...«, »Ich schaffe es nicht«, »Ich werde nicht gesund«, lesen Sie beiden folgenden Nachrichten: Wie das Schweizer Fernsehen (SF) am 4. März 2012 berichtete, hat eine pensionierte Schweizer Pfarrerin mit 66 Jahren Zwillinge zur Welt gebracht. Damit sei die Frau »die älteste Gebärende« der Alpenrepublik.

Am 21. Februar 2012 hat der Franzose Robert Marchand bewiesen, dass hohes Alter kein Hindernis für das Radfahren bedeutet. Er fuhr auf der Radrennbahn im schweizerischen Aigle in einer Stunde 24,251 Kilometer und hat damit einen neuen Stunden-Weltrekord für über 100-jährige Fahrer aufgestellt.

Segnen heilt – ob christlich, buddhistisch oder anders

Segnen ist ein besonderes Glaubensritual, das Sie unabhängig von Ihrer religiösen Einstellung anwenden können. Ein bekanntes Zitat lautet: »Das Lächeln, das du aussendest, kehrt zu dir zurück.« Es könnte auch lauten: »Der Segen, den du aussendest, kehrt zu dir zurück.« Mit seiner Heilkraft machte Pierre Pradervand eine überraschende und tief beglückende Erfahrung, die sein Leben veränderte.

Nachdem er seinen Job verloren hatte, beherrschte ihn über Monate der Groll gegen seinen Chef. Schließlich war er so verzweifelt, dass er etwas Paradoxes tat: Er segnete seinen Chef. Was er danach erlebte, war wie ein Wunder. Sein Hass begann sich aufzulösen, er sah wieder klar und sein Leben nahm eine positive Wende. In seinem Buch *Segnen heilt. Wie dein Segen die Welt verändert und dich selbst* schreibt er: »Segnen ist ein einfacher Weg, um ein ständig zentriertes Bewusstsein zu entwickeln. Es ist außerdem ein Mittel, mit dem man seine universelle Liebe wachsen lassen und Urteile vermeiden kann. Wenn Sie das völlige Glück und die echte Integrität aller, denen Sie begegnen, segnen, ohne sich im Geringsten um ihr Äußeres, ihren Gesichtsausdruck, ihre Herkunft, Schicht, ihr Geschlecht oder andere Schubladen zu kümmern, wenn Sie ihnen aus dem Innersten Ihres Wesens das Beste wünschen, wird es Ihrem Herzen unmöglich sein, sich nicht zu weiten. Aus einer engen Kammer wird ein Tempel ohne Mauern werden«.[143]

Metta-Meditation: Für sich und andere bitten

»Metta« bedeutet in Pali, der Sprache, in der die Urtexte des Buddhismus geschrieben wurden, »Liebende Güte«. Metta-Meditation ist eine buddhistische Übung in der Praxis der Liebenden Güte, die Sie in allen Lebenslagen und unabhängig von Ihrer religiösen Einstellung anwenden können. Ursprünglich war das Ziel der Metta-Meditation, durch Freundlichkeit und Wohlwollen das Glück aller fühlenden Wesen zu fördern.

Metta-Meditation eignet sich, um Ihre Selbstliebe, Ihre Fähigkeit zu guten Gefühlen und damit Ihre Selbstheilungskräfte zu stärken. Ebenso können Sie Metta zum Wohle anderer Menschen praktizieren. Die Sätze können im Geist oder laut gesprochen werden, einmal oder mehrmals, je nach Bedarf. Wiederholen Sie Ihren Satz oder die Sätze nur so lange, wie Sie das Gefühl von Liebender Güte oder zumindest eine Öffnung in diese Richtung empfinden. Die Formulierung: »Möge ich ...« oder »Mögest du ...«, mit der jeder Satz beginnt, mag Ihnen merkwürdig altertümlich vorkommen. In der Praxis werden Sie bemerken, dass sie eine große Kraft ausstrahlt, die sich durch Wiederholung noch intensiviert wie ein Mantra, das Sie immer wieder sprechen. Es führt Sie in einen entspannten, tranceähnlichen Zustand, in der der Verstand zur Ruhe kommt und Ihr intuitives Wissen zum Vorschein kommen kann.

Beginnen Sie damit, sich selbst liebende und freundliche Gedanken zu senden. Sie können Ihre Gefühle verstärken, indem Sie sich an eine Situation erinnern, in der Sie besonders glücklich waren, oder direkt anfangen. Wünschen Sie sich laut oder im Geist etwas, von dem Sie wissen, dass es glücksbringend und heilsam ist. Beginnen Sie mit den Worten »Möge ich ...«: »Möge ich heiter und gelassen sein«, »Möge ich glücklich und gesund sein«, »Möge ich von meinen Kopfschmerzen genesen«. Diese einfachen, kurzen Sätze haben eine große Wirkung, auch dann, wenn Sie sie für andere sprechen. Achten Sie darauf, welche Körpergefühle sich einstellen, wenn Sie Metta rezitieren. Falls Sie Spannungen fühlen, die häufig vor allem im Kopf auftreten, lösen Sie sie durch bewusstes Ausatmen. Lenken Sie den Atem beim Ausatmen zu der angespannten Stelle und lassen Sie ihn hindurchfließen. Entspannen Sie Ihren Geist so gut Sie können. Wenn Gedanken aufsteigen, die Sie ablenken, lassen Sie sie vorbeiziehen wie die Wolken am Himmel. Gehen Sie mit Ihrer Aufmerksamkeit zu Ihrem Herzen und geben Sie dem Gefühl Liebender Güte Raum.

Die folgende Metta-Meditation ist ein schönes Beispiel für diese Art der Rezitation. Sie können sie insgesamt sprechen oder sich einen oder mehrere Sätze aussuchen, die Ihnen besonders gefallen. Wenn Sie Änderungen vornehmen wollen, können Sie das jederzeit tun.

Passen Sie die Metta-Sätze Ihren Bedürfnissen an. Achten Sie nur darauf, dass der meditative Charakter erhalten bleibt.

> ***»Möge ich friedvoll, glücklich und frei in Körper und Geist sein.***
> *Möge ich frei sein von Verletzung und Kränkung.*
> *Möge ich frei sein von Wut, Verstrickung, Furcht und Ängstlichkeit.*
> *Möge ich lernen, mich selbst mit den Augen der Liebe und des Verstehens zu betrachten.*
> *Möge ich fähig sein, die Samen der Freude und des Glücks in mir zu erkennen und zu berühren.*
> *Möge ich lernen, die Quellen von Ärger, Verlangen und Täuschung in mir festzustellen und zu erkennen.*
> *Möge ich erfahren, wie ich die Samen der Freude täglich in mir nähren kann.*
> *Möge ich fähig sein, frisch, gefestigt und frei zu leben.*
> *Möge ich frei sein von Anhaftung und Ablehnung, nicht aber gleichgültig.«*

Vergebung durch Metta-Meditation

> *Belaste dich nicht mit Hass. Er ist eine schwerere Bürde, als du denkst.*
> *Marie de Rabutin-Chantal Marquise de Sévigné*

Wandeln Sie diese Sätze nun so um, dass Sie sie einem anderen schicken können. Vielleicht möchten Sie einfach einem Menschen, der Ihnen nahe steht, Glück und Freiheit wünschen. Vielleicht möchten Sie die Kraft der Vergebung nutzen, die in der Metta-Meditation liegt. Senden Sie Ihre Sätze an den Menschen, der Sie verletzt hat, auf den Sie wütend sind, dem ein anderer Anteil in Ihnen gern »eins auswischen« würde. Sich selbst und anderen vergeben zu können ist häufig eine wichtige Voraussetzung, um seelisch und körperlich gesund zu werden und zu bleiben. Es mag Sie einige Überwindung kosten, aber sie lohnt sich. Es kann sehr schnell gehen oder auch einige Zeit dauern, irgendwann werden Sie spüren, wie Sie sich entspannen und wie Kränkung und Wut nachlassen. In diesem Augenblick haben Sie auf einer tiefen menschlichen und spirituellen Ebene eine Verbindung zu diesem Menschen hergestellt. Ihre eigene Rezitation ist eine Botschaft, die Sie in das Energiefeld hinaussenden, aus dem das Universum besteht. Etwas in Ihnen löst sich und vielleicht auch im anderen. Ihre Verletzung hatte Sie an den Menschen und die verletzende Situation gebunden – nun beginnen Sie, wieder frei zu werden.

*»**Mögest** du friedvoll, glücklich und frei in Körper und Geist sein.*
***Mögest** du frei sein von Verletzung und Kränkung.*
Mögest du …«

Ein schöner Abschluss für jede Metta-Meditation ist:

»Mögen alle Wesen friedvoll, glücklich und frei in Körper und Geist sein.«

Versöhnen Sie sich mit der Vergangenheit

Versteckter Groll, Hass und Wut gegen sich selbst und andere ist ein häufiger Auslöser für Erkrankungen. Typisch dafür sind Autoimmunerkrankungen, aber auch Verzweiflungsreaktionen des Organismus, zu denen die meisten Formen von Krebs zählen, können mit Autoaggression zu tun haben. Wenn Sie auf jemand anderen wütend sind, können Sie davon ausgehen, dass Sie auch sich selbst gegenüber Wut empfinden, und diese Wut hat meist die dramatischeren Auswirkungen auf das seelische Gleichgewicht und den Gesundheitszustand des

Körpers. Ein einfacher und ausgesprochen effektiver Weg, um mit verletzten Gefühlen, ungelösten Problemen und wiederkehrenden Themen umzugehen, ist Naikan. Die Methode wurde von Ishin Yoshimoto nach einem langen Prozess der Selbstfindung entwickelt. Für diesen Weg brauchen Sie weder einen Therapeuten aufzusuchen noch an einem Seminar teilzunehmen.

Die Naikan-Methode ist ein Achtsamkeitstraining und ein Weg der Selbsterkenntnis. Sie geht davon aus, dass wir nicht nur unsere äußere, sondern auch unsere innere Welt selbst gestalten und die Verantwortung dafür tragen. Naikan ist keine Heilslehre und beinhaltet keine religiösen Anschauungen oder Rituale. Die Methode ist deshalb für jeden geeignet, der sich selbst erforschen will. Das Wort »Naikan« stammt aus dem Japanischen und bedeutet »nach innen schauen« (von *nai* – Inneres und *kan* – beobachten). Naikan wird in der Stille geübt. Anhand von drei Fragen betrachten Sie Ihre Lebensgeschichte und begegnen wichtigen Menschen Ihres Lebens erneut. Beginnen Sie mit einem Menschen, der Ihnen besonders wichtig ist und mit dem Sie vielleicht eine schwierige Beziehung verbindet. Welche Personen Sie wählen und wie tief Sie in die inneren Bilder eintauchen, bestimmen Sie selbst.

Die drei Fragen lauten:
»Was habe ich von diesem Menschen in meinem Leben bekommen?«
»Was habe ich ihm gegeben?«
»Welche Probleme und Schwierigkeiten habe ich mir und diesem Menschen bereitet?«

Auf diese Weise können Sie einzelne Erlebnisse, Zeitabschnitte oder Ihr gesamtes Leben überprüfen. Eine ehrliche Antwort auf diese drei Fragen wird Ihnen eine realistische Sicht Ihres eigenen Verhaltens und vom eigenen Geben und Nehmen vermitteln. Naikan kann auch in einem siebentägigen Seminar geübt werden, bei dem Sie nur mit dem Naikan-Leiter Kontakt haben. Er kommt in regelmäßigen Abständen zu Ihnen, hört Ihnen zu, ohne zu bewerten, was Sie sagen, und bringt Ihnen Mahlzeiten. Naikan hilft, alte Muster und Blockaden aufzulösen und sich für mehr Liebe und Achtung sich selbst und anderen gegenüber zu öffnen.[144] Auf der Internetseite des Naikan-Zentrums von Gerald Steinke und seiner Frau Dorle finden Sie Texte zu Naikan, Seminartermine und Links zu Kooperationspartnern im Bereich der Justiz, der Kliniken, der Kirche, der Stiftungen, der Suchthilfe und der Universitäten. Auch auf der Internetseite www.therapeuten.de, dem Portal für ganzheitliche Behandlungsmethoden und Therapien, ist Naikan angegeben. Dort können Sie Naikan-Leiter in Ihrer Nähe finden.

Sie können Naikan auch für sich allein üben. Hören Sie sich zuvor zum Beispiel die CD von Stefan Esser »Naikan« an, oder lesen Sie das Buch von Sabine Kaspari: *Naikan – Die Kraft der Versöhnung: Mit der buddhistischen 3-Fragen-Methode zu innerem Frieden* oder ein anderes Buch zu Naikan, das Ihnen zusagt. Der innere Friede, der sich durch Naikan ausbreitet, kann Ihnen helfen, wieder eine positive Sicht der Welt, Zuversicht und Vertrauen zu gewinnen oder sie zu stärken.

Trainieren Sie Ihre seelische Widerstandskraft

Widrige Umstände gibt es immer und oft kommt so einiges zusammen. Die Kunst, in solchen Situationen wie ein Stehaufmännchen zu sein, das Krisen unbeschadet übersteht und immer wieder auf die Beine kommt, nennt man in der Psychologie »Resilienz«. Seelische Widerstandskraft kann man trainieren. Sie ist mehr als ein paar positive Gedanken oder die Konzentration auf die eigene Stärke.[145] Resilienz bedeutet nicht einfach, dass Sie besonders optimistisch sind, obwohl eine positive Lebenseinstellung die seelische Widerstandskraft unterstützt. Sie entsteht, indem Sie die Art, wie Sie Krisen erleben und bewältigen, verändern. Alles beginnt damit, dass Sie sich bestimmter Stärken bewusst werden und sie ausbauen:

Die Fähigkeit, über sich nachzudenken, Erfahrungen neu zu bewerten und zu lernen.
Die Fähigkeit, so mit Ihren Gefühlen umzugehen, dass Sie emotional immer stabiler werden beziehungsweise diese Stabilität schneller wiedererlangen.
Die Fähigkeit, Kontakte zu knüpfen.
Humor, die Fähigkeit, die Dinge nicht immer bierernst zu nehmen.

Menschen mit seelischer Widerstandskraft nehmen Abschied von einer Opferhaltung und übernehmen Verantwortung. Sie resignieren nicht und überlassen sich keinen depressiven Gefühlen, sondern nehmen die Dinge in die Hand. Sie sind ausgesprochen realistisch und zielstrebig. Sie suchen nach Möglichkeiten und Spielräumen, in denen sie aktiv werden können. Sie nutzen sozusagen jede Lücke, um etwas zu verbessern und schließlich eine gute Lösung zu erzielen.

Üben Sie sich darin, positive und ermutigende Dinge in den Vordergrund zu stellen. Bauen Sie die Stopp-Übung in Ihr Leben ein. Sagen Sie »Stopp« zu sich, wenn Sie in problematisches Denken oder Fühlen fallen. Erinnern Sie sich an frühere Situationen, in denen Sie bereits Krisen und Krankheiten bewältigt haben. Auch wenn Ihnen Ihre heutige Erkrankung oder Krise schlimmer vorkommt als alles, was Sie bisher erlebt haben, waren Sie doch in der Lage, ähnliche Ereignisse zu überwinden, wenn auch in kleinerem Maßstab. Sie haben also die grundsätzliche Kompetenz dazu. Vor allem aber lösen Sie die Fixierung auf Ihr Problem, auf Ihre Erkrankung auf. Ich erinnere mich an eine Frau, die wegen eines Kropfes (Struma) zu einem Heilpraktiker ging, der auch als Geistheiler arbeitete. Sie lag während der Sitzung auf einer Liege, der Heilpraktiker stand hinter ihr, sodass sie nicht sehen konnte, was er tat. Nach der Sitzung erklärte sie, sie habe das deutliche Gefühl gehabt, dass er etwas aus ihrem Hals »heraus ziehen« wollte, sie habe es aber nicht hergegeben.

Lassen Sie Ihr Symptom sprechen

Die beiden österreichischen Therapeutinnen Christl Lieben und Christa Reynoldner »stellen« Symptome auf. Dabei übernehmen andere Menschen im Rahmen einer »Aufstellung« bestimmte Rollen wie die Rolle des Symptoms oder der Erkrankung, die Rolle dessen, was zur Heilung beitragen kann und weitere, individuell auf den Rat suchenden Menschen zugeschnittene Rollen. In ihrem Buch *Verzeihung, sind Sie mein Körper*? schreiben Christl Lieben und Christa Reynoldner: »Symptomaufstellungen bieten die Möglichkeit, mit dem eigenen Inneren und seiner Sprache in Kontakt zu treten. Je nachdem, ob die Aufstellung nur mit Ihnen stattfindet und Sie selbst alle Rollen übernehmen, oder ob sie im Rahmen einer Gruppe stattfindet, in der die Teilnehmer die für Sie wichtigen Positionen übernehmen, es findet eine Kommunikation mit dem Symptom bzw. der Erkrankung statt, die nun mitteilen kann, worum es ihr geht.«

Wie diese Kommunikation aussehen kann, möchte ich Ihnen an einem Beispiel verdeutlichen.

Eine Frau, ich nenne sie Hanna, litt seit Jahren unter Magenschmerzen. Sie hatte viele Behandlungen über sich ergehen lassen und war sogar operiert worden, alles ohne eine dauerhafte Besserung. Die Ärzte waren ratlos. Eines Tages machte sie eine Aufstellung, bei der sie sich nacheinander drei Orte in einem Raum aussuchen sollte, ohne zu wissen, was die Orte bedeuteten. Die Orte waren vorher von der Aufstellungsleiterin mit einer bestimmten Bedeutung versehen worden. Hanna wählte einfach intuitiv einen Platz und erzählte, was ihr in den Sinn kam. Nachdem sie bereits an zwei Orten gestanden und ihre Empfindungen und Gefühle geschildert hatte, sollte sie sich noch einen dritten Ort aussuchen. Dieser Ort war als Ort ihres Symptoms definiert. Hanna suchte sich die schönste Stelle im Raum aus, unter einer großen Palme hinter einem Sessel, und wurde ganz vergnügt. Sie erzählte von Dingen, die sie gern im Leben tun würde, was ihr gefiel und was sie sich schon immer gewünscht hatte. Ihre Körperhaltung veränderte sich und ihre Augen begannen zu blitzen. Die Magenschmerzen waren vollständig verschwunden. Hannas Problem wurde auf diese Weise offensichtlich: Sie lebte seit über zehn Jahren mit einem Mann zusammen, bei dem sie sich auf der praktischen Ebene gut aufgehoben fühlte. Sie war in unruhigen Verhältnissen aufgewachsen und schätzte seine zuverlässige Art und den stabilen Rhythmus, den ihr Leben durch ihn bekam. Ihr Lebensgefährte war allerdings sehr eifersüchtig und ließ ihr nur wenig Spielraum. Sie war »festgebacken« in dem kleinen Ort, in dem sie lebten, und in dem nicht viel mehr geschah als der tägliche, gemeinsame Weg zu seiner Praxis und zurück. Ihr Wunsch, ein ganz anderes, aktiveres und an Erfahrungen reicheres Leben zu führen, stand in einem heftigen Konflikt mit ihrem Bedürfnis nach Sicherheit und Zugehörigkeit, was sie sich jedoch aus Angst vor den Konsequenzen nicht eingestand. »Lieber« opferte sie ihre Gesundheit und litt.

Eine Symptomaufstellung kann Ihnen zeigen, worum es wirklich für Sie geht, oder bestätigen, was Sie bereits ahnen, und sie kann Ihnen helfen, Lösungen zu entwickeln, vorausgesetzt, Sie sind bereit, Verantwortung für Ihre Bedürfnisse zu übernehmen und etwas zu verändern. Manchmal ist es auch nur die innere Einstellung, die verändert werden muss.

Symptomaufstellungen sind nicht das Gleiche wie Familienaufstellungen nach Bert Hellinger. Sie stellen eine eigene, systemische Aufstellungsform dar, in der Familienmitglieder nur dann aufgestellt werden, wenn sie wirklich benötigt werden, zum Beispiel weil sich eine Erkrankung durch die Familie zieht. Stattdessen werden bestimmte, zum persönlichen Anliegen gehörende Themen aufgestellt, zu denen natürlich immer das Symptom selbst gehört. Es wird oft auch »Zeichen« genannt, um wertungsfrei darauf hinzuweisen, dass mit dem Symptom etwas gezeigt wird. Weitere Themen können sein: »das, was heraushilft« oder »das, was heilt« und »das, was sonst noch dahinter steht«.

Anhang

Bibliografie

Albers, Susan: *Essen, trinken, achtsam genießen: Praxisübungen für ein Leben im Gleichgewicht.* Freiburg 2010

Albrecht, Uwe: *Der Heilatem. Atme dich frei. Atme dich gesund. Atme dich glücklich.* Darmstadt 2011

Arndt, Ulrich: *Spirulina, Chlorella, AFA-Algen: Lichtvolle Power-Nahrung für Körper und Geist.* Emmendingen 2003

Arntz, William; Chasse, Betsy; Vicente, Mark: *Bleep. An der Schnittstelle zwischen Spiritualität und Wissenschaft.* Kirchzarten 2006

Baird, James D.: *Glücksgene. Wie Sie das verborgene Potenzial Ihrer Zellen aktivieren.* München 2010

Bartens, Werner: *Körperglück. Wie gute Gefühle gesund machen.* München 2011

Baumeister-Jesch, Dr. med. Liutgard: *Einblicke in die Welt der Mikronährstoffe.* Weil der Stadt 2011

Bays, Jan Chozen: *Achtsam essen: Vergiss alle Diäten und entdecke die Weisheit deines Körpers.* Freiburg 2009

Bergasa, Ana Maria Lajustucia: *Die erstaunliche Wirkung von Magnesium.* Steyr 2011

Bollinger, Ty: *Krebs verstehen und natürlich heilen.* Rottenburg 2011

Bölter, Detlev: *Drei Fragen, die die Welt verändern: Die Naikan-Methode im Kontext von Spiritualität und Psychotherapie.* Bielefeld 2004

Bruhns, Erwin G.: *Der Wunderbaum Moringa. Ein Vitamingeschenk von Mutter Natur.* Saarbrücken 2011

Brunner, Christine: *Der Trank des Lebens. Das Heilgeheimnis aus dem Himalaja neu entdeckt.* Petersburg 2011

Budwig, Dr. Johanna: *Die Öl-Eiweiß-Kost.* Kerpen 2010

Calatin, Dr. Anne: *Die Rotationsdiät. Diagnose und Hilfe bei Nahrungsmittelallergien.* München 1987, 1997

Canfield, Jack: *Hühnersuppe für die Seele. Geschichten, die das Herz erwärmen.* München 1996

Capra, Fritjof: *Das Tao der Physik.* München 2012

Cohen, Suzy: *Vorsicht Nährstoffräuber! Welche Medikamente Ihrem Körper Lebenskraft und essenzielle Nährstoffe entziehen und welche natürlichen Wege es gibt, diesen lebensgefährlichen Mangel auszugleichen.* Rottenburg 2011

Cohen, Suzy: *Diabetes heilen ohne Medikamente. Das erfolgreiche 5-Stufen-Programm.* Rottenburg 2012

Collier, Dr. Renate: *Wie neugeboren durch Darmreinigung. Entgiften, entschlacken, Wohlbefinden steigern.* München 1995

Colpo, Anthony: *Der große Cholesterin-Schwindel: Warum alles, was man Ihnen über Cholesterin, Diät und Herzinfarkt erzählt hat, falsch ist.* Rottenburg 2008

Cousens, Gabriel: *Die Kunst der Zubereitung lebendiger Nahrung. Mit mehr als 160 Rezepten.* Emmendingen 2012

Coy, Dr. Johannes F.; Franz, Maren: *Die neue Anti-Krebs-Ernährung. Wie Sie das Krebs-Gen stoppen.* München 2010

Coy, Dr. Johannes F.; Cavelius, Anna; Baumann, T. Freerk; Spitz, Jörg: *Die 8 Anti-Krebs-Regeln: Gesund im Einklang mit unseren steinzeitlichen Genen.* München 2011

Cumming, Heather; Leffler, Karen: *João de Deus. Millionen Menschen haben Heilung erfahren.* Meersburg 2010

Csíkszentmihályi, Mihály: *Flow: Das Geheimnis des Glücks.* Stuttgart 2010

Dahlke, Dr. Rüdiger: *Krankheit als Sprache der Seele: Be-Deutung und Chance der Krankheitsbilder.* München 2008

Dahlke, Dr. Rüdiger: *Krankheit als Symbol.* München 2007

Diemer, Andreas: *Die fünf Dimensionen der Quantenheilung.* München 2011

Faulstich, Joachim: *Das Geheimnis der Heilung. Wie altes Wissen die Medizin verändert.* München 2010

Feyerer Gabriele: *Padma 28. Tibetische Naturmedizin für Körper und Geist.* Oberstdorf 2000

Flor, Herta; Diers, Martin: *Wie verlernt das Gehirn den Schmerz?* In: G. Schiepek (Hrsg.): Neurobiologie der Psychotherapie (S. 523–531). Stuttgart 2011

Frankl, Viktor E.: *… trotzdem Ja zum Leben sagen.* Altusried-Krugzell 2009

Frankl, Viktor E.: *Der Seele Heimat ist der Sinn. Logotherapie in Gleichnissen.* München 2005

Franklin, Eric: *Fit bis in die Körperzellen. Jung und vital mit der Franklin-Methode.* Kirchzarten 2004

Frohn, Birgit: *Natürlich heilen mit Olivenöl.* Rottenburg 2011

Gerber, Dr. Richard: *Vibrational Medicine: The Number 1 Handbook of Subtle Energy Therapies.* Rochester, Vermont/USA 2001

Grandt, Marion und Michael: *Antibiotika aus der Natur. Sanfte Heilung durch natürliche Medizin.* Rottenburg 2009

Grasberger, Dr. med. Delia: *Autogenes Training mit CD. Lust zum Üben.* München 2002

Griffin, G. Edward: *Eine Welt ohne Krebs.* Rottenburg 2005

Grimm, Hans-Ulrich: *Die Suppe lügt. Die schöne neue Welt des Essens.* Stuttgart 2008

Grimm, Hans-Ulrich: *Leinöl macht glücklich. Das blaue Ernährungswunder.* Stuttgart 2010

Grimm, Hans-Ulrich: *Die Ernährungslüge: Wie uns die Lebensmittelindustrie um den Verstand bringt.* München 2011

Gurdjieff, Georges I.: *Praxisbuch – Übungen, Rituale und heilige Tänze zur Entfaltung des Bewusstseins.* Darmstadt 2008

Haas, Jacqui G.: *Dance Anatomie. Illustrierter Ratgeber für Beweglichkeit, Kraft und Muskelspannung im Tanz.* München 2010

Hamann, Brigitte: *Haarausfall natürlich heilen. Das Geheimnis schöner und gesunder Haare.* Rottenburg 2009

Hamann, Brigitte: *Tinnitus natürlich heilen. Erfolgreiche Therapien gegen die quälenden Ohrgeräusche.* Rottenburg 2011

Hamann Brigitte: *Das Geheimnis der Wunscherfüllung. Was Sie wirklich wollen und wie Sie es bekommen können.* Rottenburg 2011

Hildegard von Bingen: *Heilkraft der Natur »Physica«: Das Buch von dem inneren Wesen der verschiedenen Naturen der Geschöpfe.* Stein am Rhein 2005

Hildegard von Bingen: *Ernährungslehre.* Hamburg 2008

Hofer, Reinhard: *Es gibt kein Unheilbar. Wie Menschen sich selbst heilen.* Wien 2012

Hontschik, Dr. Bernd: *Körper, Seele, Mensch: Versuch über die Kunst des Heilens.* Berlin 2006

Hüther, Prof. Dr. Gerald: *Die Macht der inneren Bilder. Wie Visionen das Gehirn, den Menschen und die Welt verändern.* Göttingen 2010

Jentschura, Dr. h. c. Peter; Lohkämper, Josef: *Gesundheit durch Entschlackung.* Münster 1998

Jentschura, Dr. h. c. Peter; Lohkämper, Josef: *Zivilisatoselos leben – frei von den Zivilisationskrankheiten unserer Zeit.* Münster 2004

Johanson, Tom: *Zuerst heile den Geist.* Freiburg 1995

Hellemann, Silvio: *MMS oder: Probieren geht über Studieren.* Darmstadt 2011

Kabat-Zinn, Prof. Jon: *Die MBSR-Yogaübungen: Stressbewältigung durch Achtsamkeit.* Buch und Audio-CD. Freiburg 2010

Kabat-Zinn, Prof. Jon: *Gesund durch Meditation: Das große Buch der Selbstheilung.* München 2011

Kabat-Zinn, Prof. Jon: *Gesund durch Meditation: Full Catastrophe Living.* München 2011

Kappauf, Dr. Herbert: *Wunder sind möglich. Spontanheilung bei Krebs.* Freiburg 2011

Karstädt, Uwe; Janson, Horst: *Das Dreieck des Lebens.* München 2005

Kaspari, Sabine: *Naikan: Die Kraft der Versöhnung: Mit der buddhistischen 3-Fragen-Methode zu innerem Frieden.* München 2012

Keller, Erich: *Erfolgsblockaden auflösen mit EFT. Ziele erreichen, Wünsche erfüllen, Stillstand auflösen.* Berlin 2007

Kersten, Dr. Wolfram: *Paradigmenwechsel im Verständnis chronischer Zivilisationskrankheiten.* Komplement. integr. Medizin, 04/2009

Klügl, Gerhard; Fritze, Tom: *Quantenland. Ein Leben als Aurachirurg.* München 2012

Knapp, Nathalie: *Der Quantensprung des Denkens.* Reinbek bei Hamburg 2011, S. 58

Kobs, Alexander: *Yoga-Reinigung Shatkarma. Entgiften und verjüngen mit Yoga und Ayurveda.* Oberstdorf 2005

Köllner, Maria: *Die Bauchselbstmassage. Der leichte Weg zur optimalen Verdauung und einer guten Figur.* Tutzing 2007

Kornfield, Jack: *Meditation für Anfänger: Inklusive einer CD mit sechs geführten Meditationen für Einsicht, innere Klarheit und Mitempfinden.* München 2007

Lang, Thomas; Walbert, Monika: *Quantenheilung. Medizin der neuen Zeit.* Altendorf b. Zürich 2012

Lewis, Dennis: *Das Tao des Atmens.* Hamburg 1999

Lindner, Bettina: *Ganzheitlich entgiften und entschlacken. Die 8-Kräuterkur für ein gesundes Leben.* Petersberg 2012

Lipton, Dr. Bruce: *Intelligente Zellen. Wie Erfahrungen unsere Gene steuern.* Burgrain 2006. (Dazu ist auch eine gleichnamige DVD erhältlich).

Loyd, Dr. Alex; Johnson, Dr. Ben: *Der Healing Code. Die 6-Minuten-Heilmethode.* Berlin 2012

Mannschatz, Marie: *Meditation mit CD. Lust zum Üben.* München 2007

Mannschatz, Marie: *Mit Buddha zu innerer Balance. Wie Sie aus der Achterbahn der Gefühle aussteigen.* Mit CD. München 2011

Mannschatz, Marie: *Lieben und loslassen: Durch Meditation das Herz öffnen.* (Metta-Meditation.) Bielefeld 2010

Markert, Christopher: *Dantien. Die Körpermitte als Quelle von Vitalität und Lebensfreude.* München 2000

Maturana, Humberto R.; Varela, Francisco J.: *Der Baum der Erkenntnis: Die biologischen Wurzeln menschlichen Erkennens.* Frankfurt 2011

Meyer, Marianne: *Spirulina: Wundernahrung der Zukunft. Unglaubliche Heilerfolge mit der blaugrünen Alge.* Books on Demand 2002

Mohr, Paul: *Gesund durch Nahrungsergänzungsmittel. So wirkt orthomolekulare Medizin.* Zürich 2002/2006

Murphy, Dr. Josef: *Was Meditation bewirkt.* Berlin 2007

Newberg, Andrew; Waldman, Mark Robert: *Der Fingerabdruck Gottes. Wie religiöse und spirituelle Erfahrungen unser Gehirn verändern.* München 2010

Newberg, Andrew; Waldman, Mark Robert: *Born To Believe. God, Science, and the Origin of Ordinary and Extraordinary Beliefs.* New York 2007

Nidiaye, Safi: *Selbstheilung ist möglich.* München 2008

Ober, Clinton; Sinatra, Stephen; Zucker, Martin: *Earthing. Heilendes Erden.* Kirchzarten bei Freiburg 2011

Pert, Candace: *Moleküle der Gefühle: Körper, Geist und Emotionen.* Reinbek 2001

Peuser, Michael: *Kapillaren bestimmen unser Schicksal. Aloe, Kaiserin der Heilpflanzen. Quelle für Vitalität und Gesundheit.* Peuser Verlag 2002

Peuser, Michael: *Krebs, wo ist dein Sieg? Besser Vorbeugen und Heilen, Nebenwirkungen vermindern.* Peuser Verlag 2010

Pies, Josef: *Immun mit kolloidalem Silber: Wirkung, Anwendung, Erfahrungen.* Kirchzarten 2010

Posch, Helmut: *Was ist Hildegard-Medizin?* St. Georgen 2003

Pradervand, Pierre: *Segnen heilt. Wie dein Segen die Welt verändert und dich selbst.* Weilersbach 2010

Rétyi, Andreas von: *Handbuch der Krebsheilung.* Rottenburg 2005

Reutter, Lydia: *Heilfasten nach Hildegard von Bingen: Leib und Seele reinigen.* Aarau 2006

Rollinger, Maria: *Milch besser nicht.* Trier 2011

Rother, Robert und Gabriele: *EFT Klopf-Akupressur.* München 2011

Rüegg, Johann Caspar: *Gehirn, Psyche und Körper.* Stuttgart 2005

Rüegg, Johann Caspar: *Mind & Body. Wie unser Gehirn die Gesundheit beeinflusst.* Stuttgart 2011

Salcher, Georg: *Natur versus Chemie.* Rottenburg 2010

Schmidt, K. O.: *Der innere Arzt.* Pforzheim 2010

Schiebek, Günther (Hrsg.): *Neurobiologie der Psychotherapie.* Stuttgart 2010

Schrott, Dr. Ernst: *Ayurveda für jeden Tag. Die sanfte Heilweise für vollkommene Gesundheit und Wohlbefinden.* München 2002

Schrott, Dr. Ernst: *Ayurveda für jeden Tag. Das aktuelle Praxisbuch.* München 2002

Searby, Joe: *Alexander-Technik. Übungen und Anregungen für Ihr Wohlbefinden.* Köln 2007

Segerstrom, Suzanne: *Optimisten denken anders. Wie unsere Gedanken die Wirklichkeit erschaffen.* Bern 2009 (Breaking Murphy's Law: How Optimists Get What They Want from Life – And Pessimists Can Too)

Servan-Schreiber, David: *Die neue Medizin der Emotionen.* München 2008

Servan-Schreiber, David: *Man sagt sich mehr als einmal Lebewohl.* München 2012

Shioya, Dr. Nobuo: *Die Kraft strahlender Gesundheit. Neue Vitalität für Millionen Körperzellen.* München 2006

Siegrist, Ulrich; Luitjens, Martin: *30 Minuten Resilienz.* Offenbach 2011

Simmel, Liane: *Tanzmedizin in der Praxis. Anatomie, Prävention, Trainingstipps.* Leipzig 2009

Smullyan, Raymond: *Das Tao ist Stille.* Frankfurt am Main 1977

Sonnleitner, Katharina; Schmid, Reiner: *Der Darm. Zentrum Ihrer Gesundheit.* Inning am Ammersee 2010

Sriram, R.: *Wünsche dir alles, erwarte nichts und werde reich beschenkt. Indische Philosophie für ein erfülltes Leben.* München 2012

Storch, Maja: *Machen Sie doch, was Sie wollen! Wie ein Strudelwurm den Weg zu Zufriedenheit und Freiheit zeigt.* Bern 2010

Storch, Maja; Cantieni Benita; Hüther, Gerald; Tschacher, Wolfgang: *Embodiment.* Bern 2007

Strehlow, Wighard: *Hildegard-Heilkunde von A–Z: Kerngesund von Kopf bis Fuß.* München 2000

Tiller, Prof. William A.: *Science and Human Transformation. Subtle Energies, Intentionality and Consciousness.* Walnut Creek, USA, C.A. 1997

Tichy, Andrea: *Lebendiges Wasser – Quell der Gesundheit. Die Wasser-Apotheke mit Frequenz-Tabelle.* Frankfurt 2009

Treutwein, Norbert: *Übersäuerung.* München 2007

Uexküll, Thure von: *Grundfragen der psychosomatischen Medizin.* Berlin 1985

Ursinus, Lothar: *Die Organuhr – leicht erklärt.* Darmstadt 2009

Vollmer, Joachim Bernd: *Gesunder Darm, gesundes Leben.* München 2010

Vollmer, Joachim Bernd: *Die heilsame Leber- und Gallenreinigung.* München 2012

Walter, Rudolf: *Gelassenwerden.* Freiburg 2003

Warnke, Prof. Dr. Ulrich: *Nitrosativer Stress – eine neue Volkskrankheit?* Verein zur Hilfe umweltbedingt Erkrankter e.V. 2007

Weber, Andreas: *Alles fühlt. Mensch, Natur und die Revolution der Lebenswissenschaften.* Berlin 2007

Weidner, Christopher: *Wunderpflanze Zistrose.* Rottenburg 2011

Weizsäcker, Viktor von: *Warum wird man krank? Ein Lesebuch.* Berlin 2008

Weizhong, Sun: *Das große Qi-Gong-Basisbuch mit CD: Erleben Sie die Kraft sanfter Bewegungen.* München 2007

Wolinsky, Dr. Stephen: *Quantenbewusstsein.* Lüchow 1994

Zago, Pater Romano (OFM): *Aloe Arborescens gegen Krebs. Die Heilpflanze aus der brasilianischen Klostermedizin.* Kirchzarten 2008

Zehentbauer, Josef: *Körpereigene Drogen.* Mannheim 1992

Zimmer, Wolfgang: *Quantenenergie in der Praxis. Sechs Schritte bis zur Heilung.* Norderstedt 2010

CD und DVD

Brandt, Henrik; Grose, Steffen: *Einfache Anleitungen zum Entspannen, Einschlafen und Träumen.* Lübeck

Esser, Stefan: *Naikan.* Audio-CD. München 2008

Faulstich, Joachim: *Rätselhafte Heilung. Wunder an den Grenzen der Medizin, http://www.das-heilende-bewusstsein.de/.* Der Film kann bestellt werden bei: HR-Fernsehen, Archivservice, Postfach, 60222 Frankfurt/M, E-mail: archivservice@hr-online.de. Sie können den Film auch im Internet ansehen unter: *http://de.sevenload.com/videos/WK11IVK-Raetselhafte-Heilung-Wunder-Grenzen-der-Medizin*

Frucht, Stefan: *Progressive Muskelrelaxation nach Jacobson. Übungs-CD mit gesprochenen Anleitungen und Musik.* Pullach 2004

Gallo, Dr. Fred: *Energiepsychologie.* 5 DVD. Müllheim, 2004

Govinda, Kalashatra: *Atem-Yoga. Für mehr Energie und innere Balance.* München 2012

Hanson, Rick, Mendius, Richard und Seele-Nyima, Claudia: *Meditationen, die Ihr Gehirn verändern. Wie Sie Ihre neuronalen Bahnen neu verbinden und Ihr Leben transformieren.* 3 CD. Oberstdorf 2010

Hüther, Prof. Dr. Gerald: *Stärkung von Selbstheilungskräften aus neurobiologischer Sicht.* Als CD und DVD bei *http://www.auditorium-netzwerk.de/*

Kuby, Clemens: *Unterwegs in die nächste Dimension.* Mind Films 2004

Rittiner, Remo: *Yoga Meditation: Patanjali Meditation / Gayatri Mantra Meditation.* Audiobook. Petersberg 2008

Schmidt, Dr. Gunther: *Wie hypnotisiere ich mich gesund und erfolgreich durch den ganzen Alltag.* CD und DVD. *www.auditorium-netzwerk.de*

Spitzer, Manfred: *Das Gehirn und die Geheimnisse der Liebe.* CD. Etsdorf am Kamp 2010

1 Hüther, Gerald, Prof. Dr.: Die untrennbare Einheit von Körper und Gehirn. In: Embodiment. Bern 2007

2 Dainis W. Michel auf der Internetseite www.curetinnitus.org: »Tinnitus ist Ihr Feuermelder, der Alarm schlägt, und Ihr Körper ist Ihr Heim. Würden Sie den Feuermelder abstellen oder das Feuer löschen?«

3 Arbeitsgruppe Biologische Krebstherapie am Klinikum Nürnberg Nord: http://www.agbkt.de/

4 Spontanheilung. Wenn Krebs von selbst verschwindet. www.spiegel.de, 9.2.2005

5 Renate Friedrich: Ein anderer Weg. Erfahrungsbericht von Renate Friedrich über den Umgang mit ihrer Krebserkrankung. http://www.zdf.de/ZDF/zdfportal/web/ZDF.de/Terra-Xpress/2942540/5343194/d4b1b6/Ein-anderer-Weg.html

6 Bericht der Deutschen Gesellschaft für Neurologie, 05.09.2007

7 Spektrum der Wissenschaft, Juni 2005

8 Prof. Jon Kabat-Zinn: Gesund durch Meditation. Full Catastrophe Living. Das vollständige Grundlagenwerk. München 2011

9 Prof. Dr. Gerald Hüther: Begeisterung ist Doping für Geist und Gehirn: http://www.gerald-huether.de

10 Prof. Dr. Gerald Hüther: Stärkung von Selbstheilungskräften aus neurobiologischer Sicht. Als DVD und CD, www.auditorium-netzwerk.de

11 Eleanor Maguire vom University College London in der Zeitschrift *Current Biology,* Trust Center of Neuroimaging, http://fil.ion.ucl.ac.uk

12 Spitzer, Manfred, Prof. Dr. Dr.: Das Gehirn und die Geheimnisse der Liebe. Etsdorf am Kamp

13 In: Science Magazin. Stefanie Brassen, Matthias Gamer, Jan Peters, Sebastian Gluth, Christian Büchel: Don't Look Back in Anger! Responsiveness to Missed Chances in Successful and Nonsuccessful Aging, 19. April 2012

14 Prof. Dr. med. Peter Henningsen in: Freunde sind wichtiger als Ernährung. Gehirn und Geist 3-2012

15 Carissa A. Low, PhD, Rebecca C. Thurston, PhD and Karen A. Matthews, PhD: Psychosocial Factors in the Development of Heart Disease in Women: Current Research and Future Directions. In: Psychosomatic Medicine, Ausgabe November/Dezember 2010

16 Prof. Dr. med. Peter Henningsen in: Freunde sind wichtiger als Ernährung. Gehirn und Geist 3-2012

17 Ebenda

18 Trajectories of Social Engagement and Limitations in Late Life. *Journal of Health and Social Behavior* December 2011 52: 430-443, http://hsb.sagepub.com/content/52/4/430.abstract

19 Werner Bartens in: Körperglück. Wie gute Gefühle gesund machen. München 2011, S. 73ff.

20 Dr. Emill's Fabulous Blog: http://dremillkim.tumblr.com/

21 Dr. Alex Loyd; Dr. Ben Johnson: Der Healing Code. Die 6-Minuten-Heilmethode. Berlin 2012. S. 57

22 Ebenda, S. 62

23 Vereinigung für Mitochondriale Medizin: IMMA – International Mitochondrial Medicine Association, (ITN, Internationales Therapeutisches Netzwerk von Ralf Meyer, arbeitet nach Dr. Heinrich Kremer und der Bio-Immuntherapie nach Tallberg etc.)

24 Dr. Alex Loyd; Dr. Ben Johnson: Der Healing Code. Die 6-Minuten-Heilmethode. Berlin 2012. S. 92

25 Informationen zur Mitochondrialen Medizin (erworbene Mitochondripathien), Dr. Dirk Kuhlmann: http://naturheilpraxis-neumuenster.de
26 Dr. Alex Loyd; Dr. Ben Johnson: Der Healing Code. Die 6-Minuten-Heilmethode. Berlin 2012. S. 66
27 Hüther, Gerald, Prof. Dr.: Die untrennbare Einheit von Körper und Gehirn. In: Embodiment. Bern 2007
28 Heinl Hildegund; Heinl Peter: Körperschmerz – Seelenschmerz: Die Psychosomatik des Bewegungssystems. Ein Leitfaden. München 2004
29 Johann Caspar Rüegg: Mind & Body. Wie unser Gehirn die Gesundheit beeinflusst. Stuttgart 2011. S. 48
30 Ebenda, S. 50
31 Dwight E. Bergles, Johns Hopkins School of Medicine, in: Nature (2007, 450: 50-55)
32 Johann Caspar Rüegg: Mind & Body. Wie unser Gehirn die Gesundheit beeinflusst. Stuttgart 2011. S. 71
33 In: Gehirn und Geist, Heft 2-2012; Psychoneuroimmunologie: Seelische Abwehrkraft
34 Ben Johnson in: Der Healing Code. Die 6-Minuten-Heilmethode. Berlin 2012
35 Prof. Dr. Dr. Hermann Faller, Institut für Psychotherapie und Medizinische Psychologie an der Universität Würzburg. In: Zeitschrift für Medizinische Psychologie, 2003.
36 Prof. Joachim Bauer: Seelische Gesundheit und Herzkrankheit. Psychosomatische Einflüsse auf Entstehung und Verlauf der Koronaren Herzerkrankung durch depressive Erkrankungen. http://www.psychotherapie-prof-bauer.de/seeleundherz.html
37 Studie: Spine Patient Outcomes Research Trial. http://clinicaltrials.gov/ct2/show/NCT00000411
38 Cohen, Suzy: Vorsicht Nährstoffräuber! Welche Medikamente Ihrem Körper Lebenskraft und essenzielle Nährstoffe entziehen und welche natürlichen Wege es gibt, diesen lebensgefährlichen Mangel auszugleichen. Rottenburg 2011
39 Breast cancer mortality in organised mammography screening in Denmark: comparative study 2010. http://www.bmj.com/content/340/bmj.c1241.full
40 Walter Isaacson: Steve Jobs. Die autorisierte Biografie des Apple-Gründers. München 2011, S. 535
41 Den Vortrag von Prof. Dr. Gerald Hüther »Kein Gesundheitswesen der Welt kann darauf verzichten, dass die Menschen selbst Verantwortung für ihre Gesundheit übernehmen – Anmerkung eines Hirnforschers« beim Hauptstadtkongress 2011 können Sie hier ansehen: http://www.hauptstadtkongress.de/index.php?id=1303
42 Werner Bartens in: Körperglück. Wie gute Gefühle gesund machen. München 2011, S. 131
43 Pert, Candace: Moleküle der Gefühle: Körper, Geist und Emotionen. Reinbek 2001
44 Dr. Joe Dispenza in: Bleep. An der Schnittstelle zwischen Spiritualität und Wissenschaft. Kirchzarten 2006, S. 162
45 WELT ONLINE vom 11.3.2007: Wie negatives Denken die Karriere zerstört: http://www.welt.de/wirtschaft/article755037/Wie_negatives_Denken_die_Karriere_zerstoert.html
46 Brigitte Hamann: Tinnitus natürlich heilen. Erfolgreiche Therapien gegen die quälenden Ohrgeräusche. Rottenburg 2011
47 Newberg, Andrew; Waldman, Mark Robert: Der Fingerabdruck Gottes. Wie religiöse und spirituelle Erfahrungen unser Gehirn verändern. München 2010, S. 225

48 Hontschik, Dr. Bernd: Körper, Seele, Mensch: Versuch über die Kunst des Heilens. Berlin 2006
49 J. Bruce Moseley, M. D., Kimberly O'Malley, Ph. D., Nancy J. Petersen, Ph. D., Terri J. Menke, Ph. D., Baruch A. Brody, Ph. D., David H. Kuykendall, Ph. D., John C. Hollingsworth, P. H., Carol M. Ashton, M. D., M. P. H., und Nelda P. Wray, M. D., M. P. H.: »A Controlled Trial of Arthroscopic Surgery for Osteoarthritis of the Knee«. In: *N Engl J Med.* 2002 July 11; 347(2), S. 81-88
50 Uexküll, Thure von: Psychosomatische Medizin. Modelle ärztlichen Denkens und Handelns. München 2008. Zitiert in: Werner Bartens in: Körperglück. Wie gute Gefühle gesund machen. München 2011, S. 145
51 In: Wie die Seele den Körper heilt bei: www.gesundheit.de
52 Andrew Newberg; Mark Robert Waldman: Der Fingerabdruck Gottes. Wie religiöse und spirituelle Erfahrungen unser Gehirn verändern. München 2010, S. 11
53 Ebenda, S. 201 ff.
54 In: Hilft Beten? http://www.konfiweb.de
55 Patrick R. Steffen, PHD, Alan L. Hinderliter, MD, James A. Blumenthal, PHD, Andrew Sherwood, PHD: Religious Coping, Ethnicity, and Ambulatory Blood Pressure http://www.psychosomaticmedicine.org/content/63/4/523.full.pdf
56 Studie über die Gesundheit Gläubiger: Mitleid hat Einfluss auf die Gesundheit. http://www.livenet.ch/
57 In: Kann Glaube heilen? http://www.priorliving.de/
58 Deutsch-Österreichische Klosterstudie: http://www.cloisterstudy.eu/
59 Muskelkraft und Langzeit-Sterblichkeit bei Männern und Laufen hält das Altern auf, 2008 auf: http://www.medknowledge.de
60 Rezept für Bewegung: http://www.dosb.de/de/sport-pro-gesundheit/angebote-in-ihrer-naehe/
61 In: Meike Maurer: Lernen fällt Sport treibenden Kindern leichter: www.szbz.de
62 Ospina MB, Bond K, Karkhaneh M, Tjosvold L, Vandermeer B, Liang Y, Bialy L, Hooton N, Buscemi N, Dryden DM, Klassen T.P.: Meditation practices for health: state of the research. In: Evid Rep Technol Assess (Full Rep). 2007 Jun;(155):1-263.
63 Andrew Newberg; Mark Robert Waldman: Der Fingerabdruck Gottes. Wie religiöse und spirituelle Erfahrungen unser Gehirn verändern. München 2010, S. 219
64 Ebenda
65 Ebenda, S. 217
66 In: Meditation vergrößert Emotionszentren im Gehirn. Studie weist mehr Graue Substanz bei regelmäßig Meditierenden nach. http://www.scinexx.de/
67 In: Graue Substanz im Gehirn verrät Nachdenklichkeit. http://www.wissenschaft-aktuell.de
68 Andrew C. Gallup: Yawning as a Brain Cooling Mechanism: Nasal Breathing and Forehead Cooling Diminish the Incidence of Contagious Yawning. In: Evolutionary Psychology 2007, http://www.epjournal.net
69 Andrew Newberg; Mark Robert Waldman: Der Fingerabdruck Gottes. Wie religiöse und spirituelle Erfahrungen unser Gehirn verändern. München 2010, S. 211
70 Ebenda
71 Zähne mit Beinwell natürlich reparieren: http://www.zentrum-der-gesundheit.de/zaehne-reparieren.html
72 Dr. Gunther Schmidt: Wie hypnotisiere ich mich gesund und erfolgreich durch den ganzen Alltag. CD und DVD. www.auditorium-netzwerk.de

73 In: Brigitte Hamann: Tinnitus natürlich heilen. Erfolgreiche Therapien gegen die quälenden Ohrgeräusche. Rottenburg 2011, S. 134ff.

74 In: Uwe Albrecht: Der Heilatem. Atme dich frei. Atme dich gesund. Atme dich glücklich. Darmstadt 2011, S. 11

75 Dr. Nobuo Shioya: Die Kraft strahlender Gesundheit. Neue Vitalität für Millionen Körperzellen. München 2006, S. 73

76 Ebenda, S. 49

77 Lothar Ursinus: Die Organuhr – leicht erklärt. Darmstadt 2009, S. 16

78 Knapp. Nathalie: Der Quantensprung des Denkens. Reinbek bei Hamburg 2011, S. 58 und: Bild der Wissenschaft: Biophotonen: Forscher wollen mit Licht die Qualität und Frische von Lebensmitteln messen. 5.1.2004, http://www.wissenschaft.de

79 Joachim Bernd Vollmer: Die heilsame Leber- und Gallenreinigung. München 2012

80 Alexander Kobs: Yoga-Reinigung Shatkarma. Entgiften und verjüngen mit Yoga und Ayurveda. Oberstdorf 2005; Dr. med. Ernst Schrott: Ayurveda für jeden Tag. Die sanfte Heilweise für vollkommene Gesundheit und Wohlbefinden. München 2002

81 Verein für Umwelterkrankte e.V.: http://www.umwelterkrankte.de/

82 Zurzeit ist das Buch nur antiquarisch erhältlich.

83 Quelle: Moringa Olifeira: The Miracle Tree. www.naturalnews.com

84 Two-Year Study Monitoring Several Physical and Chemical Properties of Field-Grown Aloe barbadensis Miller Leaves. http://www.iasc.org/wang.html

85 Michael Peuser: http://www.michaelpeuser.de/

86 Pater Romano Zago, OFM, The Scientific Monographic History of Aloe Vera and Aloe Arborescens, privater Artikel, Italien, 2002

87 Trank des Lebens: http://trank-des-lebens.de/ Getränk in Portionsbeuteln

88 Bettina-Nicola Lindner: Gesund & Vital mit Enzymen. Broschüre zum Trank des Lebens

89 Unter dem Begriff »sekundäre Pflanzenstoffe« werden mehr als 30.000 verschiedene Substanzen zusammengefasst, die ausschließlich von Pflanzen zum Beispiel als Schutz- oder Abwehrstoffe gegen Schädlinge, als Farb-, Duft- oder Lockstoffe und als pflanzeneigene Hormone gebildet werden. Ihre Bedeutung für die Gesundheit wird inzwischen auf eine Stufe mit Vitaminen, Mineralstoffen und Ballaststoffen gestellt. Sekundäre Pflanzenstoffe üben im menschlichen Körper eine Vielzahl von Schutzfunktionen aus. So können sekundäre Pflanzenstoffe das Immunsystem stärken, den Körper vor freien Radikalen schützen, Entzündungen hemmen, Krankheitserreger abtöten und vieles mehr.

90 The Health Rebel: http://www.thehealthrebel.com

91 Ethan Huff in: Colloidal Silver is an Antibacterial, Antifungal and Antiviral Miracle http://www.naturalnews.com/027235_silver_colloidal_antibacterial.html

92 Crime Times: Dutch prison study: Nutrients reduce behavior problems http://www.crimetimes.org 2010; Evidence-based mental Health: Vitamin and fatty acid supplements may reduce antisocial behaviour in incarcerated young adults. http://ebmh.bmj.com 2002

93 Lysin bei Lippenherpes: http://www.originalhealth.net/

94 Studie der Universität von Las Palmas de Gran Canaria und der Universität von Granada: The link between fast food and depression has been confirmed. 30.März 2012, http://www.eurekalert.org

95 In: Ethan A. Huff: The myth of the ‚low-fat' diet, and why consuming healthy fats is vital to your health. http://www.naturalnews.com/035069_low_fat_diet_myths_

weight_loss.html#ixzz1vDays4UW http://www.naturalnews.com/035069_low_fat_diet_myths_weight_loss.html

96 British Medical Journal online, *BMJ* 2012;344:e363, Consumption of fried foods and risk of coronary heart disease: Spanish cohort of the European Prospective Investigation into Cancer and Nutrition study.

97 In: Intelligenz kann man essen. Gehirnfett statt Bauchfett. http://www.n-tv.de/ vom 31. Juli 2008

98 Birgit Frohn: Natürlich heilen mit Olivenöl. Rottenburg 2011

99 Dr. P. Rethinam und Muhartoyo, Asian and Pacific Coconut Community: The Plain Truth About Coconut Oil. http://www.apccsec.org/truth.html

100 Werner Bartens in: Körperglück. Wie gute Gefühle gesund machen. München 2011, S. 93

101 Eric Franklin: http://franklin-methode.ch/

102 Eric Franklin in: Fit bis in die Körperzellen. Jung und vital mit der Franklin-Methode. Kirchzarten 2004, S. 115

103 Joe Searby: Alexander-Technik. Übungen und Anregungen für Ihr Wohlbefinden. Köln 2007, S. 8

104 Werner Bartens in: Körperglück. Wie gute Gefühle gesund machen. München 2011, S. 155

105 Johann Caspar Rüegg: Mind & Body. Wie unser Gehirn die Gesundheit beeinflusst. Stuttgart 2011. S. 65

106 http://www.medizinfo.de

107 Werner Bartens in: Körperglück. Wie gute Gefühle gesund machen. München 2011, S. 130

108 Wiech, Farias, Kahane, Shackel, Tiede & Tracey: An fMRI study measuring analgesia enhanced by religion as a belief system. Erschienen im Fachmagazin Pain 139: 467-476

109 Werner Bartens in: Körperglück. Wie gute Gefühle gesund machen. München 2011, S. 133

110 http://www.praxis-sprechende-medizin.de/

111 http://www.buddhismus-heute.de

112 Raymond Smullyan. Das Tao ist Stille. Frankfurt am Main 1977, S. 17

113 In: Journal of the American Medical Association, 21.12.2011

114 John W. Winkelman, MD, PhD; Orfeu M. Buxton, PhD; J. Eric Jensen, PhD; Kathleen L. Benson, PhD; Shawn P. O'Connor, BA; Wei Wang, MA; Perry F. Renshaw, MD, PhD: Reduced Brain GABA in Primary Insomnia: Preliminary Data from 4T Proton Magnetic Resonance Spectroscopy (1H-MRS). In: www.journalsleep.org, Volume 31, Issue 11

115 In: Earthing. Heilendes Erden. Kirchzarten bei Freiburg 2011, S. 171 ff.

116 Ebenda, S. 19ff.

117 Ebenda, S. 29

118 Brigitte Hamann: Tinnitus natürlich heilen. Erfolgreiche Therapien gegen die quälenden Ohrgeräusche. Rottenburg 2011

119 Ärzteakademie für Geistiges Heilen (ÄfGH)®, http://www.arzt-und-heiler.com/

120 Diemer, Andreas: Die fünf Dimensionen der Quantenheilung. München 2011

121 Dr. Andreas Diemer, www.praxisdiemer.com

122 Akademie für Lebenskunst & Gesundheit, http://akaleku.de/

123 Alex Loyd: Healing Code. Interview bei: Change your Attitude, change your life. Video auf youtube: http://www.youtube.com/watch?v=gQM00mQZZpU&feature=related
124 Dr. Alex Loyd; Dr. Ben Johnson: Der Healing Code. Die 6-Minuten-Heilmethode. Reinbek bei Hamburg 2012, S. 117ff.
125 Ebenda
126 Ebenda, S. 241
127 Institute of HeartMath: www.heartmath.com
128 Dr. Bruce Lipton: Intelligente Zellen. Wie Erfahrungen unsere Gene steuern. Burgrain 2006, 1. Kapitel
129 Dr. Alex Loyd; Dr. Ben Johnson: Der Healing Code. Die 6-Minuten-Heilmethode. Reinbek bei Hamburg 2012, S. 235
130 Heilakademie Thomas Lang und Monika Walbert: http://quantenheilung-seminare.de
131 Monika Walbert; Thomas Lang: Quantenheilung. Die Medizin der neuen Zeit. Altendorf b. Zürich 2012, S. 79
132 Die Internetseite des »Health Rangers« Mike Adams: http://www.healthranger.com/ und von Natural News: http://www.naturalnews.com/
133 Safi Nidiaye in: Selbstheilung ist möglich. München 2008. S. 45
134 Z.B. bei Auditorium Netzwerk: https://www.auditorium-netzwerk.de/
135 Bild der Wissenschaft: Warum darüber schlafen nicht immer eine gute Idee ist: 17.1.2012 http://www.wissenschaft.de/wissenschaft/news/314859.html
136 Joachim Faulstich: Das Geheimnis der Heilung. Wie altes Wissen die Medizin verändert. München 2010. S. 145
137 Dr. Maja Storch: Machen Sie doch, was Sie wollen! Wie ein Strudelwurm den Weg zu Zufriedenheit und Freiheit zeigt. Bern 2010
138 Ebenda, S. 32
139 Ebenda, S. 129
140 Dr. Gunther Schmidt: Der Organismus als kompetenter Vertragspartner von KlientIn und TherapeutIn. Hypnosystemische Strategien für die Utilisation somatischer und psychosomatischer Symptome. Audio-CD bei: Auditorium Netzwerk, www.auditorium-netzwerk.de
141 Diese Geschichte ist eine leicht überarbeitete Version von Martin Auers Geschichte »Der Träumer«. Die Originalversion finden Sie in seinem wunderschönen Buch: *Der bunte Himmel,* Verlag St. Gabriel, Mödling-Wien 1995
142 In: http://www.imperiumromanum.com
143 Pierre Pradervand: Segnen heilt. Wie dein Segen die Welt verändert und dich selbst. Weilerbach 2010, S. 29
144 Naikan-Zentrum: www.naikan.de
145 Ulrich Siegrist, Martin Luitjens: 30 Minuten Resilienz. Offenbach 2011, S. 25

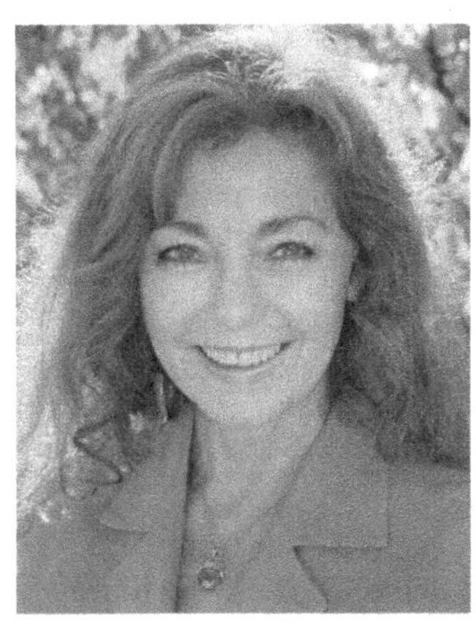

Brigitte Hamann

ist Lebensberaterin und Gesundheitsjournalistin. Von Jugend an befasste sie sich mit körperlicher und seelischer Gesundheit. Herauszufinden, was wir wirklich wollen und wie wir es bekommen können, was uns seelisch und körperlich gesund sein lässt und was uns krank macht, bildete lebenslang ihr Motiv zu lernen, zu unterrichten, zu beraten und zu schreiben. Sie ist Autorin zahlreicher Bücher, unter anderem *Haarausfall natürlich heilen. Das Geheimnis schöner und gesunder Haare* und *Tinnitus natürlich heilen. Erfolgreiche Therapien gegen die quälenden Ohrgeräusche.* Erkrankungen betrachtet sie als Wegweiser, die uns den Weg zur inneren Heilung und zu einem gesunden und erfüllten Leben zeigen. Die Einheit von Körper, Seele und Geist wird heute auch durch die Neurowissenschaften bestätigt. Krankheit ist kein rein körperlicher Prozess, sondern ebenso wie alles in unserem Leben das Ergebnis der Wechselwirkungen zwischen diesen drei Bereichen.

Mehr über Brigitte Hamann erfahren Sie
unter *www.brigitte-hamann.de.*